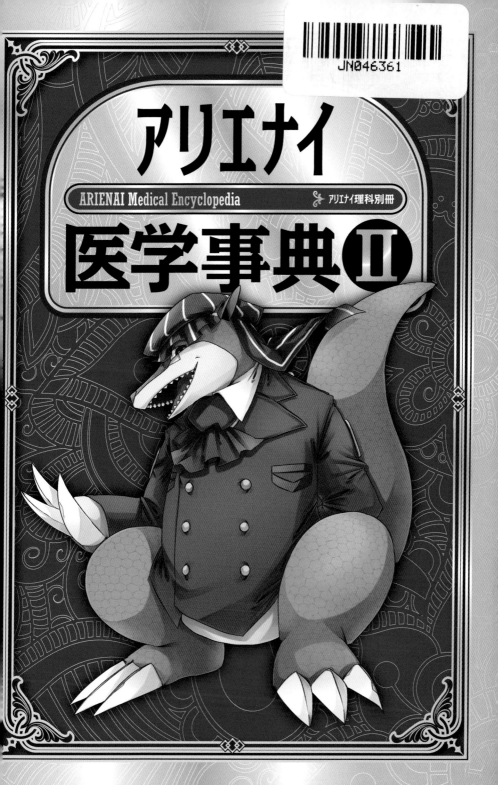

アリエナイ

ARIENAI Medical Encyclopedia

アリエナイ理科別冊

医学事典II

この本は、間違った教育や制度やヤラカシによって笑えない惨事が起きた話を、
安全な場所にいる現代人の主観で笑い話にしています。
パンデミックの中で飛び交い、多くの被害を出した疑似科学やニセ医療は、大昔から同じことを繰り返しています。
反ワクチン(アンチワクチン)は現代になって登場したわけではなく、ワクチンが登場した時からありました。

よく問題が起こると「○○は規制すべき」と言い出す人がいます。

規制さえしていれば問題は解決するのでしょうか?
海外はちゃんとしている、海外では日本とは違って…という諸外国を引き合いに出す人を、
ネットスラングで「海外出羽守(かいがいでわのかみ)」といいます。海外ではこうなのに…と、
海外を持ち上げ日本を下げて話題にしたい人を揶揄する言葉です。

そんな海外出羽守が、頻繁に話題にする大好きな北欧のとある国。
かつて国家社会規模で、エロを禁止したことがありました。
その結果、国王と王妃が子供の作り方が分からなくなって王位継承者が生まれなくて困った末に、
性行為のための家庭教師を呼んだという話まであるくらいです。

その一方、ドイツで売春は合法で、日本ではわいせつ物とされる書籍も道具も普通に売られています。
それどころか売春婦から売春税を集めて、
税金で売春婦が安全に働ける環境整備を行っているのが欧州の先進国のリアルなのです。

現実の欧米先進国は、海外出羽守の脳内の国と違って性的なモノやコトに規制ではなく、
先進的に現実を見ているものもあります。

大人のオモチャ一つとっても欧州の製品はISO規格まで制定され、人体に安全な道具が開発・販売されています。
アメリカではペニスを大きくするペニス・ポンプが保険適用で、
医療機器としての安全性が確保された製品が販売されているのです。

このように規制だけでない現在世界で起きているリアルの話題も、今作ではふんだんに盛り込んでみました。

日本は売春もわいせつ物も違法にしているため、性に関して歪んだまま放置されています。

日本は大人のオモチャが医療機器としては認められていないため、
“ジョークグッズ”の名目などで脱法販売されており、
それゆえ製品の安全性は皆無で無責任です。

日本ではわいせつ物の販売が違法なため、モザイクなどによってわいせつ物ではないモノにして売っていますが、
そのせいで正常な性行為を知らない人や認識の歪んだ人が増える弊害を生んでいるのも現実なのです。

教会がエロを禁止したら子供が作れなくなった話を、笑えないぐらい現代人も歪んでいます。

海外だからイイ、日本だからダメという話ではなく、問題の本質に足を踏み入れて、
しっかり議論すべき時なのではないかと考えます。

人類は本質的に紀元前から何も変わっていません。

喜劇にしかならない悲劇を知ることで、現代で同じ過ちを繰り返さないでほしいと考えています。

新型コロナウイルス感染症(COVID-19)との2年以上にわたる戦いにより、
新型のコロナワクチンの実用化から公衆衛生の変化まで世界に大きな変化をもたらしました。

しかし、人類は今回も過去と同じ過ちを繰り返しています。
日本の感染症対策は世界的にみれば大成功だったのですが、政治家は政治主張に利用してムダな混乱を招き、
新しい利権を開拓しようとしたスピリチュアルや健康グッズ界隈にいた人たちまで流入して、
“俺の考えた最強の(ニセ)医療”を唱える人が大量に湧き出てきたのはご存じの通りです。

消費者庁が空間除菌グッズの「クレベリン」にガッツリと課徴金を課すまでに、2年余りの歳月を費やしました。
それでもメーカーは販売を止めないのですから恐ろしいものです。

新型コロナにワクチンができると、今度は反ワクチンとの戦いが繰り広げられるようになりました。

ワクチン接種率を見ても分かるように、日本で反ワクチンは声の大きな少数派に過ぎません。
ところが、カルトな人たちによって、抗寄生虫薬の「イベルメクチン」は単なる薬を超えて宗教になり霊薬になっています。

また、日本人には検査と治療の区別がついていないところがあり、謎の検査信仰があります。
その最たるものが自由診療で行われる人間ドックで、検査することで安心を買う文化が根付いているのです。

それが今回のパンデミックで、PCR真理教ともいえるカルトになりました。
医学に限らず工業製品でもなんでも、100％確実な検査は存在しません。
PCR検査は検査の中では極めて高精度ですが、それでも疑陽性と偽陰性は避けられないのです。
しかし、PCR真理教の信者に説明すると、100％絶対だと主張されました。
そうなると科学ではなく、もはや宗教です。

科学的な薬や検査すら宗教になってしまう異常事態がまかり通っていました。

そんな中、SNS上では多くの医師が反ワクチンを始めとするインチキ医療に対して、膨大な労力を割いてくれました。

しかし正しい情報が拡散されると、攻撃を受けたと勘違いした反ワクチンはカルトとしてより先鋭化し地下に潜ります。

「コロナは存在しない」「コロナはただの風邪」などと主張する反ワクチンは、
自分が感染して苦しんだら改心するのかと思いきや、闇の組織から毒ガス攻撃を受けた…などと主張する始末です。

残念なことに、人間は信心を変えることは困難であり、カルトは死んでも治りません。

有志一同はカルトが改心してくれることを期待していたのではなく、カルトが増えるのを防ぐことで精一杯だったわけです。

がん細胞を正常細胞に戻す手段はないので、広まるのを抑えるしかなかったのです。
あとは社会の自己免疫で、がん細胞が消えていくのを待つしかありません。

本書は、そうした医学にまつわる闇に埋もれた奇天烈な話を集めた本です。

大失敗医療ミス、あまりに下品過ぎて表舞台から消えた話題、都市伝説とされている症状の真相、夢遊病の殺人鬼…。
安全な現代からみれば笑い話ですが、その時代、その世界では本気でそれをやっていたという狂気。
そんな狂気と正気の境界線をふわふわと漂うエピソードで構成されています。

この笑えない笑い話で笑えたらカルトにハマらないと思うので、
ぜひとも知識のワクチンとして本書を楽しんでいただければ幸いです。

薬理凶室
亜留間次郎

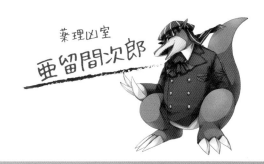

Topics [KARTENo.001〜008]

裏基礎医学 [KARTENo.009〜016]

アリエナイ理科シリーズ一覧

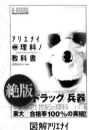

図解アリエナイ
理科ノ教科書
定価：本体1,714円＋税
2004年3月発行

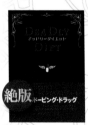

デッドリー
ダイエット
定価：本体1,429円＋税
2005年9月発行

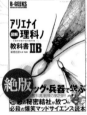

図解アリエナイ
理科ノ教科書ⅡB
定価：本体1,800円＋税
2006年7月発行

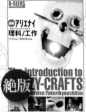

図解アリエナイ
理科ノ工作
定価：本体1,800円＋税
2007年8月発行

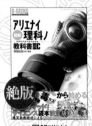

図解アリエナイ
理科ノ教科書ⅢC
定価：本体1,886円＋税
2009年6月発行

奇病・難病・医療事故 [KARTENo.017〜024]

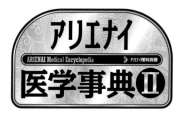

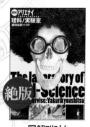

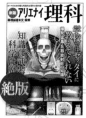

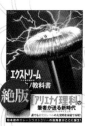

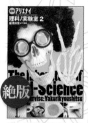

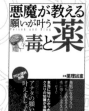

図解アリエナイ
理科ノ実験室
定価：本体1,886円＋税
2011年7月発行

新版
アリエナイ理科
定価：本体932円＋税
2012年4月発行

図解 エクストリーム工作ノ
教科書
定価：本体1,886円＋税
2013年7月発行

図解 アリエナイ
理科ノ実験室2
定価：本体1,833円＋税
2015年8月発行

悪魔が教える
願いが叶う毒と薬
定価：本体1,300円＋税
2016年3月発行

Contents

闇の医学史 [KARTE No.025〜033]

※本書は、主にWebサイト「TOCANA」「アリエナイ理科ポータル」「ブロマガ」、及び月刊『ラジオライフ』に掲載された記事を再編集したものです。そのため、記事掲載時と状況が変化している場合がありますのでご了承下さい。

※薬は用法・用量を守って使用して下さい。処方された薬は医師や薬剤師の指示にきちんと従いましょう。何か異常に気づいたら、速やかに担当の医師や薬剤師に相談して下さい。

※本誌の記事は、再現性を保証するものではありません。記事内容を実行し事故やトラブルなどが起こっても、筆者及び編者部では責任を負いかねます。また、非合法な目的での記事の利用は堅くお断りします。

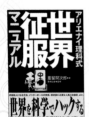

**アリエナイ理科式
世界征服マニュアル**

定価：本体1,300円＋税
2017年8月発行

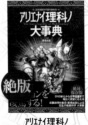

**アリエナイ理科ノ
大事典**

定価：本体2,000円＋税
2018年2月発行

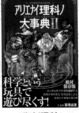

**アリエナイ理科ノ
大事典II**

定価：本体2,100円＋税
2018年12月発行

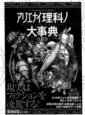

**アリエナイ理科ノ
大事典 改訂版**

定価：本体2,100円＋税
2019年7月発行

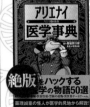

**アリエナイ
医学事典**

定価：本体1,500円＋税
2020年4月発行

人体の研究と性科学 【KARTEN o.034〜039】

補講 【KARTEN o.040〜044】

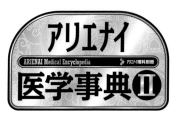

アリエナイ
ARIENAI Medical Encyclopedia
医学事典Ⅱ

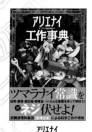
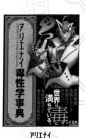
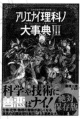
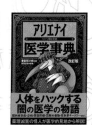

**アリエナイ
工作事典**
定価：本体2,000円＋税
2021年4月発行

**アリエナイ
毒性学事典**
定価：本体1,800円＋税
2022年6月発行

**アリエナイ
理科ノ大事典Ⅲ**
定価：本体2,200円＋税
2023年3月発行

**アリエナイ医学事典
改訂版**
定価：本体1,800円＋税
2023年9月発行

フェイクをバラ撒く公衆衛生の敵の正体とは…!?

反ワクチン利権の闇 前編

新型コロナワクチンの接種が始まると同時に、どこからともなく湧いてきた社会の害虫こと、反ワクチン活動家たち。その正体はたった12人らしいことが判明した。実態に迫る。

　反ワクチン団体から病院や医師に届いた脅迫状には「新ニュルンベルク裁判で死刑になる」と謎の言葉が書かれていたり、ワクチンを打つと5Gに接続されるなどといった意味不明な陰謀論が飛び交っています。"反ワクチン（アンチワクチン）"という人は一体どこから湧いて出たのでしょうか？　どこからやって来たのでしょうか？　CCDH（Center for Countering Digital Hate）というネット上の憎悪と誤報の構造を研究している非営利NGO団体が調査したところ、**なんと主犯はたったの12人に絞り込まれた**そうで、ネット上で出回る2/3の情報が彼らの手によるものだったそうです。CCDHはFacebook、Instagram、Twitter（X）、YouTubeなどネット上に6,200万人以上の反ワクチン派がいると見積もっており、そしてこれらの企業は反ワクチンから年間11億ドルの収益を得ているだろうと評価しています。反ワクチンは既に産業になっており、ネット企業とは別に反ワクチン活動家も少なくとも年間3,500万ドルの収益を得ているだろうとのこと。つまり、世界には反ワクチン利権をうたって儲けている人々がいるのです。

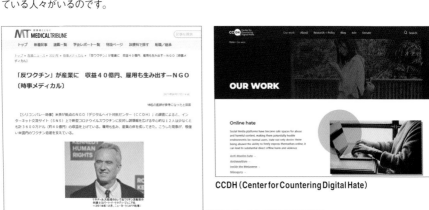

CCDH (Center for Countering Digital Hate)

時事メディカル(2021年8月12日)
イギリスを拠点に活動する「CCDH（Center for Countering Digital Hate：デジタルヘイト対抗センター）」の調査結果を、日本でも報じている。12人のインフルエンサーにより、反ワクチン活動が産業になり巨額の収益を上げていると警鐘を鳴らす

Memo:　参考資料・画像出典など
●ワシントン・ポスト https://www.washingtonpost.com/business/2021/01/18/ppp-loans-anti-vaccine/

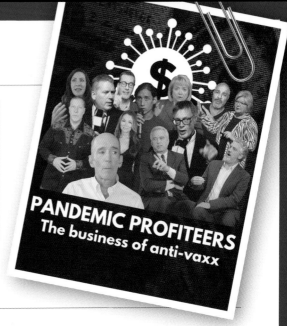

Joseph Mercola

How the anti-vaxx entrepreneur has profited during the pandemic

Followers	4,155,110	Revenue	$7,218,562
Facebook	2,797,577	PPP Loans	$617,500
Instagram	354,033	Employees	159
YouTube	411,622	Salary	N/A
Twitter	591,878		

Joseph Mercola runs the world's most popular alternative health news site, Mercola.com, sometimes using health misinformation to promote the sale of supplements, books and food.⁴⁴ That website sits at the center of a business empire that has brought Mercola a net worth of $100 million according to a 2017 affidavit.⁴⁵

At the height of the Covid pandemic, Mercola promoted a new website called *Stop Covid Cold* designed to offer apparently independent advice on preventing or treating Covid with alternative remedies.⁴⁶ The site recommended a range of supplements, for example suggesting that the plant pigment quercetin is "a treatment for SARS coronavirus infections", in many cases linking back to articles on Mercola.com.⁴⁷

The *Stop Covid Cold* website was taken down in April following a warning letter from the US Food and Drug Administration that warned Mercola to "ensure that you are not

社会に蔓延る公衆衛生の敵12人

CCDHがまとめた資料。反ワクチン業界は年間少なくとも3,600万ドルの収入を生み出しており、誤った情報を広めることで公衆衛生を犠牲にして利益を上げている。ジョセフ・メルコラはその代表格の1人だ

✔ 反ワクチンはSNSの優良顧客

　反ワクチンとSNSの問題は、新型コロナウイルス感染症と共に広まったものではありません。2019年2月、はしか流行の原因がFacebookにあるとして、アダム・シフ下院議員がFacebookに公開書簡を送っています。Facebook側は対策を講じると公表したものの、解決しないまま新型コロナのパンデミックに突入してしまい、Facebookが反ワクチンから得る利益は増加する始末です。SNSを運営する各企業に対して反ワクチン関連コンテンツの対策を迫る圧力は強くなっているにもかかわらず、結果として反ワクチンから収益を得続けている状況なのです。

　以下に挙げる公衆衛生の敵は、SNSから排除したと何度も公表されているのですが、一瞬静かになるだけで、また現れることから根本的には解決していないといえるでしょう。

■Facebook

　Facebookには3,780万人の反ワクチンユーザーがいるといわれます。そして、反ワクチン活動家は、Facebookが自分たちの顧客にアピールするのに便利な広告媒体であることを理解しており、Facebookに広告を出稿しているのです。2022年第1四半期決算公表された広告の売上高269億9,800万ドルのうち、1億6千万ドルが反ワクチンからの収益と推定できます。

■YouTube

　収益分配率はロング動画の場合は投稿者55％、YouTube側は45％です（2023年5月からショート動画も対象になり、投稿者は45％、YouTube側は55％）。反ワクチン動画の再生数から広告収入は、

●CCDH「PANDEMIC PROFITEERS The business of anti-vaxx」　https://counterhate.com/research/pandemic-profiteers/
●Coronavirus Aid, Relief, and Economic Security Act（CARES Act）コロナウイルス援助、救済、及び経済安全保障法
●English Wikipedia

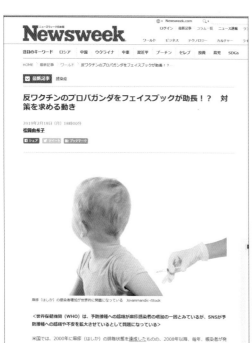

ニュースウィーク日本版

Newsweek

Newsweek.com

ログイン　最新記事　ニュース速報

ワールド　ビジネス　テクノロジー　カルチャー　ラ

注目のキーワード　ロシア　中国　ウクライナ　中東　習近平　プーチン　セレブ　投資　育児　SDGs

HOME 〉 最新記事 〉 ワールド 〉 反ワクチンのプロパガンダをフェイスブックが助長！？

最新記事　感染症

反ワクチンのプロパガンダをフェイスブックが助長！？　対策を求める動き

2019年2月18日（月）18時00分

松岡由希子

シェア　ツイート　ブックマーク

麻疹（はしか）の感染者増加が世界的に問題になっている　Jovanmandic-iStock

＜世界保健機関（WHO）は、予防接種への躊躇が麻疹感染者の増加の一因とみられているが、SNSが予防接種への躊躇や不安を拡大させているとして問題になっている＞

米国では、2000年に麻疹（はしか）の排除状態を達成したものの、2008年以降、毎年、感染者が発生し、2019年に入ってからも2月7日までにワシントン州、カリフォルニア州、ニューヨーク州を含む10州で101名の感染者が確認されている。60名の感染者を抱えるワシントン州では、1月25日、ジェイ・インスリー知事が非常事態宣言を発令した。

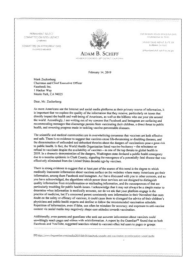

ADAM B. SCHIFF

February 14, 2019

Mark Zuckerberg
Chairman and Chief Executive Officer
Facebook Inc.
1 Hacker Way
Menlo Park, CA 94025

Dear, Mr. Zuckerberg:

↑2019年2月14日、アダム・シフ下院議員がマーク・ザッカーバーグに送付した公開書簡

Newsweek日本版（2019年2月18日）
2019年になってアメリカでは麻疹（はしか）が流行した。その要因の一つには、SNSでの反ワクチン情報の拡散があるとみられる。そこでカリフォルニア州選出のアダム・シフ下院議員は、Facebookのマーク・ザッカーバーグに公開書簡を送付。ワクチンに対する医学的に正しい知識を提供するよう、対策を講じることを要求した

投稿者が年間38万8,972ドル、YouTubeが31万8,250ドルと推定されています。

■Twitter（X）

Twitterの収益に直結するmDAU（Monetizable Daily Active Usage＝広告表示可能な収益につながるアクティブユーザー）は、2022年2月の決算報告で2億1,700万人。270万人の反ワクチンうち39万2,575人がmDAUに該当しているとの推定から、広告収入14億1千万ドルの1.244％、約1,740万ドルの収益があると考えられるわけです。

SNSが反ワクチンから利益を得るようになると、広告主に反ワクチン企業が増えていき、広告を見た人が反ワクチンになって顧客となり、さらに儲けた企業が広告を出稿するという循環に入ります。SNSやYouTubeはユーザーの趣向に合った広告を表示するようにAIが選ぶので、反ワクチンの人には反ワクチンの広告ばかりが表示されるようになり、自分と似ている意見が返ってくるエコーチェンバー現象が起きて、自分とは異なる意見や情報が排除されていくのです。その結果、反ワクチンがますます

Memo:

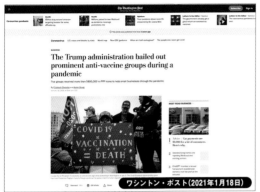

The Trump administration bailed out prominent anti-vaccine groups during a pandemic（トランプ政権は、パンデミックの際に著名な反ワクチン団体を救済した）

新型コロナに関する誤解を招く情報を広めることで知られる5つの著名な反ワクチン組織が、連邦給与保護プログラム（PPPローン）から85万ドル以上の融資を受けていたことが判明。公衆衛生の敵である団体に政府がなぜ資金を提供するのか、疑問が生じていると報じた

5つの反ワクチン団体
●National Vaccine Information Center
●Mercola Health Resources
●Informed Consent Action Network
●Children's Health Defense
●Tenpenny Integrative Medical Center

ワシントン・ポスト（2021年1月18日）

増殖して、SNSはますます反ワクチンから利益を得る構造に変化していく無間地獄に陥ります。これが陰謀論を知らない人が1度、SNSで沼にハマってしまうと脱出できず、陰謀論者の仲間入りをしてしまう良くない仕組みの一つです。

 ## 世界を席巻する12人の反ワクチン活動家

　CCDHが名指しした12人の反ワクチン活動家らは、その活動で少なくとも年収3,600万ドル（日本円で約39億4,392万円）を得ていることが判明しました。彼らは誤った情報を広めることで公衆衛生を犠牲にして、利益を上げている詐欺師といえます。

　反ワクチンの支持者らは製薬会社をワクチン利権と問題視しますが、この反ワクチンビジネスの利権はより巨大で闇が深いのです。

　以下ではこの12人についてそれぞれ説明していきますが、アメリカの反ワクチン活動の前提知識として、「オステオパシー（医）」と「PPPローン」をまず押さえておきましょう。

「オステオパシー」とは、雑に解説すれば自然治癒力万能論の整体術で、日本の柔道整復師のアメリカ版といったところ。日本では無資格の無届医業類似行為となりますが、アメリカでは学位も存在し医学の一種と認められているのです。アメリカではトンデモ医療の提供者として最も多い医療職で、整体の施術を行う人から健康グッズやサプリの販売業者まで幅広く存在します。

「PPPローン」とは、給与保護プログラム（Paycheck Protection Program）のこと。新型コロナウイルス感染症の流行に伴い、アメリカ政府は雇用維持のために一部の返済が免除される、この経済対策を行いました。実質的に給付になる特別融資であるため悪用されまくり、反ワクチン団体にも多額の資金が流れ、彼らの収入源にもなっています。

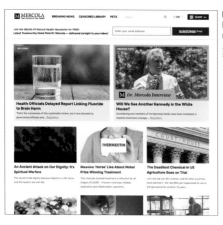

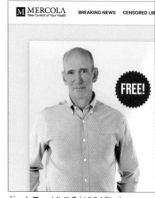

Mercola.com
https://www.
mercola.com/
反ワクチン＆代
替医療ニュース
サイト

ジョセフ・メルコラ（1954年〜）

❶ジョセフ・メルコラ（Joseph Michael Mercola）
❷ロバート・F・ケネディ・ジュニア（Robert F. Kennedy Jr.）
❸デル・ビッグツリー（Del Bigtree）
❹アンドリュー・ウェイクフィールド（Andrew Wakefield）
❺ラリー・クック（Larry Cook）
❻タイ＆シャーリーン・ボリンジャー夫婦（Ty Bollinger）
❼シェリー・テンペニー（Sherri Tenpenny）
❽マイク・アダムズ（Mike Adams）
❾ラシード・バター（Rashid Buttar）
❿バーバラ・ロー・フィッシャー（Barbara Loe Fisher）
⓫セイヤー・ジ（Sayer Ji）
⓬ケリー・ブローガン（Kelly Brogan）

　彼らの収入源は大きく分けて講演会収入、YouTubeなど動画サイトからの広告収入、寄付、グッズ
の販売収入、ブートキャンプなどの私塾、自作団体からの給与…といったところです。この12人は、
アメリカで反ワクチンの巣窟と名高いFacebookで共有される反ワクチンコンテンツの最大70％に関
与しており、特にジョセフ・メルコラ、ロバート・F・ケネディ・ジュニア、デル・ビッグツリーの3
人が半分近くを占めるほどの影響力を持っています。反ワクチンのBIG3といえるでしょう。

❶ジョセフ・メルコラ

推定収益：7,218,562ドル｜PPPローン：617,500ドル

Memo:

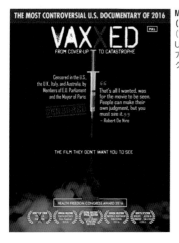

MMRワクチン告発
（2016年製作）
（Vaxxed: From Cover-Up to Catastrophe）
アンドリュー・ウェイクフィールド監督作品

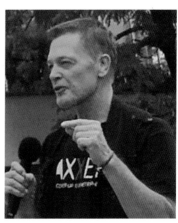

アンドリュー・ウェイクフィールド（1956年〜）

オステオパシー医で、世界で最も人気のある反ワクチン＆代替医療ニュースサイト「Mercola.com」の運営者。正規の医療とは異なる代替医療を進めて、ビタミンサプリメント、栄養補助食品、医療機器などを販売している。新型コロナが治る、癌（がん）が治ると主張する商品を何度も販売しては米国食品医薬品局（FDA）から警告と販売中止を食らっているが、懲りずに繰り返している。ここで取り上げる反ワクチン活動家らへの資金提供もしており、日本の反ワクチン活動＆トンデモ医療界隈でも有名だ。

❷ロバート・F・ケネディ・ジュニア

推定収益：2,941,894ドル│PPPローン：145,399ドル│給与：255,000ドル

名前の通り、第35代アメリカ合衆国大統領ジョン・F・ケネディの関係者。ケネディ大統領の実弟であるロバート・フランシス・ケネディの息子、つまり甥にあたる。家柄の良さでは反ワクチン界隈でダントツの1位。本業は弁護士だが、反ワクチン活動家、環境活動家、作家でもあり、ワクチン接種の差し止め訴訟をいくつも起こして一部地域でワクチン接種が遅れることになった。名指しで批判すれば、名誉棄損など何でも理由をつけて訴えてくる、最悪の陰謀論者である。彼が主催する団体は複数あり、代表を務めるチルドレンズ・ヘルス・ディフェンス（Children's Health Defense）は、PPPローンから145,399ドル（約2,000万円）の融資を受けている。そして、この団体から255,000ドル（約3,500万円）の給与を受け取っていることが会計報告から判明。さらに、ウォーターキーパー同盟（Waterkeeper Alliance）の会長でもあり、22団体からの報酬総額は約2,941,894ドル（約3億2千万円）になるといわれている。他の反ワクチン活動家の著書に寄稿したり共著したり宣伝する活動も活発で、日本の反ワクチン本にも登場している。Amazonランキング上位本が多いが、印税収入がどれくらいあるのかは不明だ。

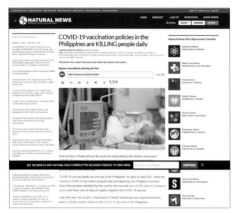

Natural News
https://www.naturalnews.com/
マイク・アダムズが創設したフェイクニュースサイト

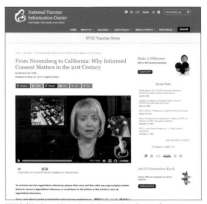

NVIC（National Vaccine Information Center）
https://www.nvic.org/
ワクチンとニュルンベルク裁判が合体する原因になった
NVICの主張

❸デル・ビッグツリー

推定収益：3,457,192ドル｜PPPローン：165,632ドル｜給与：232,000ドル

テレビと映画のプロデューサーで、反ワクチン団体の代表。テレビで怪しい健康法を紹介する健康番組のプロデューサーをやっていた。アンドリュー・ウェイクフィールドの映画のプロデューサーでもある。何度削除されても、懲りずに番組をネット配信している。情報発信力は、12人の中でも上位3人に入る。

❹アンドリュー・ウェイクフィールド

推定収益：484,226ドル

現代の反ワクチン活動の始祖といえる大物で、ワクチンで自閉症になると主張して医師免許を剥奪された超有名人。陰謀論者界隈では、医学界と国家権力に立ち向かい圧力で潰された英雄として紹介されている。そのため、反ワクチン集会に高い報酬で呼ばれる。イギリスで荒稼ぎしていたことが暴露され、イギリスに住めなくなり100万ポンドのロンドンの不動産を売り払い、アメリカ・テキサス州オースティンに移住した。また、映画監督として『MMRワクチン告発（Vaxxed: From Cover-Up to Catastrophe)』という反ワクチン映画を作り、140万ドルの興行収入を得ている。

❺ラリー・クック

推定収益：79,000ドル

会員数36万人の反ワクチン団体「Stop Mandatory Vaccination」の代表。サプリとかデトックスを売っていた商売人の1人に過ぎなかったが、2019年3月に生後6か月の子供がワクチンの定期接種を受

Memo:

けた36時間後に死亡したニュースの拡散で一躍有名になった。集めた寄付金をFacebookの反ワクチン広告につぎ込み、自転車操業的に支援者を増やし続けた。タミフルで気が狂うといったデマを広めた主要人物でもあり、4歳の子供の母親にタミフルを飲ませないようにアドバイスして死なせた。極右の陰謀論集団・Qアノンに傾倒して、反ワクチンとQアノンを悪魔合体させた中心人物だったが、現在は多くのSNSから追い出され困窮しているようだ。

❻タイ＆シャーリーン・ボリンジャー夫婦

推定収益：3,138,717ドル｜PPPローン：473,727ドル

元ボディビルダーの芸能人になり損なった夫婦で、いわゆる情報商材屋。元々、癌（がん）にならないニセ医療情報を499ドルで売ったりしていた。ウェイクフィールドやケネディ・ジュニアとのコラボも多く、反ワクチン界隈のアイドル夫婦。Qアノンでトランプ支持者でもある。

❼シェリー・テンペニー

推定収益：2,130,000ドル｜PPPローン：72,500ドル

オステオパシー医で、自身のオステオパシー診療所を設立している。ワクチンを打つと身体が磁石になる、5Gに接続されると主張してそれらを広めた人物。反ワクチン戦士を養成するブートキャンプの運営者。6週間／623ドルのコースで受講者を反ワクチンにするだけでなく、他人を反ワクチンに変える説得術を教えている。反ワクチンを繁殖力を持つ病原体に変えた元凶。アンドリュー・ウェイクフィールドを信仰していて、現在もワクチンで自閉症になると発信している。

❽マイク・アダムズ

推定収益：4,151,329ドル｜PPPローン：21,179ドル

反ワクチンの陰謀論などフェイクニュースをバラ撒くWebサイト「Natural News」の創設者。ワクチンは、地球上の人類の90％を抹殺することを目的としたグローバル・リセットだと意味不明な主張をしている。ワクチンを打った人間から放出される"ナニカ"によって、未接種の人間が加害を受けるとも標榜。サプリなどの健康グッズ、グローバル・リセットで生き残るためのサバイバルグッズや情報商材も販売しており、これらを買えば、生き残れる10％に入れる…らしい。また、糖尿病になったが自分が考案した自然医療で治したと主張して、糖尿病患者からインスリンを取り上げる人が続出。日本でもインスリン取り上げて、殺人罪が確定した祈祷師が出現した。Google、YouTube、Facebookなど大手メディアから出入り禁止を食らっている。

❾ラシード・バター

推定収益：581,584ドル

オステオパシー医で、がんも自閉症も「キレート療法」で治ると主張。4人のがん患者のうち3人を死

なせて免許を剥奪された。インフルエンザワクチンの後遺症で障害者になったアメフトのチアリーダーをキレート療法で治療したことで有名になり、陰謀論者の間では「ワクチンによる被害を治療してくれる医師」として知られるようになった。日本でもワクチンを何かで解毒する話の元になった人。サプリと情報商材の販売を行い、イベントにロバート・F・ケネディ・ジュニア、ボリンジャー夫婦、デル・ビッグツリーなど著名な反ワクチン活動家を呼んでコラボしていたが、2023年5月に突然死。

⑩バーバラ・ロー・フィッシャー

推定収益：1,265,905ドル｜PPPローン：136,070ドル｜給与：55,950ドル

最も影響力のある反ワクチン団体「National Vaccine Information Center (NVIC)」の創設者。国家機関みたいな紛らわし名前だけど、もちろん何でもなく、日本でいうNPO法人と同じレベル。ジョセフ・メルコラから290万ドルの資金提供を受けている。自分の息子が2歳の時に三種混合ワクチンのせいでおかしくなったと主張しているが、客観的に見てダウン症だったのではといわれている。ウェイクフィールドを信仰してワクチンで自閉症になると信じている。ワクチンの有害事象を見つけるたびに、「殺人だ！」と騒ぐことで有名。なお著書は、ワクチンの害で障害者になった子供の親と共同代表の建前になっている。また、ホロコースト博物館を見学した体験により、ナチスの虐殺→ワクチン虐殺からドイツの戦犯を裁いたニュルンベルク裁判をこじつけた人でもある。この人のタワゴトが流れ流れて日本の医師にまで、「新ニュルンベルク裁判で死刑になる」…と謎の脅迫が届くことになった。

⑪セイヤー・ジ

推定収益：211,129ドル｜PPPローン：47,966ドル

疑似科学医療を広めるWebサイト「GreenMedinfo」の創設者。サプリや健康食品の販売業者で、トンデモ医療を行う人たち、オカルト医学、サプリメントへの政府の規制に反対するロビー活動家でもある。政府のアンチワクチン規制に反対している。GreenMedinfoは100％会員制の閉鎖コミュニティで、年間8〜849ドルの会費で運営されている。ビタミンCサプリで、5Gの害を防げると主張。ホロコーストとワクチンをこじつけている。

⑫ケリー・ブローガン

推定収益：225,815ドル｜PPPローン：55,929ドル

ホリスティック精神科医を名乗る女医。医師なのにウイルスや細菌などの病原体の存在を否定して、すべての病気は人間の心から起きると主張するスピリチュアル系のヤバい人。新型コロナウイルスの存在を皆が否定すれば、パンデミックは終わるらしい…。月40ドルの有料会員制コミュニティ「Vital Life Project」を運営して、「バイタル・マインド・リセット」という44日間のブートキャンプを提供。鬱病の治療に薬を使うのを全否定し、デトックス、瞑想、サプリメント、コーヒー浣腸で難治性双極性障害が治ったと主張して自分で症例報告を書いている。

コロナ禍で儲けた人、これから儲ける人

反ワクチン利権の闇 後編

ここからは、合法的な医療組織でありながら、反ワクチンで大儲けしている激ヤバな団体について解説。そして、コロナ禍が終息したら現れるであろうビジネスについても予測する。

SNSの影響力は大したことないのでの12人には入りませんでしたが、彼らからも宣伝されているヤバイ医療団体がアメリカにあります。日本で反ワクチン利権を集めた組織といえば逮捕された神真都Q（やまとキュー）が有名ですが、その上位互換というか、神真都Qが劣化コピーといった方が正確かもしれません。「アメリカズ・フロントライン・ドクターズ（America's Frontline Doctors）」という組織で、略称はAFLDS。2021年頃に出現した神真都Qより古参です。

反ワクチン、ロックダウン反対、反マスク…と、主張自体はよくある反ワクチン団体ですが、ここが特別ヤバいのは医師による遠隔医療サービスを提供する合法的な医療組織だから。しかも、この組織を設立したシモーヌ・ゴールドは、医者の家に生まれた医師で弁護士の資格を持つダブルライセンサーのエリートです。

AFLDSの活動は登録した人にオンライン診療で薬を届けることで（会員登録は90ドル）、これだけ見たら普通の医療組織みたいですが、問題は処方の中身で、正規の医師免許を持つ医師がイベルメクチン、アジスロマイシン、ヒドロキシクロロキン、亜鉛、ビタミンと陰謀論者が大好きなモノをネット通販で売っています。あまりに医療行為の内容がデタラメなので療保険会社は支払いを拒否しているため、すべて自費です。

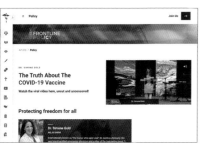

アメリカズ・フロントライン・ドクターズ
（America's Frontline Doctors）

マイク・アダムズが創設したフェイクニュースサイト

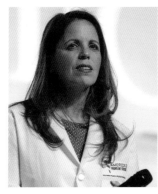

シモーヌ・ゴールド
トランプ支持者でアメリカ合衆国議会議事堂襲撃事件に参加して逮捕され、懲役60日と9,500ドルの罰金刑を受けて刑務所に入った役満を極めたような人物。逮捕オチが付くところまで神真都Qそっくりなのは、陰謀論者の収斂進化なのだろうか？

参考文献・画像出典など
●厚生労働省　https://www.mhlw.go.jp
●English Wikipedia

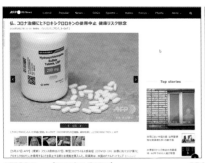

AFPBB News（2020年5月27日）

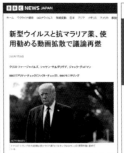

BBC NEWS JAPAN（2020年7月29日）

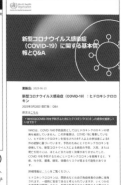

WHO（2023年3月28日改訂版）

アメリカズ・フロントライン・ドクターズが新型コロナの治療に有効だと主張した薬の一つが、抗マラリア薬のヒドロキシクロロキン。各国で論争となったが、効果は認められないばかりか健康リスクがあるとして、フランス政府では2020年5月の段階で使用を禁止。2021年3月、WHOが新型コロナウイルスの予防薬として勧めないと発表した

　ちなみに組織はハッキングに遭っており、そのホワイトハッカーがデータをぶっこ抜いて会員数から出した処方箋まで暴露しています。どうやらセキュリティはガバガバだったそうです…。その結果、荒稼ぎっぷりが判明しました。2020年11月3日から2021年9月11日までの10か月あまりで、診察料が72,000人分、最低でも670万ドル（約9億円）に加え、処方箋340,000枚から計算した薬が種類ごとにイベルメクチン：470万ドル、アジスロマイシン：240万ドル、ヒドロキシクロロキン：120万ドル、亜鉛：17.5万ドル、ビタミンC：5.2万ドル。そして、1,000万ドルを超える寄付金も合わせると合計で2,500万ドル（約34億円）になります。毎年40億円ぐらい稼いでいてもおかしくない組織でした。

　このボスであるシモーヌ・ゴールドは、イケメンモデルの年下恋人に貢いだりしてぜいたく三昧していましたが、アメリカ合衆国議会議事堂襲撃事件に参加して逮捕。2021年2月にAFLDSの代表を辞任して、元ボクサーで弁護士のジョセフ・ギルバートに代表の座を譲り、60日服役したのでした。2022年9月に出所すると、AFLDSの金で360万ドルの家と3台の高級自動車を買い、メイドの給料に毎月5,600ドル支払い、毎月50,000ドルの小遣いを使っていたことが発覚して2022年11月にAFLDSの幹部に訴えられました。刑務所に入って手出しできない間に内部監査が行われ、組織の金を着服しまくっていたことがバレた模様。

　現在、必死でごまかして組織の支配権を取り戻そうと頑張ってるみたいです。シモーヌ・ゴールドは、反ワクチン利権で大儲けした人の代表格といえるでしょう。

 反ワクチン利権の最終段階

　新型コロナウイルス感染症対策は医師など理系の仕事ですが、文系の人たちには最後に重要な出番が

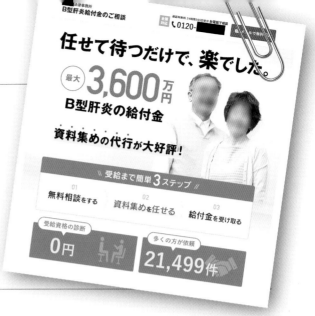

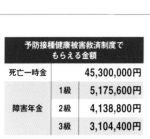

予防接種健康被害救済制度で もらえる金額		
死亡一時金		45,300,000円
障害年金	1級	5,175,600円
	2級	4,138,800円
	3級	3,104,400円

これはとある弁護士事務所のWebサイト。B型肝炎給付金の代行についてPRしている。新型コロナが終息したら、こういった被害者給付金の代理請求支援サイトが現れることが予想される

あると考えられます。

　日本にはワクチンの副反応による健康被害に遭った人に対して、政府が補償する「予防接種健康被害救済制度」があります。新型コロナのワクチンで障害者になったり、死亡した場合の金額は結構大きいです。あくまでも最高額なのでこの満額でもらえることはまずないですが、6〜8割でもそれなりの額になるでしょう。

　反ワクチン活動の最終段階は、集団予防接種によってB型肝炎ウイルスに感染した人たちの訴訟ビジネスと同じことが起きると予想しています。B型肝炎ウイルスに感染した人から、ターゲットを変更。テレビやYouTubeで「新型コロナワクチンの摂取で障碍が残った人や家族が死亡した人には、国から給付金がもらえる可能性があります。今すぐ○○○○法律事務所までお電話を！」というCMがガンガン流れるようになるでしょう。

　過払い金訴訟や肝炎訴訟を扱っているのは、弁護士ではありません。実際には弁護士の下にいる事務員が本体で、弁護士は弁護士用職印を書類に押すだけの飾りです。とある法律事務所のWebサイトをよく確認してみると、代表弁護士が代わっていることがあります。弁護士は飾りなので、不都合があると簡単に取り替えられているからです。本体である事務員を仕切っている事務長は、絶対に表に出てきません。そして、弁護士報酬から多額の広告費が外部の広告代理店に流れているのもお約束です。

　こうした訴訟は法廷で争うことなく、テンプレ化した書類をマニュアル化された事務処理をするだけでお金が振り込まれてくるから成立しています。反ワクチン団体らは、真面目な熱血弁護士がワクチン訴訟で大勝利を収めて判例が確定するのを待っていることでしょう。ニュースで勝訴判決が報道された直後から、この種のCMやWebサイトが沸いて出ることが予想されます。

　すべてが終わった後の処理は理系の仕事ではなく、文系の文官の仕事になるのは反ワクチン界隈も同じです。

有効性を示すデータはすべて捏造だった

イベルメクチン狂騒曲 前編

コロナワクチンが開発され、世界中で打たれまくったおかげで乗り越えられた現在でも、反ワクチン主義者たちが信奉するのが「イベルメクチン」。その有効性は捏造されたものだった…。

　2021年にmRNAワクチンが登場する前、東京都医師会や一部の医師などから特効薬として期待された「イベルメクチン」ですが、そのエビデンスは今や完全に否定されています。承認されたら大きな利益が手に入るハズのイベルメクチンの製造販売メーカーであるMSD製薬ですら、2021年に「治療効果を示す科学的な根拠は示されていない」と注意喚起していた始末です。世界で最初にイベルメクチンが新型コロナウイルス感染症（COVID-19）に効くとする論文を発表した、サパン・デサイー医師は逃亡中でいまだに行方不明の模様。根拠となるデータは100％捏造で、イベルメクチンで治った患者は1人も実在しませんでした。どうしてこうなった…？　ということで、時系列に整理していきましょう。

　2020年4月、アメリカのシカゴにあるデータ分析会社・サージスフィアが、イベルメクチンがCOVID-19の死亡率を低下させたことを示唆するデータを提出しました。それを元に、マンディープ・R・メーラ、アミット・パテル、サパン・デサイーら3人の医学者が論文を書いて、世界的に高名な医学雑誌の『ランセット』『ニュー・イングランド・ジャーナル・オブ・メディシン（NEJM）』に掲載れたことからコトは始まります。

　この時サージスフィア社は、世界1,200の医療機関と協力して2億4,000万人の匿名化された世界最大級の患者データを持っているとうそぶいていました。そして、世界中の約700の病院の電子カルテから約10万人の新型コロナ患者の医療情報のビッグデータを集め、統計学的な解析を行った…と主張したのです。医療情報の電子化が進み、国際的なプラットフォーム作りも進められている中でいかにもありそうな流行りの設定ですが、冷静に考えたら創業して10年ちょいのベンチャー企業としては、協力医療機関の数も患者数でも異常に大きい盛り過ぎた数字といえます。当たり前ですが、電子カルテの患者データには守秘義務があるので、得体の知れない企業に提供されることはありません。

　サージスフィア社とは元々、2008年にインド系アメリカ人のサパン・デサイーが研修医時代に創業した医学生向けの医学書を売る会社でした。何冊か書籍を刊行していますが、Amazonレビューを捏造したりしても、見事に売れなかったようです。このイベルメクチンの論文が注目されるまで、何の実績もない無名の会社だったのです。ところが、ブラジルやチリなどの南米諸国は、この論文を頭から信用して何の確認や検証もせずイベルメクチンの使用を許可して配り始めました。続いて、アフリカ諸国でも認可されるようになり、急速にイベルメクチンの使用が広まっていきます。

Memo: ●Science「A mysterious company's coronavirus papers in top medical journals may be unraveling」
イベルメクチンがCOVID-19の死亡率を低下させたことを示唆する、サージスフィア社のデータに基づく論文を発表
https://www.sciencemag.org/news/2020/06/mysterious-company-s-coronavirus-papers-top-medical-journals-may-be-unraveling

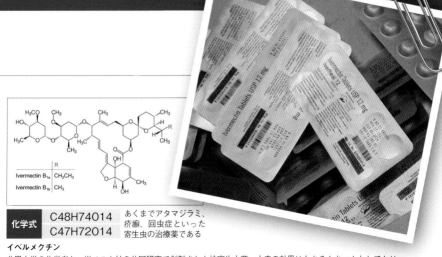

H₃CO CH₃ 構造式	

Ivermectin B₁ₐ CH₂CH₃
Ivermectin B₁ᵦ CH₃

化学式	C48H74O14	あくまでアタマジラミ、
	C47H72O14	疥癬、回虫症といった 寄生虫の治療薬である

イベルメクチン

北里大学の化学者と、米メルク社の共同研究で創製された抗寄生虫薬。本来の効果はもちろんちゃんとしており、多くの寄生虫病に使われている。新型コロナウイルス感染症（COVID-19）が猛威を振るい始めた時期に、治療への有効性を示唆する論文が提出され世界中で大騒動になった。製造メーカーのMSDや各研究機関から効果が否定された今でも、熱心な信奉者がいるのはもはや宗教なのか…

その後、サージスフィア社は3大陸169件の病院でイベルメクチンで治療された704人の患者のデータを出してきて、イベルメクチンは人工呼吸器の必要性を65％削減し、死亡率を83％削減したと発表しました。これが今でも日本の一部で、イベルメクチンが有効だと主張されている根拠です。

 効果なし…データの捏造が発覚

さて、サージスフィア社の話がすべて事実なら素晴らしかったのですが、イベルメクチンを使い始めた医療機関の治療実績を調べたところ、何の効果も見られなかった…ということが明らかになっていきます。そもそも電子カルテ情報を提供したはずの医療機関は、サージスフィア社と何の契約もしていないことが発覚したのです。そこで、ビッグデータがどこの医療機関から出たのか調べたところ、すべて捏造で1件の病院も1人の患者も実在しませんでした。つまり、イベルメクチンで新型コロナが治った患者は1人も存在しなかったのです。

サージスフィア社はこのデータを各所に売り歩き、それを元にした論文がいくつも登場しました。データの出元が同じなのだから、解釈違いはあっても"イベルメクチンが効く"という結果は出ます。しかし、すべてが捏造だったことが発覚すると、サージスフィアのデータを元にした論文は次々と取り下げられ消えていきました。

これらの捏造論文で謎なのがマンディープ・R・メーラ、アミット・パテル、サパン・デサイーの3人は他に共著が無く、経歴にも所属した組織にも関連がありません。共通点といえば3人ともインド系アメリカ人で、噂ではアミット・パテルとサパン・デサイーは義理の兄弟だといわれていることぐらい。

●MSD製薬　https://www.msd.co.jp/wp-content/uploads/sites/13/2021/09/announce_20210907.pdf
●WHO「WHO advises that ivermectin only be used to treat COVID-19 within clinical trials」　https://www.who.int/
●MRC Centre for Global Infectious Disease Analysis「Situation Report for COVID-19: Tanzania, 2022-07-03」　https://mrc-ide.github.io/global-lmic-reports/TZA/

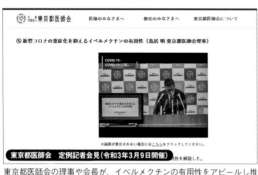

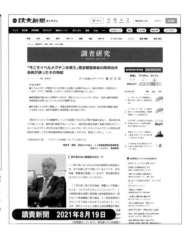

⑤ 新型コロナの重症化を抑えるイベルメクチンの有用性（鳥居 明 東京都医師会理事）

※画面が表示されない場合は**こちら**をクリックしてください。

東京都医師会　定例記者会見（令和3年3月9日開催）を解説した。

讀賣新聞　2021年8月19日

東京都医師会の理事や会長が、イベルメクチンの有用性をアピールし推奨するような発言を各所で行った。mRNAワクチンが登場する前のことで、国民に対して希望を持たせる意味もあったかもしれないが、愚行だったといえる。2021年2月には製造メーカーのMSD、3月にはアメリカ食品医薬品局（FDA）が有効性に懐疑的な声明を出していた

奥さん同士が姉妹らしいので、もしかしたら真の黒幕は彼女たち…なのかもしれません。

　論文の第一著者であり、3人の中で最も実績とキャリアのある高名なマンディープ・R・メーラは、ハーバード大学医学部の教授ですが、パーティーなどで知り合い金をもらって名前を貸しただけではないかといわれています。そのウワサが真実だとだとしたら、迂闊な名義貸しで詐欺師の仲間に転落してしまったことに…。まあ、とにかく、取り下げられた捏造論文は最初から最後まで怪しかったのです。こうして欧米諸国では、新型コロナに対するイベルメクチンの有効性は完全に否定されました。

☑ それでもイベルメクチンは効く…国を挙げた捏造

　ここまで不利な状況に陥っても、イベルメクチン推進派には最後の砦が残っていました。寄生虫によって引き起こされるオンコセルカ症を撲滅するために、イベルメクチンを長年にわたって国民に広く配布していたアフリカのデータです。

　東京医師会の会長が、イベルメクチンを配布していた国と使用していなかった国でこんなに差があると主張した、エビデンスの元になった国はタンザニアです。総人口約5,600万人で、2020年5月の終わり頃から2021年7月末まで1年以上も新型コロナの患者数は0で、2022年9月までの合計では感染者40,656人、死者845人と非常に少ない国で、この1か国だけで平均値を下げています。

　なぜ0が続いたのかといえば、ジョン・マグフリ大統領（当時）が「祈りによって新型コロナはタンザニアから消えた」と宣言して、新型コロナの存在を一切認めないことになったからです。そしてPCR検査はインチキ、ワクチンは危険だとして国内への持ち込みも使用も禁止しました。ジョン・マグフリ大統領は熱心なキリスト教徒で、腐敗撲滅や経済発展で実績を残していたため国民からの信頼が厚かったのです。だからこそ、国民は彼の主張を信じました。

Memo:　●東京都医師会 定例記者会見（令和3年3月9日開催）　https://www.tokyo.med.or.jp/press_conference/tmapc20210309
　　　　●2021年3月4日、軽度のCOVID-19の成人における症状の解消までの時間に対するイベルメクチンの効果：無作為化臨床試験　https://pubmed.ncbi.nlm.nih.gov/33662102/
　　　　●2021年3月29日、COVID-19患者におけるイベルメクチンの使用と死亡率との関連：メタ分析　https://pubmed.ncbi.nlm.nih.gov/33779964/

COVID-19 LMIC Reports — MRC Centre for Global Infectious Disease Analysis, Imperial College London

Situation Report for COVID-19: Tanzania, 2022-07-03

Download the report for Tanzania, 2022-07-03 here.

This report uses excess mortality data for the period of the COVID-19 epidemic (December 2019 onwards). These numbers are calculated by comparing mortality to historic trends. These data are then used to back-calculate an 'inferred number of COVID-19 infections' using mathematical modelling techniques (see Methods for further details), to estimate the number of people that have been infected and to make short term projections for future healthcare needs. Not all countries are able to provide timely estimates of excess mortality, so estimates from the The Economist Excess Deaths Model are harnessed to fill in these gaps. Data on reported deaths and cases are from the COVID-19 Data Repository by the Center for Systems Science and Engineering (CSSE) at Johns Hopkins University. These are updated daily and whilst there may be a short delay, they are generally consistent with Ministry reports.

Epidemiological Situation

Total Reported Cases	Total Reported Deaths	Total Estimated Excess Mortality	Estimated R_{eff}
35,768	841	62,390	0.75 (90% CI: 0.62-0.81)

Dominant Variants of Concern

This report adjusts for the Delta, Omicron, Omicron Sub-Variant variants. The timings of which are shown in Figure 1. These dates are based

Figure 0: Timings of the modelled variants.

タンザニアの総推定過剰死亡		
疫学的状況	報告された症例の総数	35,768
	報告された死亡総数	841
	総推定過剰死亡	62,390
	推定Reff	0.75 (95%信頼区間(CI):0.62-0.81)

タンザニアではPCR検査が禁止されていたので、明確な数字は不明だが、死亡者数は6万人以上と推定されている

Figure 0: Timings of the modelled variants.

　日本にもよくいる「新型コロナはただの風邪、存在しない」とする陰謀論的なことを、国家規模でやったわけです。結果、新型コロナ患者は1人も報告されないという、異常な状況が1年以上続きました。そして、ジョン・マグフリ大統領は2021年2月27日以降、公の場に姿を現さなくなります。野党の党首が「大統領は、新型コロナに感染して治療を受けていると聞いた」とBBCの取材に答え、首相は「健康で公務にまい進している」とコメントするなど情報が錯綜。しかし、政府公式見解として2021年3月17日に心臓関連の合併症で亡くなったと発表しました。

　大統領が姿を見せなくなる直前には、ジョン・ウィリアム・キジャジ大統領首席秘書官と野党党首のセイフ・シャリフ・ハマド議員も病死しています。政府関係者が次々と死ぬ大惨事になりました。そんな中、副大統領だったサミア・スルフ・ハッサンがタンザニア初の女性大統領に昇格。ジョン・マグフリ大統領が死んで政権が変わったからです。

　サミア・スルフ・ハッサン新大統領はイスラム教徒で、元々はタンザニアと別の国だったザンジバルに政治基盤を持つ女性政治家というマイノリティです。本来、ジョン・マグフリ大統領の人気取りのためのパートナーとしての副大統領抜擢であり、政治家として手腕を期待されていた人物ではありませんでした。そのため、新型コロナ対策に方向転換しても、保険大臣や主要閣僚が徹底した新型コロナ否認主義者で固まっていたためなかなか身動きが取れず、新型コロナ感染者を初めて公式に認めるまでに時間がかかりました。ジョン・マグフリ大統領の死後、4か月近く経ってからです。しかも、報告は、サミア・スルフ・ハッサン新大統領の政治基盤であるザンジバルからでした。

　ジョン・マグフリ大統領がPCR検査を禁止してから1年以上経過していたので、タンザニアには信頼できる記録が無く本当の人数は不明ですが、推論はいくつかあります。MRC国際感染症解析センターによる疫学的な推定値では、新型コロナウイルス感染症の流行が始まった2019年12月から2022年6月末までの超過死亡62,390人。実に、6万人以上が死亡している可能性を示しています。

　タンザニアのデータはリアルタイム性はありません。ある時期にまとめて報告されるため、グラフを見ると報告がほとんど無い日が続いている途中に、人数が跳ね上がっている日がたまにある…といったものです。実態と2ケタ乖離しているデータと見てよいのではないでしょうか。

●2021年6月21日、COVID-19感染の予防と治療のためのイベルメクチン：臨床ガイドラインを知らせるための系統的レビュー、メタ分析、及び試験の逐次分析
https://pubmed.ncbi.nlm.nih.gov/34145166/
●2021年6月28日、コロナウイルス病の治療のためのイベルメクチン2019:無作為化対照試験の系統的レビューとメタ分析　https://pubmed.ncbi.nlm.nih.gov/34181716/

反ワクチン主義者たちによる暴走

イベルメクチン狂騒曲　後編

新型コロナに対してイベルメクチンの有効性が否定されるようになっても、受け入れられない
人たちがいる。人間用が入手困難になれば動物用にまで手を出してヒドいことに…。

　タンザニアはあまりに極端な事例ですが、チリ・ブラジル・インドなど多くの国で新型コロナの感染
者と死者の隠蔽が問題になっています。抗寄生虫薬の「イベルメクチン」が効いたのではなく、イベル
メクチンを配布した政策の間違いを認められないから政治的に減ったように見せかけられただけなので
す。まさに、詐欺と政治利権が生み出した効果だったといえます。結果論になりますが、東京医師会（の
会長）は、それを見抜けず踊らされた…ということになります。

　そして、日本がノーベル賞を受賞した薬として期待を一身に背負い研究を始めた北里大学では、
2022年9月30日に「北里大学イベルメクチン医師主導治験結果に関するお知らせ」を病院長の名前で
発表。「統計学的有意差を認めなかった」、つまり効果は無かったとするものでした。治験の詳細な結果
は、2023年5月に論文を出しています。残念なことになってしまいました。

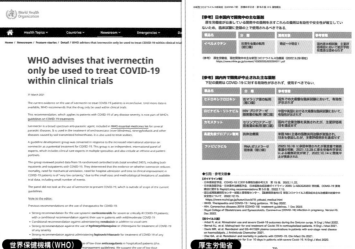

世界保健機構（WHO）

厚生労働省

2021年3月には
WHOが、イベルメ
クチンの使用につい
て勧告している。新
型コロナウイルス感
染症の治療には、臨
床試験内に留める
べきとする内容だ。
アメリカ国立衛生研
究所（NIH）や米国感
染症学会（IDSA）、
日本では厚生労働
省も同様の見解を
示したのだが…

Memo：●2021年7月28日、COVID-19の予防と治療のためのイベルメクチン　https://pubmed.ncbi.nlm.nih.gov/34318930/
　　　　●厚生労働省「新型コロナウイルス感染症（COVID-19）診療の手引き・第9.0版」 https://www.mhlw.go.jp/content/000936655.pdf
　　　　●北里大学　https://www.kitasato-u.ac.jp/khp/topics/2022/20220930.html

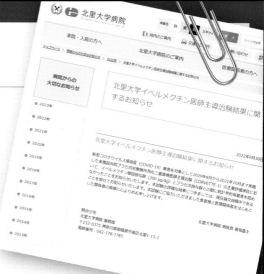

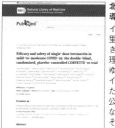

北里大学イベルメクチン医師主導治験結果に関するお知らせ

イベルメクチンの開発には、北里大学の大村智博士の功績が大きく、2015年にはノーベル生理学・医学賞を受賞した。それゆえ、北里大学は新型コロナウイルス感染症への治療を主導したしたのだが…。2022年9月に、公式サイトにて効果は認められなかったとする見解を示した。そして2023年5月、臨床試験の論文が発表された。

Efficacy and safety of single-dose ivermectin in mild-to-moderate COVID-19:the double-blind, randomized, placebo-controlled CORVETTE-01 trial

✓ 動物用によって多発したイベルメクチン中毒

　動物用のイベルメクチンは安価に大量に生産され、大量に消費され、購入に何の書類も証明も必要なく入手しやすい薬です。普通にペットショップでも買える犬猫用に飽き足らず、大型家畜向けの馬用や牛用にまで手を出す人たちも現れました。その結果、動物用のイベルメクチンを服用する人が続出。中毒症状を訴えて医療機関を受診する人が急増し、米国食品医薬品局（FDA）が警告を出す事態になりました。

　アメリカで一般人が大型家畜用にまで手を出すことになったのは、医療費が高くイベルメクチンの処方には保険が使えないので正規の手段では非常に高額になるからという背景があります。日本のように個人輸入しようにもアメリカは医薬品の輸入規制が厳しく、原則として米国食品医薬品局はアメリカ国外で購入した処方薬の持ち込みを禁止。認められるのは合法的に処方された薬物を自分が使う目的の場合だけで、英語で記載された医師の診断書や処方箋が必要です。その結果として、代用品を求めるようになり、馬用や牛用にまで手を出すことになった…というわけです。アメリカでも動物用なら、特に制限なく誰でも自由に買えます。そこで困った販売店は、馬と一緒に映っている写真を見せろとか対応に苦慮しているようです。

　中毒が多発した原因は単純な話で、イベルメクチンを投与する量は体重で決めるため、馬用の薬剤は人間よりも桁違いに含有量が多いのです。人間用は体重1kgあたり約200μg（0.2mg）で、体重66〜79kgなら3mg錠剤が5錠で15mgになります。そして、この1kgあたりの処方量は他の動物でも同じ。体重600kgの馬なら、120mgになる計算です。なので、馬用の食べさせるペースト状のイベルメクチン1本には120mgが配合されています。馬用1本を服用すると、8倍もオーバードーズすることに…。

　そして、馬用よりもヒドいことになったのが牛用。こちらは飲むのではなく、身体に付いている寄生虫を駆除するために背中から直接かける薬です。飲む薬ではないため分量がとんでもなく多く、溶液

●National Institutes of Health (NIH) 「Efficacy and safety of single-dose ivermectin in mild-to-moderate COVID-19: the double-blind, randomized, placebo-controlled CORVETTE-01 trial」
https://pubmed.ncbi.nlm.nih.gov/37283627/
●durvet 「Ivermectin Pour-On」 https://www.durvet.com/product/ivermectin-pour-on/

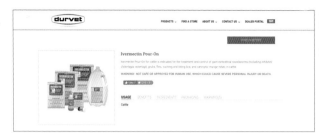

牛用イベルメクチン
Ivermectin Pour-On
「WARNING! NOT SAFE OR APPROVED FOR HUMAN USE, WHICH COULD CAUSE SEVERE PERSONAL INJURY OR DEATH.」と商品説明欄に記載。人間が使うと重症＆死亡リスクがあると、強い言葉で警告している

100mL中にイベルメクチン500mgが含まれています。それがL（リットル）単位の瓶で販売されており、日本でも普通に牛用は1L瓶とか5L瓶のものを購入可能です。普通の人間用なら15mgのところ、コップ半分飲んだだけで30倍以上もオーバードーズし、当然のごとく救急搬送されます。

　動物用のイベルメクチンを服用した人の多くは、初回の大量＆単回の投与後2時間以内に症状が発現。また、1日or週2回の服用を数日から数週間繰り返した後、症状が徐々に現れた人もいます。この事例のほとんどの人は60歳以上で、中央値は64歳と高齢者が中心と、老人の過剰摂取による中毒が多発したのです。副作用として肝機能障害が出ることも、添付文書に書かれている通りでした。

　あまりの事態に米国食品医薬品局は、Twitter（X）で警告を出しています。その内容がアホ向け過ぎて救いようがありません。

「You are not a horse. You are not a cow. Seriously, y'all. Stop it.」

（あなたは馬ではありません。あなたは牛ではありません。マジでやめろ）

　イベルメクチンの致死量は明確ではありません。動物実験のデータに基づくヒト等価LD50は2.02〜43.24mg/kgまで幅があり、実際に死んだ人は見つかっていません。30倍以上オーバーしても死んでいないので、50倍の10mg/kgぐらいまでなら身体を壊す程度で済んでいるようです。

　そんな無茶なセルフ人体実験をする人が続出した結果、イベルメクチンの添付文書に「意識障害」の項が追加され、昏睡・意識レベルの低下、意識変容状態などが副作用として発見されてしまいました。治験段階では意識障害の副作用は見つかっていなかったのですが、まさか用量の数十倍を飲んで意識障害を起こして倒れる人が出るとは、製薬会社も想定外だったことでしょう。というより、このレベルのオーバードーズになってくると、砂糖を3kgイッキに食べたら気分が悪くなった…レベルの話のような気もしますが、これはまあ、あくまで個人的な感想です。

 政治問題になったイベルメクチン

　元々、新型コロナにおけるイベルメクチンはドラッグ・リポジショニング（既存薬再開発）の研究対

Memo:　●ベーリンガーインゲルハイム「エクイバランRゴールド」　https://www.boehringer-ingelheim.com/jp/
　　　　●Pmda「ストロメクトール錠3mgインタビューフォーム」　https://www.pmda.go.jp/PmdaSearch/iyakuDetail/GeneralList/6429008

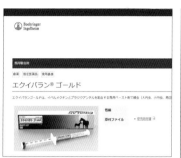

馬用イベルメクチン
エクイバランRゴールド

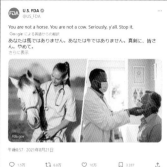

U.S.FDA (@US_FDA)
2021年8月、アメリカ食品医薬品局（FDA）がTwitter（X）にて、動物用イベルメクチンの使用について注意喚起。アメリカでは、過剰摂取により中毒者が多数発生していたようだ

象の一つに過ぎませんでした。癌（がん）に効いたサリドマイドみたいなことが、既存の薬で新型コロナでも起きないか探しまくった結果です。いきなり人体実験はできないので試験管の中から始めるのですが、この実験を雑に説明するなら、培養した細胞とウイルスと薬を一緒にして、ウイルスが増えなかったら効きそうな候補に入れるというものになります。いろいろ試した結果として、2020年4月3日、イベルメクチンを入れたらウイルスが増えなかった…という論文が出ました。

「The FDA-approved drug ivermectin inhibits the replication of SARS-CoV-2 in vitro」

　この論文自体も多方面から検証されましたが、ウイルスの増殖に必要な細胞内の動きを阻害しているらしいことが分かりました。では、有効な薬かといえば、致命的な問題も発覚します。そこを邪魔しちゃうと、ウイルスが増えないだけじゃなくて人間も死ぬことも分かりました。つまり、ウイルスにとって致死量の薬入れると、人間も死ぬと判明したのです。とはいえ、こういうことは創薬の世界では珍しくなく、よくある実験の一例に過ぎません。

　問題はこの後です。この論文が出た3日後の4月6日、サージスフィア社が新型コロナにイベルメクチンが効くと発表してからおかしくなりました。ろくに検証もしないまま、世界中が新型コロナの特効薬が見つかったと飛びついたのです。5月8日にペルーで使用が始まると、5月12日にはボリビアも続きます。ところが、世界中の医学者がその論文を査読した結果、ツッコミどころが多過ぎてあっという間にインチキ捏造論文だったことが発覚。6月には、サージスフィア社は論文を撤回しました。

　平常時ならココで終わります。やっぱり効かない薬だった…ということで、忘れ去られていくものなのですが、コロナ禍で先が見えない状況では事情が異なります。特効薬を熱望する人たちによって、「奇跡の特効薬」としてもてはやされてしまったのです。その結果、学術研究の場から離れた政治問題になりました。

　1度、特効薬だと信じたモノが、無意味だったと受け入れるのは難しいのでしょう。自分たちが望む結論になるまで考え直せ、検証し直せと主張する人たちが大量発生しました。こうした要望に応えるた

● 「Toxic Effects from Ivermectin Use Associated with Prevention and Treatment of Covid-19.」
The New England journal of medicine. 2021 12 02;385(23);2197-2198. doi: 10.1056/NEJMc2114907.
Covid-19の予防と治療に関連するイベルメクチン使用による毒性作用　https://www.nejm.org/doi/full/10.1056/NEJMc2114907

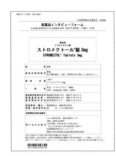

11.1.4 意識障害（頻度不明）
　昏睡、意識レベルの低下、意識変容状態等の意識障害が認められる場合がある。

（解説）
市販後の安全性情報の検討により、本剤と意識障害等の神経系副作用との関連が疑われる症例が集積されたことから、重大な副作用に意識障害に関する注意を追記した。（2021 年 10 月 12 日付医薬・生活衛生局医薬安全対策課長通知に基づく改訂）。

ストロメクール錠のインタビューフォーム
イベルメクチン（ストロメクール錠）の添付文書。2021年10月の改定にて、副作用として「意識障害」の項が追加された。なお、2020年4月17日には、出荷調整と適正使用に関するお願いを出していた

めに、研究資金を集めた人たちにとって都合の良い結果ありきの論文を出すことが横行します。そして、その捏造を指摘されて撤回する…といったことが繰り返されるようになりました。

　これは、理系と文系の対立問題といえるかもしれません。文系の政治家は、物理法則すら学者の意見に過ぎないと思っているのか、今の政治は意見の殴り合いに勝った人が負けた人に負担を押しつけているような状況になっています。これは天動説と地動説の頃の話からずっと変わっていません。自分たちの信じる学説に異を唱える人が現れたら、政治的な力で吊るし上げれば、たとえ間違っていてもそれは問題ではないのです。

　タンザニアのマグフリ大統領（当時）は「神のおかげで新型コロナは取り除かれた」と宣言しました。新型コロナウイルス感染症は存在しないことにすれば、問題が解決すると考えた政治の理屈です。しかし、感染症はすべての人間に平等に襲いかかり、物理法則は絶対に変わらないので、大統領をはじめとする政治家らも病死するハメに…。タンザニアの政治家らは自分たちの意見を押し通し、その負担を国民に押しつけた結果、多くの人たちが犠牲になったことでやっと普通の対策が始まりました。日本でも新型コロナは存在しない、ただの風邪だと言い張る新型コロナ否認主義者がいますが、そんな人たちが政治家だったらこうなっていたでしょう。

✓ 奇跡の薬に…イベルメクチンの宗教化

　人間用イベルメクチン錠剤の商品名「ストロメクール錠」は、自由診療で欲しがる人に言い値で売れる儲かる商品になったせいで売りまくる悪徳医師が続出しました。その結果、注文が増え過ぎて供給不足になり、2020年4月17日に出荷調整されるようになります。メーカーから適正使用についてのお願いが出て、内科・小児科などの普通なら使わない病院では処方できなくなりました。製薬会社は新型コロナウイルス感染症に効かないことが科学的に分かっているので、増産予定はナシ。需要がトンデモ陰謀論であることが明白だったので、増産したら過剰供給となり大損するとが常識的に判断しているからです。

　こうして日本国内で流通している正規品は、自由診療の怪しい病院には売らないようになりました。その結果、今度は外国から個人輸入したイベルメクチンが横行することになります。輸入薬の製造元は

●2020年4月17日　ストロメクトールR錠3ｍｇ出荷調整および適正使用に関するお願い
https://www.maruho.co.jp/medical/pdf/products/stromectol/news/2004stromectol_os.pdf

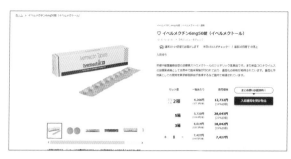

イベルメクトール(Ivermectol) 6mg

メーカー	Sun Pharma
製造国	インド

イベルメクチンのジェネリックが、国内でも個人輸入サイトで購入できる。こちらのサイトでは、2023年11月時点でも「重症化予防薬としての使用を東京都医師会が推奨する」と宣伝している。東京都医師会の罪は重いと言わざるを得ない…

インドです。インドには、人間用のイベルメクチンを生産しているメーカーが3社あります。

❶Sun Pharma ❷Ajanta Pharma ❸SAVA Healthcare

　この3社は、寄生虫に困っていたアフリカ諸国で広く販売されている実績のあるメーカーです。しかし、それらの薬が日本でも輸入販売されているのは、健全な状況とはいえません。

　アメリカでは、陰謀論者の間で新型コロナウイルス感染症に効くと信じられているイベルメクチンなどの薬をオンライン診療で処方して宅配する医療組織まで現れて莫大な利益を上げています（「アメリカズ・フロントライン・ドクターズ」に関しては19ページからの「反ワクチン利権の闇 後編」にて）。効くかどうかは問題ではなく、需要があるから商売で売っているだけなのです。

　科学的にはもはや完全に否定されましたが、イベルメクチンは陰謀論者の間では万能霊薬化が進んで、新型コロナ否認主義者や反ワクチンの間では、奇跡の薬になっています。これはもはや宗教といえるレベルです…。イベルメクチンに関する顛末を簡単にまとめてみましょう。

世紀末にイベルメクチンという救世主が降臨した。

でもよく見たら、救世主のフリをした詐欺師ですぐに逮捕連行されてしまった。

でも、信じたい人は本物の救世主だと信じ続けている。

科学者や医者が「インチキ」「騙している」といくら言っても、
自分たちが苦しいままなのは逮捕連行した政府のせい。製薬会社の利権と、御用学者の陰謀だ。

　こうなると、一定の科学リテラシーを持ったまともな人が、いくら説明しても聞かなくなります。高価なサプリや宗教団体からお守りを買っている人と同じ。それだけの話なんだと思います。

福沢諭吉の命を救って米大統領を殺した!?

空間除菌のトンデモ史

新型コロナウイルス感染症の影響で関心が高まった「空間除菌」。まさか本当に効果があるなんて、信じている人はいないよね？　空間除菌の無意味さは、歴史でも証明されているのだ。

　新型コロナウイルス感染症に便乗して荒稼ぎしていた「クレベリン」に、行政罰として多額の課徴金納付が命じられました。「空間に浮遊するウイルス・菌を除去できる」などとした表示や広告に合理的な根拠はなく、景品表示法に違反するとして、消費者庁はクレベリンを製造・販売していた大幸薬品に課徴金としては過去最高額である6億円超の支払いを命じたのです。

　「空間除菌」という概念は、細菌が発見される2000年以上も前のヒポクラテスの時代からあったそうですが、まるで効いた試しがありません。完全に否定されたのは明治時代に入ってからで、2000年も続いたのは科学リテラシーが低い人たちが直感的に空間除菌に飛びついたからでしょう。細菌やウイルスが未発見だった昔は、空間除菌のことを「瘴気（しょうき）を払う」といっていました。空間除菌という言葉は、古代呪術を科学っぽく言い換えたものに過ぎないのです。

　古代から存在した概念だけあって、クレベリンのご先祖様といえるクレイジーな空間除菌の方法や装置は数多く開発されています。

クレベリン "効果根拠示されず"「大幸薬品」に課徴金6億円超
2023年4月11日 16時21分

（「NHK NEWS WEB」2023年4月11日参照）

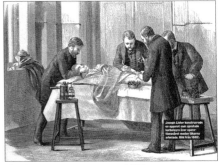

ジョゼフ・リスターのフェノール噴射器
消毒法のパイオニアといわれるイギリスの外科医ジョゼフ・リスターは、感染症を引き起こすのは空気中の細菌だと考え、フェノール（石炭酸）の噴霧器を開発した。最初は手術室や病棟にいるすべての人にスプレーを噴射していたが、石炭酸を吸入するのが危険であることが分かると噴射器を放棄した

Memo:　参考資料・画像出典など
　　　　●John Gorrie、Doctor Willard Bliss、Robert Todd Lincoln（Wikipedia）

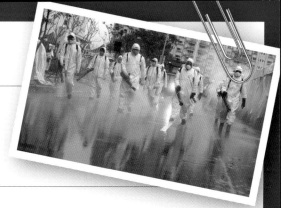

世界保健機関（WHO）や感染症の専門家は、消毒薬の空間噴霧は屋内・屋外のいずれにおいても効果がないだけでなく、人の健康に有害となり得るとして推奨していない。また、空気や環境表面の除染方法としては不十分だともしている。なお、厚生労働省公式サイトによれば、薬機法に基づいて品質・有効性・安全性が確認され、空間除菌剤として承認された医薬品及び医薬部外品は存在していない

　医学の世界に本格的に消毒を導入して劇的に死者を減らした外科医のジョゼフ・リスターも、最初は噴射器でフェノール（石炭酸）を空間に撒いて殺菌していましたが、人の体内に入った時の有毒性が認識され、さらに空間に噴霧しても無意味なことも判明すると、フェノール噴射器は使用禁止になりました。リスター先生ほどの人でも信じていたくらいに、空間除菌への信仰は根深いのです。

世界初の空間除菌装置は「製氷機」だった

　世界で初めて「空間除菌装置」を実用化したジョン・ゴリーは、現在もアメリカで名医と呼ばれ、日本におけるブラック・ジャックみたいな天才医師の代名詞になっています。フロリダ大学医学部で最も優秀な卒業生に授与される賞の名前が「ジョン・ゴリー賞」になっているくらいのレジェンドで、フロリダに博物館が建っているほどです。

　そして、ゴリー先生が19世紀に発明した世界初の空間除菌装置は、21世紀の現在まで世界中で日常的に使用され続けています。その装置の名前は「Refrigeration（リフリジュレイション）」。一般的には「冷房」と呼ばれているものです。ゴリー先生は、マラリアは熱帯地方で多発する一方で、寒冷地方では発生しない、つまり「部屋を冷やせば瘴気を押し出して病気が治るんじゃないか」と考え、世界で初めて病室に空調を導入しました。

　ゴリー先生が編み出した世界初の空間除菌技術とは、病室の天井に氷の入った大きなザルを吊るしておくこと。現代のクレベリンと大差ない無意味さですが、夏場は部屋が涼しくなって快適になる分だけ、クレベリンよりはだいぶマシかもしれません。

　難問だったのは、空間除菌のキモとなる氷の入手です。ゴリー先生が勤務する病院があったフロリダ州アパラチコーラは温暖な地域で、真夏に病院に氷を常備するのは困難でした。当時は氷貿易といって、北の方で真冬に大量の氷を取り、断熱された倉庫に貯蔵した氷を夏に売る商売が欧米では広く行われていたのですが、価格が高騰する真夏に毎日大量の氷を買い続けるのは経済的に大変です。そこでゴリー先生は、真夏でも病院で大量の氷を使用できるように、人工的に氷を作る「製氷機」を発明しました。つまり製氷機こそが、世界初の空間除菌装置だったのです。

　ゴリー先生は、同じフリーメーソンのロッジに所属していた若い海軍将校と組み、発明したこの装置を売るベンチャー企業を起こしますが、全く売れませんでした。そして、海軍将校の青年は艦隊勤務に

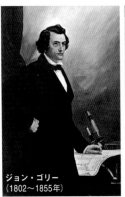

ジョン・ゴリー
（1802～1855年）

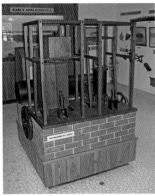

ジョン・ゴリーの製氷機
フロリダ州のジョン・ゴリー州立博物館にある、ゴリーが開発した製氷機の模型。ゴリーはこの製氷機で作った氷をザルに入れ、そのザルを病室の天井に吊るし、空間除菌装置とした。製氷機の1台は明治新政府の一翼を担った松平春嶽の手に渡り、それで作った氷が熱病で伏していた福沢諭吉の回復に役立てられた…という逸話がある

なって長期航海に出て帰ってこないまま、1855年、ゴリー先生は病死したのです…。

 ゴリー先生の空間除菌装置が福沢諭吉を救う

　ジョン・ゴリーのビジネスパートナーだった海軍将校で実業家のキャプテン・リードは、長い航海から帰って来てゴリー先生の死を知り、会社を引き継いでゴリー先生が発明した製氷機を売り歩きました。そのうちの1台は幕末の日本に持ち込まれ、福井藩16代藩主の松平春嶽（しゅんがく）が購入しています。キャプテン・リードが長期航海で乗っていたのは、マシュー・ペリー提督の艦隊。目的地は日本で、つまりは"黒船"です。

　その後、松平春嶽が購入した製氷機は放置されていましたが、1870年（明治3年）の夏、慶應義塾の塾生によって見つけ出されます。慶應義塾の塾生とは、福沢諭吉の弟子。当時、福沢諭吉は高熱で寝込んでおり、弟子たちは解熱作用のある氷を探して奔走していたのですが、松平春嶽の元に氷を作れる機械があることを知って借り受けたのです。松平春嶽は大学別当兼侍読という役職に就いていて、東京の屋敷に住んでいました。

　その装置は当初、冷媒のアンモニアが失われていて動かなかったとのこと。そこで、日本で初めて化学者を名乗った大学東校（東京大学の前身の一つ）の宇都宮三郎の元に持ち込まれ、修理されます。そして、真夏に氷を作り出すことに成功し、その氷のおかげで福沢諭吉は見事に回復しました。当時の日本人は、ジョン・ゴリーが考案した天井に氷を吊るす方法を知らず、氷水の入った袋で福沢諭吉の頭を直接冷やしたそうですが、結果的には医学的に正しい使い方をしていたことになります。

　ちなみに、部屋の古い言い方である「房」を「冷」やす装置である、という意味で日本では「冷房」と命名されていました。装置を捨てずに持っていた元福井藩の武士には、「冷房奉行」という嘘のような奉行職も与えられ、明治維新前後のごく短い期間だけですが、機械の管理や運転を任されていたという話です。

Memo：　●Florida State Parks　https://www.floridastateparks.org/parks-and-trails/john-gorrie-museum-state-park
　　　　●Events related to the assassination of President Garfield（Wikipedia Commons）

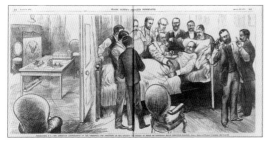

**トンデモ医師団に殺された
ガーフィールド大統領**

1881年7月2日に銃で撃たれた第20代アメリカ合衆国大統領のジェームズ・ガーフィールドは、2か月半の入院の末に9月19日に死亡した。この時行われた医療行為はヒドく、医師団は弾丸摘出のために消毒していない指や器具を傷口に突っ込むなどしたため、ガーフィールドは感染症で苦しむことになった。医師団の治療が適切なものであれば、最悪の事態は回避できたのではないかといわれる

 ## ガーフィールド大統領を殺したトンデモ医師団

　ジョン・ゴリーの空間除菌装置は1881年（明治14年）、テロリストに撃たれたアメリカのジェームズ・ガーフィールド大統領の治療にも使われたそうです。主治医のドクター・ウィラード・ブリスがキャプテン・リードを呼び、回転するファンで瘴気を押し出す機能が追加された最新バージョンが使用されたとのこと。要は、氷で冷やした空気をファンで送り出す、ただのクーラーです。時期は真夏で暑かったので部屋は冷えたかもしれませんが、当然、空間を除菌する効果などありません。

　同年9月19日、苦闘の末ガーフィールド大統領は死亡しますが、その致命的な原因になったのは主治医のドクター・ウィラード・ブリスでした※。この人は「クンデュランゴ」というハーブを、癌（がん）、梅毒、瘰癧（るいれき：結核性頸部リンパ節炎）、潰瘍、…その他すべての慢性血液疾患に効く素晴らしい治療薬だと偽って宣伝・販売し、それが原因で1853年にワシントンD.C.の医学会から追放されたトンデモさんです。当時、既に存在していた消毒を全否定して空間除菌を選択した上、消毒していない汚れた手で大統領の傷口から弾を取り出そうとほじくり返して結局取り出せず、大統領を感染症で重症化させ、2か月半も苦しませた挙げ句死なせました。ちなみに、ドクター・ウィラード・ブリスの「ドクター」は称号ではなく、本名のファーストネームです。生まれた時に親が将来は医者になることを望んでドクターと名前を付けたそうですが、見事なトンデモ医師になり果てました…。

　なので、なぜそんなのが大統領の主治医になれたのか、大統領が苦しみながら死ぬまでの2か月以上も周りの誰も止めなかったのかは全くもって不思議ですが、その背後には偉大な元大統領エイブラハム・リンカーンの長男で弁護士のロバート・トッド・リンカーンの存在があったといわれます。ロバートは当時、陸軍長官の要職に就いており、ガーフィールド大統領暗殺事件の現場にも居合わせていました。現代で、ロバート・ケネディ元大統領の甥が反ワクチンの特級呪物になっているのと同じように、リンカーン元大統領の長男もまともな医者を全員締め出してお気に入りのトンデモ医師を主治医にしたのです。政府要人の親族によるヤラカシは、古今東西、万国共通みたいです…。

　それから、製氷機を空間除菌装置として販売していたキャプテン・リードも実は自称「キャプテン」で、海軍大佐（キャプテン）だったことはありません。この人はアメリカ建国メンバーの1人であるジョージ・

※現代でもホメオパシーのレメディ（治療薬）として売られているクンデュランゴ（砂糖玉）は、彼が始めたものだ。

リードの孫で、親族に権力者が何人もいました。しかし当人は海軍大佐になれず、階級ではなく名前を「キャプテン」に改名して自称していただけです。

つまり、ガーフィールド元大統領が苦しみながら死んだのは、トンデモ医師、親の七光り弁護士、エキセントリックな発明を売る実業家の3人が悪魔合体した特級呪物に憑りつかれてしまったから…といえるかもしれません。もしも有能な医師を主治医にして、適切に消毒や治療をしていれば、ガーフィールド大統領が命を落とすことはなかったんじゃないかといわれています。

ここで冒頭に話がつながります。どうして、大した実績のないジョン・ゴリーが、フロリダで1番の名医になって博物館まで建てているのかといえば、これら3人のおかげというわけです。自由の国といわれるアメリカは、実は昔も今も縁故社会だってことです。

氷献上は偽歴史？日本の氷室の謎

少し話が戻りますが、福沢諭吉のために氷を求めて走り、見つけることができずに壊れた製氷機を修理して氷を作ったという慶應義塾の塾生たちのエピソードは、明治3年の時点で東京に氷室が存在していなかったことを意味しています。氷室というのは冬にできた天然氷を保管しておく貯蔵庫のことで、江戸城には富士山などから運んだ氷を保管する氷室があったというのが通説です。また、江戸時代には加賀藩が将軍に氷を献上する習わしがあり、現在の金沢から飛脚が運んだ氷を保管するため、加賀藩江戸屋敷にも氷室があったといわれています。

であるならば、当時の福沢諭吉の社会的地位からいえば、氷室から氷を入手することは可能だったはずです。また、氷を探した塾生たちが氷室の存在を知らなかったとは思えません。それにもかかわらず天然氷が手に入らず、壊れた製氷機を修理して氷を作るしかなかったのは、当時の東京には氷室が実在していなかったからではないでしょうか？　ちなみにこの時代、横浜在住の外国人は夏場の日本で氷が手に入らず、わざわざ地球を半周してアメリカ・ボストンから氷を輸入していたそうで、横浜に日本初の製氷所ができたのは1879年（明治12年）のことでした。東京に製氷所ができたのは、さらにその数年後です。

そもそも加賀藩の氷献上の慣わしに関しても、加賀藩の公文書では1度運んだ記録があるだけで、その信憑性には怪しいところがあります。氷献上の逸話は1920年（大正9年）、自称・前田家に仕えていた古老が急に言い出したもので、その古老の話自体が天野米作という人が書いた『日本に於ける製氷の歴史に就て』の中で語られているだけなのです。

天野米作という人は、"製氷業界のドン"と呼ばれた和合英太郎の御用学者でした。ということは、加賀藩の氷献上話は天野米作が創作した偽歴史で、天野米作に創作させたのは氷を売りたかった製氷業界のドン、という図式だった可能性も…。和合英太郎は大小さまざまな製氷会社を買収・合併し、1919年（大正8年）に日本最大の製氷会社となる日東製氷を設立した人です。日東製氷はその後大日本製氷と改称され、さらに水産会社や食品会社の買収・合併を経て、現在も名を変え残っています。

Memo: 参考資料・画像出典など
● 『日本に於ける製氷の歴史に就て』（天野米作）
● 国立国会図書館デジタルコレクション「加賀藩史料」https://dl.ndl.go.jp/

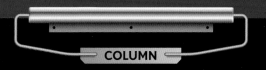

偽陰性の恐怖

　2020年8月、大阪府知事が唐突に、ポビドンヨード（イソジン）でうがいをすれば新型コロナウイルス感染症に効くと言い出し、ドヤ顔で会見を開いた。その背景と理由を医学的見地から解説しよう。みんなでイソジンでうがいをしてから検査すれば、確かに陽性になる人は減少するが、それは見せかけのもので、その後パンデミックは悪化する可能性があった。

　検査には「偽陰性」というものがある。本来なら陽性になるはずなのに、何かの事情で陰性と誤判定されてしまうことだ。偽陰性の原因の一つが、検体への薬剤の混入である。検体に消毒薬が入ると、どんな病気でも陰性判定になってしまう。これは唾液中のウイルスだけでなく、検査の試薬も壊れるからだ。唾液を採取してPCR検査を行う場合、口の中に消毒薬がある

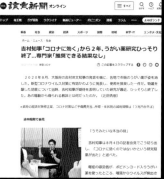

「うそみたいな本当の話」と、2020年8月の記者会見でうがい薬の効果を喧伝した大阪府知事。あれから2年、その研究はひっそりと終了した。チャレンジ精神は大事だが、時と場合によることを学んでほしい…
（讀賣新聞オンライン 2022年12月25日）

と唾液に薬剤が混入する。つまり、日本中でPCR検査前にイソジンでうがいをすれば偽陰性が激増するので、実際の感染者は減っていないのに、検査数を増やしても陽性者が減少するということに…。

　もしかしてこの発表は、検査で偽陰性を増やして、検査を増やしながら感染者数を減らす高度な政治戦略なんじゃないかと、当時は疑ったものだ。大阪府知事が無能な働き者ではなく本当に有能だとしたら…、有権者が欲しいのは「陰性証明」なんだから、偽陰性を増やして陰性証明をバンバン出すのは選挙対策としては完璧なライフハックだったといえる。

　イソジンでうがいをした直後、口の中からウイルスが消える原理はこうだ。イソジンを水で薄めるとポビドンヨード液からヨウ素が遊離して水を酸化し、H_2OI^+が発生する。これがウイルス表面の膜タンパク、コロナウイルスの場合はコロナと呼ばれている部分と反応することによりウイルスを死滅させるのだ。イソジンの優れている点は、これが唾液中にも混ざって口の中に残るので、しばらくは殺菌効果が続くことにある。

　ただし、前述の通り、H_2OI^+はコロナウイルスだけでなくPCR検査の試薬も破壊する。ゆえに、唾液を採取してもウイルスが殺菌されているので偽陰性になりやすいというわけだ。こうした薬剤混入による偽陰性は、他の検査でもよくあることで、例えば検便の場合はトイレの洗剤が混入すると偽陰性になることが知られている。だから検便の手順で、ウンコがトイレの水に落ちないようにして採取するように書いてあるのだ（専用の検便シートを使用する）。

　PCR検査もインフルエンザ検査も同じで、うがい薬や咽喉用スプレーなどさまざまな薬品が偽陰性の原因になるから、最もウイルスが増殖しやすくて、偽陰性になる要素が少ない鼻の穴の奥に綿棒を突っ込んで採取している。わざわざ取りにくい、苦痛のある場所から採取するのにはそういった理由があるのだ。2023年後半から主流になり始めた簡易化された唾液採取抗原検査キットは、ただでさえ唾液中の消化酵素により感度が低下することが指摘されているのに、うがい薬、歯磨き粉、タバコ…といろいろな物の混入によって検査精度が落ち、偽陰性を出しまくっている。

「ハエ殺し」を発明して消えた男と富を得た男

ハエ叩き発明の歴史に潜む珍劇

古代エジプトにあったとされるハエ叩き。だが実際にはハエも殺せないシロモノで、現在の網目状のハエ叩きが発明されたのは19世紀だ。ただ、その発明が富を生むことが分かると…。

　1905年、アメリカのカンザス州ではハエが大量発生し、伝染病が流行して深刻なパンデミック状態になっていました。当時はハエを殺せる有効な殺虫剤はまだ発明されておらず、ブンブン飛び回るハエを殺すことは困難でした。

　カンザス州保健委員会のメンバーだったDr.サミュエル・ジェイ・クランバインは、伝染病の原因を断つために「Swat that fly！」を標語にハエ撲滅キャンペーンを行います。しかし、当時あったモノといえば、「ハエ払い（Fly whisk）」という古代からの道具。これは扇子に近いもので、ハエを一時的に追い払うことはできても殺すことはできませんでした。また、丸めた新聞紙のような棍棒状や板状の物体でハエを叩こうとしても、その武器が発生させる風圧でハエが動いてしまうためうまく命中しませ

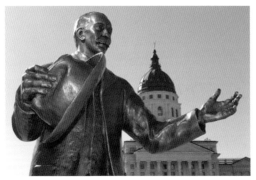

サミュエル・ジェイ・クランバイン（1862〜1954年）
アメリカ・カンザス州の医学博士で、「ハエ叩き（Flyswatter）」の名付け親となった人物。ハエ叩きを全米に広め、公衆衛生を劇的に改善させた功績により、現在もカンザス州衛生研究所の前には氏の銅像が建っている

クランバインが「ハエ叩き」を普及させる以前の1899年10月13日に、発明家のロバート・R・モントゴメリーが出願した「ハエ殺し（FLY KILLER）」の特許。その後、この特許は実業家のジョン・ベネットに売却され、ベネットはハエ叩きの特許料として300万ドルという巨額を得た

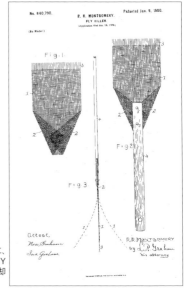

Memo: 参考文献・画像出典など
●Kansas Health Insurance　https://www.khi.org/
●Google Patents「Fly-killer.」https://patents.google.com/patent/US640790?oq=r.+r.+montgomery

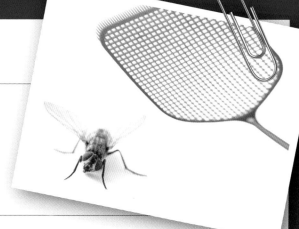

人畜の排泄物や生ゴミなどの不衛生な場所に集まり、さまざまな感染症を伝播するハエ。ブンブン飛び回るハエをなぜ人間は叩き落とせないのか？　その理由はハエの飛行能力にある。ハエの飛行能力は非常に高く、目前に危険が迫ると1/100秒で方向転換し、飛び去ることができる。人間の身体能力で捕捉することは非常に困難。我々には"武器"が必要なのだ

ん。そもそもハエの飛行能力は非常に高いのです。1/100秒で進路を変えられる旋回能力と秒速1m前後にもなる飛行速度を有し、人間の身体能力で捕捉することは非常に困難です。

　そこへ、学校の教師でボーイスカウトの指導をしていたフランク・H・ローズという人物が新たな殺虫道具を作り、州保健委員会に持ち込みました。それは、長さ1フィート（約30cm）の棒の先端に4インチ（約10cm）四方の網の板を取り付けただけのシンプルなモノだったのですが、Dr.クランバインは一目見てその道具の有用性を見抜き、「ハエ叩き（Flyswatter）」と命名したのです。
「Keep the Well Baby Well」のスローガンと共にカンザス州中に配布されたハエ叩きは、たちまちのうちに大量のハエの駆除に貢献します。そして伝染病の流行は収まり、ハエ叩きは10年足らずのうちに全米に広まりました。

　一家に1本ハエ叩きが普及したことにより、アメリカ全土でハエが効率的に駆除されまくり、公衆衛生は大幅に向上したのです。Dr.クランバインはこの功績が称えられてカンザス州衛生研究所の前に銅像が建てられ、西部劇テレビドラマ『ガンスモーク』の登場人物"ドク"ギャレン・アダムスのモデルにもなっています。

ハエ叩き特許で80億円を儲けるゼニゲバ現る

　1920年にはハエ叩きの生産数は3億本以上にもなり、アメリカの公衆衛生を劇的に改善させましたが、ここでとんでもない人物が登場します。実はハエ叩きが配布される以前に「ハエ殺し（FLY KILLER）」という道具を発明し、特許を取っていた人物がいたのです。

　それはロバート・R・モントゴメリーという人物で、彼は棒の先端に風圧を発生させない網目状の板を取り付けたものでハエを叩くと、ハエが逃げられないことを発見。「ハエ殺し」と名付け、1899年10月13日に特許出願して特許を取得していました。しかし、ハエ殺しが製品化されることはなく、モントゴメリーは1903年にその特許をジョン・ベネットという実業家の男に売却します。

　するとジョン・ベネットは、全米に広まったハエ叩きが特許侵害であるとして、生産された3億本分の特許料300万ドル、現在の金額で7,500万ドル（約80億円）の支払いを求めました。いわゆるパテ

ント・トロール（Patent troll）と呼ばれる、特許権を行使して巨額の賠償金やライセンス料を得よう
とする、典型的な特許寄生虫です。

「ハエ殺し」と「ハエ叩き」はそっくりな構造と機能を持ち、ハエを殺すという使用目的が一致してい
ました。これでは、言い訳の余地はありません。既にハエ叩きが全米に配布されていたこともあり、カ
ンザス州はジョン・ベネットにハエ叩きの特許料として300万ドルを支払いました。そして、ジョン・
ベネットが持っていた特許は公共財産であるパブリック・パテントとなり、誰でも無償・無許可で使え
るようになったのです。

　この結果、ハエ叩きというごく単純な発明が巨万の富を生むことが知れ渡り、全米のアマチュア発明
家がものすごい数の新型ハエ叩きを特許出願する事態になりました。あまりにも出願が多かったため、
国際特許分類（IPC）に「A01M 3/02:蠅叩き」というカテゴリーができてしまったほどです。「ハエ
叩き」だけで単独の分類があるというのはすごいことですが、発明品というには単純過ぎて、実際に特
許が認められたものは多くありません。

　その後、巨額の特許料を得たジョン・ベネットは一生働かずに遊んで暮らしたそうで、1966年6月
6日に享年91歳で死亡しています。

　一方、最初に「ハエ殺し」を発明したロバート・R・モントゴメリーはどうなったのかというと、無
名の発明家として無名のまま消息不明です。あまりにも無名なのでプロフィールも一切不明。彼が特許
を出願したのは「ハエ殺し」の1件のみで、他には何もありません。特許の申請書類のサインと、ジョン・
ベネットが特許を買い取った証拠として提出した書類のサイン以外は何も残っていません。本当に名前
以外に何も記録が残っていない、正体不明の人物です。

　1966年にニューヨーク・タイムズの記者が「ハエ叩き」を発明したのが誰かを調査したところ、「ハ
エ殺し」として最初に特許を出願したのがモントゴメリーであることが判明しました。しかし、その時
には既に消息不明だったようで、記者がインタビューしようと行方を探しましたが見つからず、インタ
ビューは実現しなかったそうです。

 ## ハエ取り競争が加熱していた昭和初期の日本

　伝染病予防のためにハエを殺そうというキャンペーンは、程
なくして日本にも伝わっています。1920年代には東京で「蠅
取りデー」が始まりました。蠅取りデーはハエが最も大量発生
する時期を見計らって毎年不定期に実施され、数年後には駆除
数が1億匹を超えたそうです。そのあたりのことは、当時の新
聞で報道されています（400万匹以上が退治…など）。

　ハエ取り競走が加熱していた時期には、町役場がハエの死骸
を1匹1厘（1/1000の1円）で買い取ることまでしていました。

蠅
四百万匹
搬へた蠅は實に四百三十二
區だけで一億
昨日の蠅取デーに澁谷
萬六千二百二十四匹に上つたも
ので愛宕四百三十二萬七千
百七十三匹、藥研堀四百七
千七百八十九匹、市内で一億を
かつたと。

（讀賣新聞）

Memo:　参考文献・画像出典など
●『New York Times』June 7, 1966.「JOHN L. BENNETT, BEER CAN PIONEER; Inventor Dies--Also Made a Better Fly Swatter」

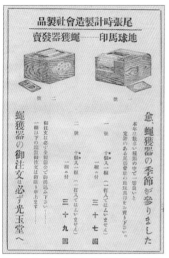

「ハイトリック一號」と「ハイトリック二號」
が並んで掲載された広告

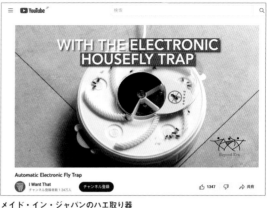

Automatic Electronic Fly Trap

メイド・イン・ジャパンのハエ取り器
1919年（大正8年）に名古屋の尾張時計から発売された、自動ハエ取り器「ハイトリック」は大ヒット。国内にとどまらず、「AUTOMATIC FLY TRAP」の商品名で海外にも輸出された。砂糖水などのエサを塗ってハエをおびき寄せ、ゼンマイの回転で暗い箱の中に移動させ閉じ込める仕組み。現在も販売されており、電動モーター駆動になっている
（I Want That「Autmatic Electronic Fly Trap」参照／YouTube）

すると、町役場にハエ7万匹が持ち込まれたことを聞きつけた2人組がそれを盗み出し、隣町の役場に売る事件が発生。ハエの死骸7万匹の売価は70円で、その金額は当時のサラリーマンの給料1か月分です。ちなみに、7万匹をどうやって数えていたのかというと、大雑把に一斗樽（約18L）いっぱいで1万匹と換算していました。つまり、2人組は樽7つ分のハエの死骸を盗んで売ったわけですが、すぐにバレて逮捕されています。

またこの当時、日本でもさまざまなハエ取り器が開発されているのですが、面白いことにアメリカのモントゴメリーと同じような人物が生まれています。その人は兵庫県の堀江松治郎という発明家で、ゼンマイ仕掛けのハエ取り器「ハイトリック」を開発し、1913年（大正2年）に特許を取得しました。そして1919年（大正8年）に、その特許は尾張時計という愛知県名古屋の時計メーカーに売却され、「ハイトリック」は製品化されて全国で販売。ついには、海外輸出まで行われるようになり、アメリカでは「AUTOMATIC FLY TRAP」という商品名で流通します。時代に合わせてゼンマイ仕掛けから電動式に改良され、特許が切れた現在でも販売されているロングセラー商品です。

その後、尾張時計はハエ取り器で儲けた資金で航空機部品の生産工場を建てるなどして発展し、現在も存続していて尾張精機という機械部品メーカーになっています。一方、最初にハエ取り器を発明した堀江松治郎さんは二束三文で特許を売ってしまったらしく、その後の消息は不明です。

皆さんも、発明や特許を他人に売る時はよく考えてから売りましょうね。

●尾張精機　https://www.owariseiki.co.jp/

知性の象徴だったのに…メガネの地位が失墜

コンタクトレンズ誕生の裏歴史

現代の日本人の裸眼視力は、8割以上が1.0未満らしい。視力を矯正する、メガネやコンタクトレンズは必需品だ。そんなコンタクトレンズが生まれることになった背景を見ていこう。

着物の時はメガネはNGと言う人がたまにいますが、江戸時代から既にメガネが存在していたのでその理屈は矛盾しています。現代の着物のドレスコードは、明治以降にイギリスのドレスコードを和洋折衷したもので、日本の伝統文化ではありません。ちなみに、喪服が黒いのもイギリスのドレスコードで、明治以前は日本では白だったのです（今も一部地域では、白装束の文化が残っている）。

かつて欧州では、メガネは知性の象徴であり、メガネをかけていると賢そうに見えるといわれ、中世ヨーロッパでは聖人の肖像に描き足されたりしたほどでした（メガネ発明以前の人物であっても）。ところが、近代になって優生学が幅を利かせるようになると結婚相手の視力が問題視されるようになり、目が悪いと結婚できない問題が発生。そのため、婚活の場でもあったパーティーなどで、メガネをかけることをタブーとする風潮が生まれたようです。そこから、パーティーなどのドレスコードにメガネ禁止が生まれて、日本に入ってきたと考えられます。フォーマルな場でのメガネ禁止論は、日本の伝統どころか大英帝国の伝統とも全く無関係な"偽マナー"に過ぎません。

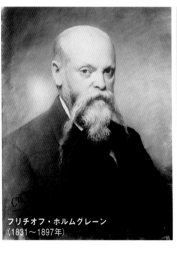

フリチオフ・ホルムグレーン
（1831〜1897年）

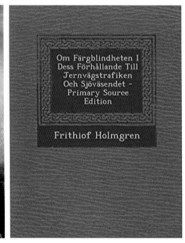

Om Färgblindheten I Dess Förhållande Till Jernvägstrafiken Och Sjöväsendet - Primary Source Edition

Frithiof Holmgren

スウェーデンの生理学者。1875年に発生した蒸気機関車の事故を調査し、その原因を死亡した機関士らが色覚異常で信号を誤認したせいだと主張。これをきっかけに、スウェーデンでは色盲を排除する動きが高まっていく。そして、事故から2年後の1877年に色盲に関する本を出版し、ヨーロッパ中にその"魔女狩り"は広がっていくことになる…

鉄道交通と海事システムとの関係における色盲について
フリチオフ・ホルムグレーン

Memo: 参考文献・画像出典など
●「〔色盲〕の歴史研究から当事者研究へ」馬場靖人
立命館言語文化研究32巻3号

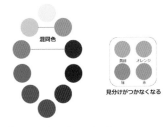

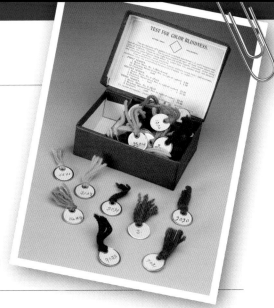

ホルムグレーン・カラーウールテスト
ホルムグレーン博士が考案した色覚異常の検査方法。
検査者が毛糸を取り出し、被験者は同じ色のものを選ぶ
という色合せテストだ。一般的に赤と緑、青と紫、深緑
と茶色…などが識別しにくい色の組み合わせといわれる

 ## 差別と偏見から生まれたコンタクトレンズ

　メガネが知性の象徴から、忌避されるモノに転落したのには理由があります。その原因となったのは、スウェーデンの生理学者であるフリチオフ・ホルムグレーン博士です。

　1875年11月15日（明治8年）の早朝、スウェーデンのウプサラ県ラゲルルンドで蒸気機関車が正面衝突して9人が死亡するという事故が起きました。事故を調査したホルムグレーン博士は、ろくに調べもせずに死亡した機関士らが色覚異常で信号を誤認したせいだ…と結論づけたのです（現在ではさまざまな理由が重なったからだといわれている）。そして鉄道会社では、鉄道員たちを検査したら266名中13名が色覚異常でした。

　その後、船舶事故でも同じようなことが起こります。事故原因をきちんと調査せず、色覚異常だったからと個人のせいにされたのです。実際に船員にミスがあったかどうかを検証するまでもなく、事故が起きたら色覚異常者のせいだったことにしておけば、偉い人は責任逃れができることが発見されたわけです。こうして信憑性の怪しい調査報告のせいで、色覚異常者の排除が欧州全体へ波及しました。死人を色覚異常者扱いして責任をなすりつけたホルムグレーン博士のヤラカシは、非常に深刻な被害を生み世界中に影響を与えることになってしまったのです。

　スウェーデンでは鉄道会社や船会社が、色覚異常のある運転手や船員を全員解雇しました。判定法は、ホルムグレーン博士が考えた色の付いた毛糸を使ったテストです。

　スウェーデン軍が1876年から色覚異常者の軍入隊を禁止すると、ドイツでも1879年に排除を始め、蒸気機関車の事故から5年と経たず欧州全土で色覚異常者が排除されるようになりました。なお、日本でも1910年（明治43年）頃から陸軍や海軍などで色覚検査を実施するようになったようです。

　当時の一般人には、視力が悪いのと色覚異常の区別がついていなくて、漠然と目が悪いとダメ…みた

ドイツ語／英語			
眼科：Augenheilkunde ／ Ophthalmology		眼科医：Augenarzt ／ Ophthalmologist	
眼科外科医：Augenchirurg ／ Ophthalmic Surgeon		色覚異常：Daltonism	

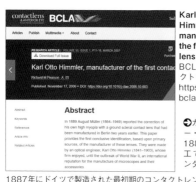

Karl Otto Himmler, manufacturer of the first contact lens
BCLA（英国コンタクトレンズ協会）
https://www.bcla.org.uk/

Abstract

In 1889 August Müller (1864–1949) reported the correction of his own high myopia with a ground scleral contact lens that had been manufactured in Berlin two years earlier. This paper provides the first conclusive identification, based upon primary sources, of the manufacturer of these lenses. They were made by an optical engineer, Karl Otto Himmler (1841–1903), whose firm enjoyed, until the outbreak of World War II, an international reputation for the manufacture of microscopes and their accessories.

➡カール・オット・ヒムラーが、1887年に旋盤加工で製造したコンタクトレンズ

1887年にドイツで製造された最初期のコンタクトレンズ。実物はミュンヘンのドイツ博物館に所蔵されている。これがコナン・ドイル先生がウィーン大学まで習いに行った時代のコンタクトレンズに最も近く、同じ方式で作られた物と思われる※

いな認識だったと思われます。しかし、それがエスカレートして、目が悪いことが人殺しの異常者みたいにいわれるようになり、明治の終わり頃から世界中で色覚異常者の魔女狩りが始まりました。

　そうなると困ったのが、ドレスを着て社交界で白馬の王子様（リアル）を捕まえようと頑張っていた良家の女性たちです。目が悪い女性は、結婚相手として避けられるようになっていきます。既婚者でも目が悪いと、子供が障碍者じゃないかと悪い噂が立つようになりました。色覚異常とは関係なしに、メガネをかけているだけで社会的に不利になったのです。

　こうしてメガネは、知性の象徴から欠陥人間の証明のようなモノに転落してしまいました。かといって、メガネで矯正しないとよく見えないし、目を細めてピントを合わせようとすると人相が悪くなります。そこで流行ったのが、現代でもよくある視力回復トレーニングです。視力が良くなる目薬なども高額で取引され、眼科医の収入は増加しましたが、まともに効く薬はありませんでした。

　困った近視の人は、必要な時だけ取り出して手で持って使うオペラグラスみたいなメガネを使うようになります。オペラグラスなら持っていても不自然じゃなかったからです。

✔️ コンタクトレンズとシャーロックホームズ

　そういった状況の中、救世主が現れます。ドイツの生理学者であり医師でもあったアドルフ・ユーゲン・フィック博士は、スットコドイツな変態技術で、目の中に入れる外から見えないメガネを開発したのです。1888年3月、眼科の医学雑誌『Archiv fur Augenheilkunde』に「Eine kontactbrille」という論文を発表しました。「kontactbrille」はドイツ語で接触メガネといった意味で、英語名はコンタクトレンズになります。これをきっかけに、欧州全土でコンタクトレンズブームが起きました。

　人間の目のレンズ（水晶体）は細胞でできており、透明なので血管がありません。酸素や栄養は、涙と空気を通して供給されています。そのため、長時間ガラスで覆ってしまうと目が痛くなるので、登場

 ※実際には1888年3月の論文発表の2年前から研究が始まっていて、研究室で世界初のコンタクトレンズが作られたのは1886年頃と推定できる。
論文発表から10か月で商品化は早いと思ったが、既に前年から生産可能になっていたようだ。

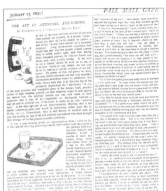 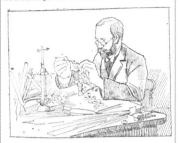

THE ART OF ARTIFICIAL EYE-MAKING

コンタクトレンズについてのイギリスの新聞記事。この新聞のイラストは、コンタクトレンズを自作しているアウグスト・ミュラーで、「artifical eye」は義眼ではなく、コンタクトレンズのことである。イギリスでは20世紀初頭まで、コンタクトレンズをartifical eyeと呼んでいたようだ
(Pall Mall Gazette London 1890年1月13日)

したばかりのコンタクトレンズは我慢しても数時間程度しか装着できませんでした。が、パーティーの間だけ乗り切ればOKと考えた婚活中の女性たちには、致命的な問題とはならなかったようです。

　1890年9月を過ぎた頃、ドイツのベルリンに滞在していた1人のイギリス人医師がコンタクトレンズを知り、眼科で儲けようと考えました。それがアーサー・コナン・ドイル先生です。

　1891年1月には、妻を連れてオーストリアの首都ウィーンへ引っ越して、眼科外科の分野では欧州最高権威と呼ばれていたウィーン大学医学部（現在のウィーン医科大学）で6か月の眼科外科実習を受け始めます。ところが、ドイル先生はドイツ語能力に難があり授業についていけず、わずか2か月で挫折してイギリス・ロンドンに帰国。そして患者の来ない眼科病院で、暇つぶしに描き始めた小説が『シャーロック・ホームズ』です。当時、コンタクトレンズを処方してくれる眼科病院が欧州に乱立して、ドイル先生もその中に入ろうとしたけど失敗してしまい、小説家になりました。

　当時のコンタクトレンズを処方する眼科医は、現代とは難易度が桁違いに高くて、患者の視力を測ったり目の形を計測したりしてレンズの屈折率とか光学系の計算を全部自分でやって、さらに小さなガラス炉でガラスを溶かして、自分でガラス旋盤を回してレンズを自作していたのです。「コンタクトレンズの処方＝コンタクトレンズの自作」であり、眼科の専門授業は、座学の勉強というよりレンズ職人の技術を学ぶ…というべきものでした。ということを踏まえれば、ドイル先生が挫折したのはドイツ語ではなく、ガラス工芸の技術だったんじゃないか…という気がしなくもありません。

　この頃から昭和中期まで、コンタクトレンズは両目1セットで庶民の給料1か月分ぐらいする高級品でした。原材料費自体は大したことないので、コンタクトレンズの眼科医がおいしい商売だったのは間違いないでしょう。現代でいえば、レーシック手術の眼科医と同じような感じ…？

　よく、アドルフ・ヒトラーが美大（ウィーン美術アカデミー）に合格していたら第二次世界大戦は起きなかったんじゃないか…というifの物語がありますが、ドイル先生がコンタクトレンズを自作できて眼科医として成功していたら、シャーロック・ホームズは生まれなかったかもしれません。

コントレンズの研究開発にまつわる人間関係　・アドルフ・ユーゲン・フィック：コンタクトレンズの論文を発表した大学の先生
・アウグスト・ミュラー：コンタクトレンズを作って売り始めた医学生
・カール・オットー・ヒムラー：アウグスト・ミュラーに依頼されてコンタクトレンズを作ったレンズ職人

入試で性格を考慮するために生み出された珍説!?

血液型性格診断の真実

「B型は自分勝手でマイペース」などと、勝手に決めつけられる血液型による性格診断。この"血液型占い"は、エリート女子校の入試担当教師が考案した配慮が発端だった…。

　A型は真面目で几帳面、B型は自己中心的、O型は楽観的、AB型は変わり者…といった具合に血液型で性格を分類するという雑な診断テスト。これをいまだにやっているのは、世界中で日本と韓国と台湾だけです。韓国では彼氏にしたくない血液型の1位はB型で、B型の男性とA型の女性のラブコメディ映画『B型の彼氏』(B형 남자친구) なんて作品まで制作されました (2005年公開)。この作中には「B型男子嫌悪症」の女性が登場したりして、ヒドいB型差別を笑いものにしています。

　さて、この血液型診断をやり始めたのは、古川竹二という東京帝国大学文科大学教育学科卒の教師。現在も血液型気質相関説を提唱した心理学者として知られていますが、心理学の専門教育を受けたこともなければ、心理学の学位も持っていません。当然、医者でもありません。研究のために調査した人数は1回目が11人、2回目が215人と、サンプル数が非常に少ないにもかかわらず、安易に結論づける始末です。理系でないゆえに、こういった基本的なところに綻びがあったように思えます。

血液型性格診断は入試面接のコミュ障配慮だった!?

　1916年 (大正5年) に現在のお茶の水女子大学の前身であり、当時最高水準の女子教育機関であった東京女子高等師範学校の入学試験の責任者になった古川先生は、筆記試験の点数に偏った入学試験に疑問を抱いていたそうです。入学試験で性格も考慮すべきと考え、科学的かつ客観的に人間の性格を判断する試験方法がないか悩みました。

　そして、独自に調査した結果を元に、B型とO型は積極的で、A型とAB型は消極的との結論にたどり着きます。積極的な性格のB型とO型はよくしゃべるので加点されやすく、消極的な性格のA型とAB型は加点要素が少なくなってしまう傾向にあるため、公平性に問題があるということで、1917年度 (大正6年) の入学試験から、血液型による入試面接の点数補正を実施しました。現代でいうなら、コミュ障の受験生に配慮したわけですが、これが現代のブラッドタイプ・ハラスメント悲劇の始まりです。

　エリート難関校で外向的な性格は面接で減点補正、内向的な性格は面接で加点補正されることが入試対策を行う教師の間に知られるようになると、心理学や医学的な知識が乏しい教師たちは、B型とO型は入試で不利で、A型とAB型は入試で有利…と単純化。そこから勘違いと偏見が暴走し、少数エリー

Memo: 参考資料・画像出典など
●お茶の水女子大学歴史資料館「卒業記念写真帖 (昭和13年3月、文科)」　https://www.lib.ocha.ac.jp/archives/index.html?grid=Top_breadlist

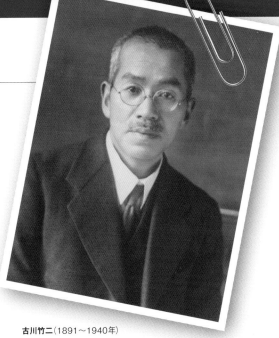

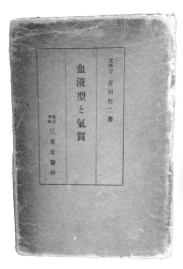

『**血液型と気質**』(三省堂)

古川竹二(1891〜1940年)
東京女子高等師範学校 (現お茶の水女子大学) などで教鞭を執って
いた。1932年 (昭和7年) に出版された『血液型と気質』が、血
液型性格診断の元祖となった

トを選抜する難関入試で、B型の評価が不当に低くなり、B型ダメ人間説…まで飛躍してしまったのです。

　元々、入試面接の点数補正の基準に過ぎなかった血液型性格診断は独り歩きしてしまい、発案者であ
る古川先生は1927年に設立された日本心理学会に頼まれて、『心理学研究』第二巻に「血液型による気
質の研究」を発表しました。論文が掲載された『心理学研究』は、日本心理学会設立の前年である
1926年に創刊されたばかりの雑誌です。新興学会発行のため、当時は会費さえ払えば誰でも論文を掲
載できたといわれています。そこに、著名な研究者の論文が発表されたことで認知度が上がり、現在ま
で存続する日本最古の心理学の団体に成長したのでした。

　話を戻します。難関校の入学試験で血液型によって点数が補正されることが知られるようになると、
他の試験でも血液型による点数補正が実施されるようになりました。そして最初は積極的＆消極的とい
う2種類だった分類は、無意味な細分化が進みます。が、膨大な統計データが集まって専門家による統
計解析が行われた結果、血液型と性格は全く関係がないことが判明。こうして1933年 (昭和8年) に
医学会が否定声明を出したことで、血液型による点数補正は実施されなくなりました。血液型性格診断
は、最初の実施から16年、論文が発表され追試が行われてから6年で完全に否定された、1人の文系教
師が考えた珍説だったことが明らかになったのです。

● 『性格心理学研究』3巻「古川竹二の血液型気質相関説の成立を巡って:大正末期〜昭和初期におけるある気質論の成立背景」
https://www.jstage.jst.go.jp/article/jjpjspp/3/1/3_KJ00001287020/_article/-char/ja/

次のA組とP組とを讀み大體自分が屬して居ると思ふ組に○をつけよ。それにも○をつけよ。而して反對の組の方に特に自分にあたって居ると思ふ事項があったら、それにも○をつけよ。と云ふインストラクションを與へて自己の氣質に對する內省的主觀的の批制を求めた。

間を作りて各人に配布し答へを求めたのである。

A組
一、物事ニ苦ニシナイ方
一、事ヲ決スル時躊躇シナイ方
一、恥カシガリヤデナイ方
一、人ノ前ニ出ルノヲ苦ニシナイ方
一、引込思案デナイ方
一、進ンデ人ト交ル方
一、自動的ノ方
一、他人ノ意見ニ動カサレナイ方
一、自分ノ主張ヲ枉ゲナイ方

P組
一、心配性ノ方
一、事ヲ決スル時遲ノ方
一、恥カシガリヤノ方
一、人ノ前ニ出ルノヲ苦ニスル方
一、引込思案ノ方
一、進ンデ人ト交ラナイ方
一、他動的ノ方
一、他人ノ意見ニ動カサルゝ方
一、自分ノ主張ヲ枉ゲル方

次に同級生の姓名をしるしたる今一枚の紙に對しては A組即ち大體に於て消極的と思はれる人には「消」と書き、ると思ふ人の姓名の上には「積」と書き、P組即ち大體に於て積極的であると思ふ人には「消」と書け、と

	型
I型	きかぬ氣の人／冷靜な人／精力的な人／強い人
II型	おとなしい人／心配性の人／不平家／引込思案の人
III型	よく氣のつく人／世話好きな人／陽氣な人／默って居られぬ人
IV型	II型的で血型的分子を有する人。

IV型者は吾人の血族中に存在しなかったので氣質につきても知る由が無かった。

氣質の基調	
積極的 運取的	I型（O型）
消極的 保守的	II型（A型）
積極的 運取的	III型（B型）
	IV型（AB型）

気質の研究は種々考へられて居るけれども未だ確定的方法がないやうに思ふ。それで吾人は吾人の血族者十一名につき實驗した結果血液型と氣質の基礎と考へらるゝものとの間に次の如き關係あることを知った。

六、吾人の行へる氣質研究の方法

の考案した方法に依つて之を行ふ。最初吾人の血族者十一名につき實驗した結果血液型と氣質の基礎と考らるゝものとの間に次の如き關係あることを知った。

日本初の血液型性格分類。OをI、AをII、BをIII、ABをIVと表記している。11人を調査した結果、サンプルにAB型がいなかったためにA型と同じにされた

東京女子高等師範学校の生徒215人が参加した心理テスト。「他人ノ意見ニ動カサレナイ方」「心配性ノ方」「他動的ノ方」…といった選択肢が用意された。この結果が、現代まで続く血液型性格分類の元となったようだ

✓ 「日本軍やナチスが血液型性格診断を利用した」はデマ

　日本軍が血液型で部隊編成したなんて説もありますが、これは誇張されたデマです。1934年（昭和9年）に1度だけ陸軍歯科軍医の井上日英が主導して、失敗しても影響なさそうな第16師団隷下の輜重兵第16大隊で実験を行いました。

O型：勇敢な集団　B型：堅実な集団　A型とAB型：中庸的な集団

　このように編成されましたが、効果なしと否定されてしまい、それ以来実施されていません。ゆえに、第二次世界大戦当時に血液型別に編成された部隊は存在しないのです。
　また、一部にはナチスが血液型で人種差別していたとする言説もありますが、彼らが主張していたの

Memo：
● 「古川竹二：血液型気質相関説の光と影」 https://www.jstage.jst.go.jp/article/amjspp/17/0/17_18/_pdf/-char/ja
● 1926年『軍医団雑誌』157号「人血球凝集反応ニ就テ」平野林　矢島登美太
● 1927年『心理学研究』第二巻「血液型による気質の研究」古川竹二　https://www.jstage.jst.go.jp/article/jjpsy1926/2/4/2_4_612/_article/-char/ja/

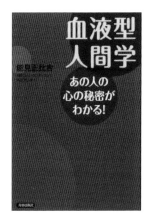

血液型人間学（青春出版社）
能見正比古／NPOヒューマンサイエンスABOセンター
姉と姉の通う東京女子高等師範学校の教師であった古川竹二の著作の影響を受け、血液型の研究に勤しんだ『血液型人間学』をはじめ多数の血液型に関する本を出版し、テレビでも精力的に活動した

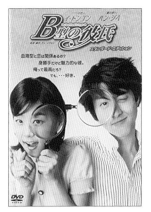

B型の彼氏（角川映画）
出演：イ・ドンゴン、ハン・ジヘ
A型の女性が、マイペースなB型男性に振り回されながら恋に落ちていくラブストーリー。韓国では血液型性格診断がブームの最中ということもあり、150万人を動員した。日本では2006年に公開された

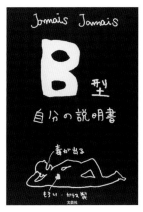

B型自分の説明書（文芸社）
Jamais Jamais
2007年にB型の説明書からスタート。あるあるネタを詰め込んだ自己分析本で、血液型別に出版されている。文庫本や続編もリリースされ、シリーズ累計620万部を突破。いまだに日本人は血液型診断が好きなようだ…

は血液型（Blutgruppe）ではなく、血の純度（Blutreinheit）で、この2つは全く異なる考え方です。血の純度（Blutreinheit）は血液型が発見される何百年も前からある概念で、ナチス政権下で混血は恥ずかしい血液（Blutschande）として差別していました。ナチス親衛隊が腕に血液型の入れ墨をしていたのは、あくまで医学的な理由（輸血）のためといわれており、人種差別や血液型差別のためではありません。なのですが、血（Blut）の型（gruppe）ということで、日本人が勝手に人種と血液型を混同しているだけです。

　日本で流布されている血液型による人種別の違いは、1931年（昭和6年）に『心理学研究』第六巻に発表しました。「血液型と精神現象との關係竝にその應用方面の研究」の中で唱えられた珍説で、欧米もナチスもそんな説は提唱していません。

血液型性格診断が引き起こした医療事故

　血液型性格診断は日本のアカデミックな場から退場し、東京女子高等師範学校も、その後のお茶の水女子大学も、入試で血液型による加点減点を廃止したのですが、血液型性格診断は消えませんでした。どうしてなんでしょう？　実は血液型別受験対策が行われ続けた結果として、合格者の大半が血液型での合否判定（の有利さ）を信じたまま、その考え方が引き継がれてしまったようなのです。

●1927年『軍医団雑誌』169号「血液種屬ト兵卒ノ個性ニ就テ」中村慶藏
●1932年『犯罪學雜誌』「海軍兵學校生徒の血液型と諸觀察」岩波浩

49

この学校の卒業生の大半は学校の教師になります。それもエリート女教師です。つまり、血液型性格診断で一流大学に合格したエリートが学校教育をはじめとする多くの場で、血液型性格診断を現代まで継承し続けることになってしまいました。そして、1970年代に東京女子高等師範学校卒の姉の影響を強く受けた能見正比古が、『血液型人間学』などの著作によって血液型性格診断を再び広めます。彼が主張している血液型による長所と短所の話は、かつての血液型別受験対策そのままです。

こうして1度消えた血液型性格診断は、カール・マルクスの名言「歴史は繰り返す。1度目は悲劇として、2度目は喜劇として」の典型例として蘇りました。日本で戦前の悪習が保存され続けた場所こそ、閉じた社会である学校の中だったのです。

血液型への偏見は悲惨な事故も起こしています。1990年に丹羽兵助衆議院議員が刺されて緊急輸血が必要になった時に、秘書が実際とは異なる血液型を主張したために、その血液が輸血されました。事故調査の結果では、死因は輸血事故ではなく失血死だとされたのですが、これは血液型が票に影響すると考えた政治家が、自分の血液型を詐称していたために起きた悲劇です。この事件以降、病院では患者（側）の自己申告は一切信用せず、必ず検査して確認するルールが徹底されることになりました。

戦前から現代まで、世界の科学・医学界は一貫して血液型性格分類を否定しています。血液型性格分類の正体は、名門女子大の入試責任者になった教師が考えた入試の点数補正理論が発端で、後に暴走して宗教化したものです。名門女子大の入試で使われなかったら、トンデモ理論として消えているはずでした。日本（とその旧植民地）以外で信じられていないのは当然です。

古川 竹二が発表した論文	
1919年	『幼兒の教育』「孔子の教育（新年附録）」
1920年	『心理研究』第十八巻「智能試験と學業成績」 https://www.jstage.jst.go.jp/article/jjpsy1912/18/103/18_103_1/_article/-char/ja
1924年	『幼兒の教育』「メンタルテストに就て」 「メンタルテストに就て（承前）」
1927年	『心理学研究』第二巻「血液型による氣質の研究」 https://www.jstage.jst.go.jp/article/jjpsy1926/2/4/2_4_612/_article/-char/ja
1929年	『幼兒の教育』「血液型の話」
1936年	『幼兒の教育』「氣質に關する一二の問題」
1931年	『民族衛生』「血液型と精神現象」 『心理学研究』第六巻 「血液型と精神現象との關係竝にその應用方面の研究」 https://www.jstage.jst.go.jp/article/jjpsy1926/6/1/6_1_1/_article/-char/ja
1939年3月	『幼兒の教育』「精神の發達には遅速あり」

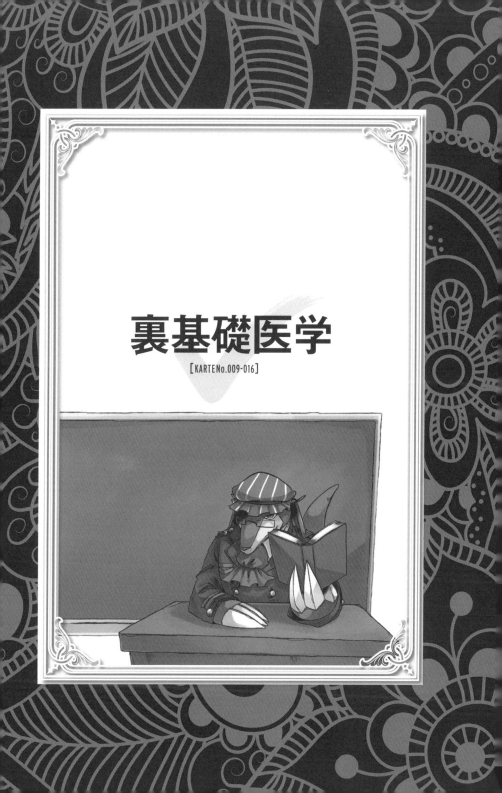

裏基礎医学

[KARTE No.009-016]

地球温暖化時代を生き残るチート級の能力

日本人の熱中症耐性

**地球温暖化にともない、夏になると過酷な暑さで倒れたり死亡する人が世界中で続出している。
しかし、日本人は他の人種と比べて異常なほどの熱中症耐性が備わっているのだ。**

　熱中症の耐性というのは国によって差があるのをご存じでしょうか？　日本人は特に高い耐性を持っており、逆に地中海性気候の地域で育った人間は低い傾向にあります。これには、熱中症の耐性が幼少期に体験した気候に依存すること、そして日本人は狭い日本列島の環境で交配されてきたために熱中症に弱い遺伝子が淘汰され、強い遺伝子が生き残ってきたこと。この2つの可能性が考えられます。

　さらに、日本は湿度が高いために汗をかいても蒸発する速度が遅いので、暑くなって汗をかいても、放熱効果が頭打ちになります。かき過ぎた汗は水分と塩分やミネラルの損失でしかないので、日本の環境に適応すると汗が少なめになるようです。

　汗の量は「能動汗腺」の数に依存していますが、人種によって180万〜400万個もの差があることが知られています。

ロシア人：180万個　日本人：230万個　タイ人：242万個　フィリピン人：280万個

　日本人の能動汗腺はアジア人の中でも少なめで、ムダな汗を出さないように最適化されていることが分かります。ちなみに、この体質のおかげで得られた副産物が、体臭の少なさ。日本人が欧米人に比べて体臭が少ないのは、能動汗腺が少ないからなんです。

　一方、黒人やアラブ人の能動汗腺は400万個近くもあって、よく汗をかきます。極度に乾燥した地域で暮らす砂漠の民は汗をかくほど放熱できるため、汗っかきなのです。この体質の人が日本に来ると、汗をかいても放熱できないため、熱中症になってしまいます。砂漠の民が来日して、「砂漠よりも暑い…」と言うのは、このためかもしれません。

　また、体温の日内変動は欧米人よりも日本人の方が最高温度が0.1〜0.3℃ぐらい低い傾向にあります。欧米人は日中の最高体温が37℃を超えることが普通で、欧米の医学書では正常な体温の範囲を36.5〜37.5℃としていますが、日本では36.6〜37.2℃です（わきの下に体温計を入れる測り方の場合）。つまり、日本人は熱生産が少ない上、熱帯でも最小の水分摂取で生きることができる、地球温暖化時代に適応した民族だった…といえるのです。

Memo:　参考資料・画像出典など
　　●厚生労働省「熱中症による死亡数 人口動態統計（確定数）より」https://www.mhlw.go.jp/toukei/saikin/hw/jinkou/tokusyu/necchusho18
　　●Wikimedia Commons

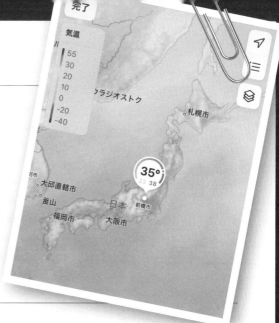

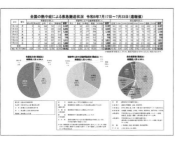

総務省消防庁「全国の熱中症による救急搬送」
2023年7月に発表されたデータによると、7月17
〜23日に熱中症で搬送された患者は9,190名。死
亡者は10人だが、半数以上は軽症で済んでいる

熱中症に強い日本人が招いた戦時中の不幸

　昔の人はよく「水を飲むとバテるぞ」と言ったものですが、元々は大陸で戦争をしている時に、飲料水が十分に確保できなかったことへの苦肉の策として、戦闘を継続できるように厳しく水分摂取を管理したことに由来します※。小中学校で軍事教練が行われていた戦前は、体育教師は当然のごとく生徒に「運動中は水を飲むな」と言い、それが戦後も長く残り続けます。しかし幸か不幸か、日本人は元来チート級の熱中症耐性を持っていたために、水分補給を制限されても、なんとか乗り切れてしまっていたのです。

　そして、そんな自分たちの異常なまでの熱中症耐性を基準としていた日本人は、第二次世界大戦で「バターン死の行進」という悲劇を招くことに。日本軍はちょっと頑張れば1日14kmぐらい歩けると思っていたので、熱帯のマニラでアメリカ人の捕虜を長距離歩かせたら、死屍累々になってしまったのです。日本人は「軍の常識の違い」と主張しましたが、規律や精神力の問題ではなく人種民族による熱中症耐性の違いでした。亡くなったアメリカ軍捕虜の多くはニューメキシコ州の出身で、雨が少なく乾燥している亜乾燥気候・乾燥気候・高山気候の地域で生まれ育った人たちでした。高温多湿の熱帯性気候のフィリピンの気候には不慣れなアメリカ人の中でも、特に熱中症耐性が低い人たちが耐えきれずに亡くなってしまったわけです。

暑さに弱いのは今も昔もフランス人

　日本人とは逆に、熱中症に弱い民族がフランス人です。フランスでは2003年の熱波でたくさんの死者を出していて、その数なんと14,800人以上。人口比でいえば、日本の60倍にあたります。その後、

※陸軍はまだマシな方で、海軍は船に積まれている飲料水が限られているため、必然的により厳しい節水を強いられた。

| 年齢(5歳階級)別にみた熱中症による死亡数の年次推移(1995～2018年) | | | | | | | | | | 出典:「人口動態統計」 |
年齢	2018年	2017年	2016年	2015年	2014年	2013年	2012年	2011年	2010年	2005年	2000年
総数	1581	635	621	970	529	1077	727	948	1731	328	207
0歳	1	1	1	—	—	—	—	1	2	3	2
1	1	3	—	—	—	2	—	1	—	1	—
2	—	—	—	—	—	1	—	—	—	—	2
3	—	1	—	—	—	—	—	1	—	—	—
4	—	—	—	—	—	—	—	1	—	1	—
0～4	2	5	1	—	1	3	—	4	2	5	4
5～9	1	1	—	—	—	—	—	—	—	1	—
10～14	—	—	2	1	—	1	—	—	—	—	2
15～19	—	2	—	1	—	3	5	6	3	2	2
20～24	1	3	3	1	3	—	—	2	7	1	2
25～29	7	1	4	1	2	4	2	5	7	4	6
30～34	2	3	8	7	4	8	7	6	12	9	6
35～39	11	4	8	10	7	9	3	10	20	13	10
40～44	19	11	11	17	13	23	12	16	29	8	7
45～49	42	14	12	17	12	30	15	22	42	8	12
50～54	45	28	22	22	11	39	42	38	50	20	21
55～59	77	28	25	42	22	45	26	45	68	28	16
60～64	83	39	34	65	27	72	37	76	118	20	14
65～69	150	59	50	81	45	81	52	68	141	21	10
70～74	175	59	53	82	53	114	75	87	155	31	16
75～79	208	80	63	144	72	156	102	146	267	31	20
80～84	278	102	106	189	99	189	134	176	321	43	25
85～89	283	110	112	171	83	174	110	124	274	43	19
90～94	150	65	76	81	58	83	71	79	149	24	9
95～99	37	15	28	29	12	29	31	29	57	14	5
100歳以上	7	6	4	6	6	7	3	8	8	1	—
不詳	3	—	—	1	1	4	—	1	1	—	1
65歳以上（再掲）	1288	496	492	783	428	833	578	717	1372	208	104
割合(%)	81.5	78.1	79.2	80.7	80.9	77.3	79.5	75.6	79.3	63.4	50.2

熱中症によって死亡した人口を年齢別に表したデータ。40歳以上のゾーンから増え始め、65歳を超えるとガツンと増加していることが分かる。

大規模な対策が取られたものの、熱波が発生する度に年間千人以上が亡くなっているのです。

　フランス人が熱中症に弱いのは、快適な暮らしに慣れた現代だから…ということではありません。200年以上前のナポレオン戦争でも、多くのフランス軍兵士が行軍中に熱中症で多数死亡しました。戦場が西欧諸国だった時は無敵のフランス軍も、エジプトやロシアに進軍すると熱中症で甚大な損害を出しています。ロシアといえば寒い国というイメージですが、ナポレオンが侵攻を始めた6～8月は、ロシア人も熱中症で倒れるほどの猛暑。ナポレオン軍が熱中症で大損害を被ったスモレンクス辺りの6～7月の日の出時刻は4時過ぎぐらいで、日没は21時過ぎ。17時間も夏の昼間が続きます。12～14時頃が最も暑く、当時の記録によると37.5℃にもなっていたそうです。

　シャルル・ジョセフ・ミナードという学者が、ナポレオンのロシア遠征（1812年ロシア戦役）でフランス軍の損害と気温の関係を調べた研究があるのですが、6月後半から8月にかけての暑さで、42万人のうち10万人規模の死者を出していたとのこと。赤痢によって下痢で体内の水分を失っている場合、熱中症との合併症になると確実に死に至ります。こうなると死因が赤痢なのか熱中症なのかよく分かりませんが、分かっているのは気温が高い夏場に死者が増え、涼しくなると急速に死者が減っていったということです。また、トラホーム（伝染性の結膜炎）によって失明する兵士が続出するなど、何重にも

Memo:

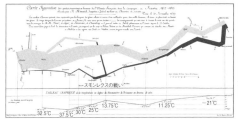

ナポレオンのロシア侵攻の兵と気温
1812～1813年のロシア遠征における、フランス軍兵士の連続した損失を表した「サンキー・ダイアグラム図」。1869年にシャルル・ジョセフ・ミナードによって作成された（気温がレオミュール度表記で分かりにくいので摂氏で記載）。兵士の数は1万人ごとに1mmの割合で色付きのゾーンの幅で表されており、左から右へ時間と移動距離が流れている。薄い色はロシアに進軍した兵士の数で、黒色は撤退した帰りの兵士の数

病気が蔓延したことで、ナポレオン軍は夏場に大損害を出しました。

　ロシアには「ポルドーニッァ」と呼ばれる、鎌を持った熱中症を擬人化した妖怪（精霊）がいます。高緯度のロシアの夏は日照時間が長く、現地のロシア人ですら夏場は熱中症で倒れるぐらいで、「ポルドーニッァに首を狩られるから」と正午は外に出ません。ロシア語ではポルドーニッァは妖怪の名前であると同時に、正午という意味もあり、昼はどんなに忙しくても畑作業を休むようにという伝承になっているのです。ポルドーニッァの存在を知らなかったフランス軍の兵士は、日中も休まずに歩き続け、ポルドーニッァに首を狩られてしまったのです…。フランス軍が大打撃を負った時期、ロシア軍はさすが地元民だけあって、大規模な熱中症患者は出していないようです。ナポレオン軍は熱中症で既にボロボロで、シベリア気団による厳しい寒さ（＝冬将軍）が来た時には15万人以下にまで減っていたので、冬将軍はトドメを刺しに来ただけかもしれません。

　つまり、ナポレオンはロシアの冬将軍の前に、夏将軍によって大損害を被っていたのです。もしもフランス人が日本人のように熱中症に耐性を持っていたら、歴史は変わっていた…かもしれません。フランス軍はベトナムとのインドシナ戦争（1945～1954年）でも熱中症患者を大量に出していますし、フランス人は基本的に熱帯での活動は苦手なようです。フランス人と国際結婚される方は、パートナーの熱中症耐性が自分と同じレベルだと思わないようにご注意下さい。

老人になると日本人でも熱中症に弱くなる

　精神論の話ではなく肉体的な特性によって、日本人は過酷な夏でも最小のインフラと装備で活動できるので、地球温暖化時代においては他民族よりも優位に立てる可能性が高いといえます。しかし、近年は日本でも熱中症による死者が増えつつあり、その理由は高齢化です。厚生労働省の統計によると、日本人の熱中症による死者は高齢者に偏っています。65歳以上が常に80％前後で、年齢を40歳以上にまで下げると全体の98％に。若い世代はめったに熱中症で死なないということです。

　かつて徴兵された普通の兵隊は40歳以下なので、熱中症による死者が少なかったのもこのデータから納得できるでしょう。そして、40歳を過ぎたら熱中症に気を付けて下さい。若い頃は大丈夫だったからといって過信すると、熱中症で死にますヨ。

フラれて胸が苦しくなるのは心臓の病気だった!?

「たこつぼ心筋症」の発見

心の病に分類されそうな失恋による胸の痛みだが、心臓病かもしれない。その原因を発見したのは日本人医師。世界中の医学界にタコ壺旋風を巻き起こし、多くの命を救うことになった。

「失恋すると胸が苦しくなる」という現象は、れっきとした心臓病の一種です。日本語の正式な病名は「たこつぼ心筋症」。英語では「Takotsubo Cardiomyopathy」といって、外国でも正式名称として通用します。最近は世界的に認知されるようになってきていて、英語名で画像検索してみると、日本のタコ壺の絵や、写真入りでTakotsuboが何なのかを説明する海外のサイトが見つかるでしょう。

「たこつぼ心筋症」を発見したのは日本人医師で、1990～1991年のことです。心因性・身体性ストレスが原因の心疾患には、心臓の血管に血栓などは無いから血栓を溶かす薬は効きません。普通の治療法だとうまくいかないようなストレスが原因の急性心筋梗塞に対応するために、広島市民病院に勤務していた佐藤光医師が報告して新しい病名を付けたのが始まりです。たこつぼ心筋症だと適切に診断できれば患者を救えることから、世界的に広まっていきました。

その後、海外で急速に診断が増えるにつれて、ストレスの原因に「失恋」「愛する人の死」「結婚の破綻」などの恋愛がらみが27%前後もあることが統計データとして上がってきたのです。それまで、海外では失恋のショックで死ぬ病気に対して、失恋症候群と訳される「ブロークン・ハート・シンドローム

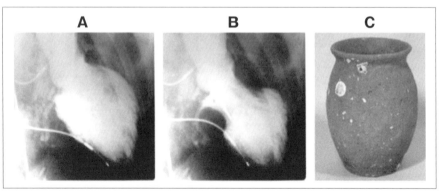

A **B** **C**

「たこつぼ心筋症」とは心筋障害の一種。心臓の壁運動異常により、左室収縮時にタコ壺のような特徴的な形態になることから名付けられた。この画像はとある論文からの引用。Aが拡張末期、Bが収縮末期の心臓の状態だ。Cはタコ壺で、「タコを捕まえるために丸い底と細い首を持ち、日本で古くから使用されてきました」と説明されている

Memo: 参考資料・画像出典など
●Circulation 「Takotsubo Cardiomyopathy A New Form of Acute, Reversible Heart Failure」
https://www.ahajournals.org/doi/full/10.1161/circulationaha.108.767012

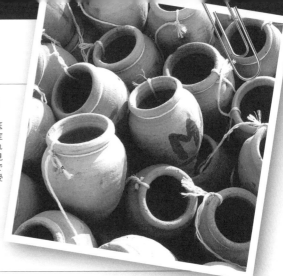

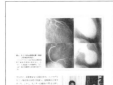

循環器専門医 第27巻「たこつぼ心筋症」
日本循環器学会専門医誌に、たこつぼ心筋症発見の経緯が説明されている。著者は、発見当時に広島市民病院で佐藤光先生に指導を受けていた医師

(Broken Heart Syndrome)」という病名がありました。失恋するとハートが砕けるマンガ表現の元ネタです。しかし、2000年頃からたこつぼ心筋症が知られるようになると、「Broken Heart Syndrome」で検索しても、タコ壺が混ざってくるようになったのです。

　病名が変わったのは、ブロークン・ハート・シンドロームの良い治療ガイドラインが無かったという事情もあります。一方、佐藤光先生が作成したたこつぼ心筋症の治療ガイドラインは優れていて、たこつぼ心筋症と診断された患者の助かる確率が高かったのです。こうしてたこつぼ心筋症は、失恋で胸が苦しくなる病気として、海外でも広く認知されるようになっていきました。

失恋が原因で心臓が止まった場合の死亡診断

　ゆえに、現代では失恋のショックで心臓が止まって死ぬと、死亡診断書の死因に「たこつぼ心筋症」と書かれることになります。死亡診断書の死因は「ア」「イ」「ウ」「エ」の4段階で書くのがルールで、アに直接の死因、イにはアの原因、ウにはイの原因、エにはウの原因、とさかのぼって記入していきます。

　殺人事件などで死んだ場合は「ア：出血死」「イ：刺殺」「ウ：殺人事件」と並ぶわけです。失恋のショックで心臓が止まって死んだ場合は、「ア：急性心筋梗塞」「イ：たこつぼ心筋症」「ウ：ストレス」「エ：失恋」となります。

　改めて説明すると以下の流れです。
ア　死んだ原因：急に心臓が止まったから
イ　なぜ心臓が止まった：たこつぼ心筋症という病気のせい
ウ　なぜたこつぼ心筋症になった：ストレスが原因
エ　ストレスの原因は：失恋

●AHA「The 2006 American Heart Association Classification of Cardiomyopathies Is the Gold Standard」
https://www.ahajournals.org/doi/full/10.1161/circheartfailure.108.770826
●一般社団法人 日本循環器学会「循環器専門医」第27巻（2018年8月）　https://www.jstage.jst.go.jp/article/jjcsc/27/0/27_128/_pdf

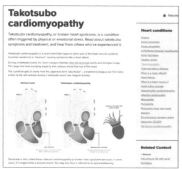

Heart Foundation
https://www.heartfoundation.org.nz/
ニュージーランドの心臓財団のサイト。たこつぼ心筋症を解説ページには、タコ壺の絵とともに原因が説明されている。「愛する人の死」と「結婚の破綻」とある

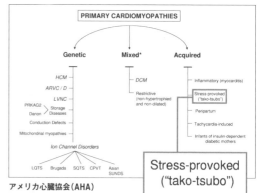

Stress-provoked
("tako-tsubo")

アメリカ心臓協会（AHA）
https://www.ahajournals.org/
アメリカの患者支援団体のサイト。心筋症の定義と分類のページにも「"tako-tsubo"」と記載されている。タコ壺が世界的に認知されていることが分かる

　死亡診断書は国が保管して、死亡原因の統計データに上がってきます。失恋のショックで死ぬと国の大雑把な統計データ上は、死因第2位の心疾患に含まれ、統計上は病死扱いです。日本の死亡診断書に書ける死因の1番目は、役所が作った死因分類表に載っているものしか使えません。そのため、たこつぼ心筋症は「急性心筋梗塞」に含まれます。失恋は死因の原因なので、死亡診断書に書かれていても統計上には出てきません。そもそも役所が細かい分類まで細分化した統計データを公表していないので、失恋で死んだ人の人数は国にデータが上がっているはずなのに、統計データを国民が知ることができないのです。

　例えば、鬱病で自殺した人はアの直接死因に縊死（首吊り）と書かれ、鬱病はイで直接死因の理由になります。鬱病で精神科にかかっていて鬱の原因が明確な場合はウに書かれる場合がありますが、特に把握できていない場合は備考にあたる「その他特に付言すべきことがら」に推測として、「会社が倒産して経済的な問題を理由に自殺したと考える」などと書かれる場合があります。医師から見てよく分からなければ何も書かれません。

　「死因の種類」で、「9. 自殺」に丸が付けられるので自殺となります。備考は集計されないので、失恋が原因で自殺した人も統計に上がってきません。日本は役所の手抜きにより、失恋のショックで死んだ人数は統計上どこにも出てきません。

 世界中でタコ壺旋風が巻き起こる！

　21世紀になるまで、失恋で心筋梗塞が起きる作用機序や患者に対する適切な治療法が確立されていなかったため、実際に発症した患者の20％ぐらいが入院後に死亡していました。そんな欧米医学界に、

Memo:　●厚生労働省「死亡診断書記入マニュアル」　https://www.mhlw.go.jp/toukei/manual/dl/manual_h30.pdf
　　　　●PubMed「Takotsubo cardiomyopathy or transient left ventricular apical ballooning syndrome: A systematic review」
　　　　https://www.ncbi.nlm.nih.gov/pubmed/17651841?dopt=Abstract

　たこつぼ心筋症の診断方法と治療のガイドラインが入ってくると、急速に失恋で死ぬはずだった人の救命が可能になります。失恋で死ぬ原因が心臓がタコ壺のような形になるたこつぼ心筋症だと認知されるようになり、心疾患を扱う循環器専門医の間での知名度が急激に上がりました。

　2024年3月時点で、「たこつぼ心筋症」に関する医学論文を検索すると6,240件も該当があります。それほど世界で認知されているということです。ちなみに、失恋以外にも急激なストレスで起きることから、アボカドとワサビを間違えて食べたショックで発症した症例報告も上がっています。

　佐藤光先生の研究により、世界中で心臓病になった人が助かる確率が上昇しました。これは素晴らしい功績であることは間違いありません。しかし、海外の医師がタコ壺が何なのか悩むことになり、教科書から論文までタコ付きでタコ壺の絵や写真が載るようになりました。世界の医学界で、日本のタコ漁に使われる捕獲道具であるタコ壺の認知度が急上昇する事態も起こしているのです。欧米諸国で命名された病名は、発見者の人名由来であることが多く、「なんでサトウ・シンドロームにしなかったんだ？」と、日本人の謎の命名基準に世界の医師が頭を抱えています。日本の医師は過去にも脳梗塞の病気に「モヤモヤ病」なんて名付けてしまった"前科"もあり、世界中の医師がモヤモヤという謎の言葉に頭をモヤモヤさせました…。

　最近は心臓がタコ壺の形にならないけど、ストレスが原因のたこつぼ心筋症の診断に該当する症例報告も上がってきているため、「たこつぼ症候群（Takotsubo Syndrom）」という病名へシフトを始めています。さらに、心因性・身体性ストレスが原因なものに対して「たこつぼ型」なんて表現する医師まで現れている模様。このままだと海外の医学界で、「たこつぼ＝ストレスが原因」みたいな意味で定着しそうな勢いです。

　佐藤光先生が巻き起こしたタコ壺旋風のおかげて、失恋をはじめとする急激なストレスが原因のショックで死ぬ人は減少しています。医学の進歩は、失恋から立ち直る機会を人々に与えてくれたのです。「タコ壺」は、心臓を扱う循環器医師の間で世界的に有名になりました。失恋するとハートが砕けるマンガ表現は世界的に有名ですが、今後はハートがタコ壺になるマンガ表現がグローバルスタンダードになるかもしれません。誰かマンガやアニメで使っていただけませんか？

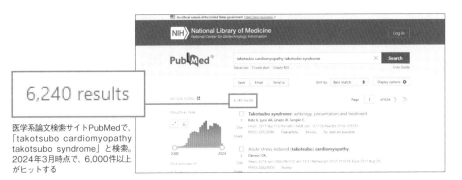

6,240 results

医学系論文検索サイトPubMedで、「takotsubo cardiomyopathy takotsubo syndrome」と検索。2024年3月時点で、6,000件以上がヒットする

●7NEWS「Woman mistakes wasabi for avocado, develops broken heart syndrome」 https://7news.com.au/
アボガドとワサビを間違えて食べたら、たこつぼ心筋症を発症したというケースも報告されている。
胸の圧迫感を感じ、検査したところ心臓の形が蛸壺状になっていたという

和魂洋才でまずは国語をマスターしよう

日本語はAmazing！

英語を話せるに越したことはないが、日本で生きている限りより重視すべきは国語である日本語だ。日本語は医学の観点からも優れた言語といえるのだ。その理由を解説しよう。

日本の医学用語は、世界で最も一般人に伝わりやすいといえます。日本語で「胃炎」と言われたら、大半の日本人はなんとなく「胃が悪いんだな」と分かるでしょう。でも英語で「Gastritis」と言われて、体のどこが悪いのか分かるアメリカ人やイギリス人はほとんどいません。なぜ理解できないのかというと、医師は胃を「gastro」と言い、一般人は「stomach」と言うから。つまり、欧米言語の医学用語は、ギリシャ語由来のラテン語を元にしているんです。

gastroは、ラテン語のガステル（gaster）に由来しています。アメリカ人にとってのラテン語は、日本人でいうところの古文と同じ。アメリカ人がアメリカの医大で勉強する時には、英語の古文であるラテン語由来の医学英語を勉強する必要があり、たとえ英語ネイティブであっても楽ではありません。その点、現代語だけで医師と患者の間で話が通じる日本語は、極めて優れているといえます。

さらに、英語で腹痛は胃（stomach）＋痛む（ache）で「stomachache」と呼びますが、欧米で臓器名を認識している一般人は少なく、胃が痛い時は上の方の胃で「upper stomachache」、腸の辺りが痛い時は下腹部が痛い「lower abdominal pain」や、胃の下が痛い「lower stomach pain」などと表現しているのです。一般人は腸（intestine）や腸炎（eritis）という単語も知らないので、腸炎の説明に苦労すると聞きます。また、日本人は当たり前のように自分の血液型を知っているので、日常会話で血液型の話が可能ですが、外国で血液型を聞くと人種や民族や生まれなどの血統の話と誤解されることも少なくありません。

とはいえ、ラテン語に起源を持つ言葉を話す欧米人はまだましな方で、アフリカ・アジア・中東の国では、もっとハードルが上がります。自分たちの言語に翻訳できる言葉や概念が無いために、患者に的確に説明できないのです。中国は日本語に似た漢字表記をしているので、日本に近い感じで通じますが、起源をたどると日本語から中国語に輸入された外来語であることが多いようです。

和魂漢才でモドキにならなかった日本人

では、どうして日本では一般用語と医学用語の間に乖離が生じなかったのでしょうか。それは平安時代中期に成立したとされる、「和魂漢才」という概念を用いていたためです。和魂漢才とは、日本固有

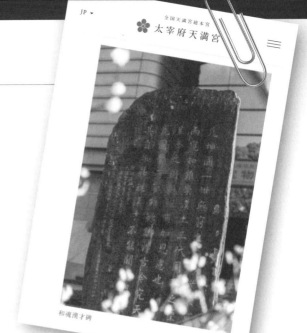

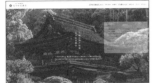

太宰府天満宮 和魂漢才碑

https://www.dazaifutenmangu.or.jp/
sozoroaruki/history

日本には和魂漢才碑がいくつかあり、その1つが福岡県の太宰府天満宮にある。和魂漢才という言葉が菅原道真の思想を表すとして、1856年（安政5年）に建てられた。さすがは学問の神様。そして、この和魂漢才を元にして、後に作られたのが「和魂洋才」という言葉である。海外の優れた知識や技術を、日本仕様にローカライズして取り入れることは昔から得意だった

和魂漢才碑

の大和魂を失わずに、中国（漢）の進んだ学問を取り入れる…といったことで、漢の技術を学ぶ時に日本文化へのローカライズを行いました。その結果、漢字の訓読みとカナを用いて日本語化したため、中国語と似ているようで異なる"漢字"が、現代の日本語になっています。

　日本人は外国文化の丸パクリして外国人モドキになるのではなく、日本人のまま進化する道を選んだわけです。この手法は明治になってからも続き、外国の学問を学ぶ時には「和魂洋才」として西洋文明を取り入れてきました。おかげで、日本語だけで大学レベルの高等教育を受けることができるし、他国ならアカデミックな人しか知らないレベルの知識も一般に広く浸透したのです。それゆえ、一般人でも医学用語が理解できるようになったわけです。

英語の習得よりもまず重視すべきは日本語

　現代では日本語より英語教育に力を入れようとしていますが、現実問題として日本の英語教育は失敗しています。むしろ国語の弱体化を招き、全体が地盤沈下を起こしているとさえいえるでしょう。

　日本における文系の頂点といえば弁護士や裁判官ですが、彼らは英語をまともにしゃべれない人も少なくありません。日本語だけで100％職務を遂行できるからです。海外の論文などに触れることもある医師ですら英語が苦手という人が多く、それでも業務上困らないのは、日本語だけですべての医療行為ができるからです。これは極論ではなく、日本で暮らしている限り、日本語しか話せなくても困ることは何もありません。

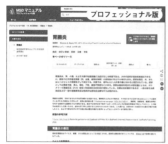

MSDマニュアル

https://www.msdmanuals.com/ja-jp/

医学情報サイト「MSDマニュアル」では、医療従事者向けの「プロフェッショナル版」と、一般人向けに分かりやすく解説した「家庭版」がある。ただ、医学の専門知識を持たない人がプロフェッショナル版を読でも、ふんわりと概要を理解することはできる。日本語すごい！

母語話者ランキング				
1位	中国語	13億7,000万人	8位	ロシア語	1億8,000万人
2位	英語	5億3,000万人	9位	日本語	1億3,400万人
3位	ヒンディー語	4億9,000万人	10位	ドイツ語	1億3,000万人
4位	スペイン語	4億2,000万人	11位	フランス語	1億2,300万人
5位	アラビア語	2億3,000万人	12位	パンジャーブ語	9,000万人
6位	ベンガル語	2億2,000万人	13位	ジャワ語	7,500万人
7位	ポルトガル語	2億1,500万人	14位	朝鮮語	7,500万人
			15位	ベトナム語	7,000万人

参考：Ethnologue「Languages of the World」、Wikipedia「ネイティブスピーカーの数が多い言語の一覧」

　どうして日本語がこんなに強いのかといえば、日本語を母語とする人間が1億3千万人以上いるから。母語話者数ランキングでは世界第9位で、ドイツ語やフランス語よりも多い数字です。強い言語の壁には1億人の閾値があるのか、12位で9千万人のパンジャーブ語から1億人を割り込んでくると、急激に母語表現に困る高度な科学概念が出始めます。これを読んでいる人の大半は、世界12位のパンジャーブ語がどこの誰が話しているどんな言葉なのかイメージが湧かないと思いますが、インドとパキスタンにまたがるパンジャーブ地域で使われている言語です。インドのパンジャーブ語話者は高等教育を英語で受けているため、パンジャーブ語の学術用語はより使われないといったこともあるかもしれません。なので、日本人の人口が1億人を割り込んだら、急激に日本語が弱体化する可能性も…。既に意味不明なカタカナ言葉がフツーに使われているし、日本語が残念な人たちが増えているのは、日本語衰退の予兆なのかもしれません。

　今の日本において英語というものは、外国の文献を読む必要がある研究者か、外国に働きに出る人以外は必要とされません。幼少期からの早期英語教育が失敗を続けている理由は単純で、親が英語を話せないからです。親が英語をネイティブ並みに話せないのなら、幼少期からの英語教育は有害無益といえます。子供たちには英語教育よりもまずは国語をしっかり教えて、和魂、つまり大和魂を育成した方がよっぽど有益でしょう。日本人として英語が話せるようになったとしても、外国へ行けば高卒一般人と変わらない語学力しかないフツーの人です。海外旅行で不便しない程度でしかなく、英語が話せたり読み書きできるだけで世界で活躍できるようになることはありません。

　まずは日本語をしっかり身に付けましょう。

Memo:　参考文献など
　●Ethnologue「Languages of the World」　https://www.ethnologue.com
　●京都産業大学「日本語を使ってさまざまな人とコミュニケーションを！」　https://www.kyoto-su.ac.jp

若おかみは緊急入院!?

「幽霊が見える」と病の関係

**幽霊や妖怪が見えるのは、霊感が強いからではなく、もしかしたら脳の疾患である可能性も…。
いろんな意味で手遅れになる前に、病院で診察を受けた方がいいかもしれない。**

　児童向け小説の人気シリーズで、テレビアニメや映画にもなった『若おかみは小学生！』。両親を事故で亡くした小学6年生の少女・おっここと関織子は、温泉旅館を営む祖母に引き取られ、若おかみとして修行することになります。そんなおっこの周りには、子供の幽霊や子鬼などの妖怪が現れ、彼女を手助けしてくれるのですが、医学的な観点からするとちょっと心配です。

　幽霊のウリ坊が具体的な幻視であり、おっこが幻覚に対して恐怖感を抱かないのは「血管性認知症」の典型的な症状といえるからです。それに、現代の小学生とは思えないほどの機械音痴ぶりも、見逃せません。もし小学生が認知症を発症しているなら、緊急で頭部MRIを撮影して画像診断を行う必要があるでしょう。ここで異常があれば、脳神経内科専門医による診断と治療が必要です。

　もしかしたら、魔界が登場してウリ坊たちが見えなくなる最終回までの話は、脳神経の治療中に起きていた「せん妄」の可能性も…？　成長と共に幽霊が見えなくなったんじゃなくて、脳神経内科医の治療が成功して回復したのかもしれません。あるいは、おっこはまだ小学生ですから、主観的には自分が病気であることを自覚する病識も、治療を受けている自覚も無かっただけかもしれません。ここまではワシの妄想なのですが、病院に「霊が見えるんです」という人が来たらどうなるのでしょうか？

 幽霊や妖怪が見える患者の診断基準

　さて、医師は本来見えないものが見えると訴える患者が来た場合、どんなものが見えるのか、真面目

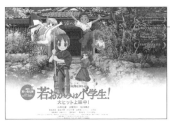

**若おかみは小学生！
（2018年公開／ギャガ）**
https://www.madhouse.co.jp/wakaokami/movie/

**若おかみは小学生！
（講談社）**

著者：令丈ヒロ子
イラスト：亜沙美
全20巻

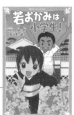

小学6年生のおっこが、幽霊たちの力を借りながら旅館の跡取りとして成長していく物語。テレビアニメ化や映画化もされた。色黒で白シャツを着ている男の子が幽霊のウリ坊で、彼らと会話できることを「霊界通信力」としているが…。認知症の幻視の疑いが拭いきれない

ちなみに、小児科医は小学生以下の子供の診察や治療を行う時、医療の存在を患児に意識させないようにふるまうことがある。ワシの妹は患児相手に「ポンピロ、ピンピロ、アロバロバ！」とか謎の奇声をあげるので、周りのスタッフから「年齢的にかなり無理のある魔法少女」と呼ばれているが、幼い子供を手術する小児外科の性質から必要があってやっているそうなので、断じて気が狂っているわけではない。小児科のナースや女医の服にピンク色が多いのも、このような理由からだ。

患者が幽霊を見た時のチェックポイント					
おばけ話のタイプ	誘因	幽霊の見え方	幽霊の特徴	合併症	原因疾患
入眠時幻覚様	睡眠	明瞭ないし不明瞭	話す、触る	体感幻覚	ナルコレプシー、統合失調症
ハイウェイ催眠様	運転	明瞭(時に不明瞭)	話す	―	複雑部分発作、側頭葉てんかん
レム睡眠行動異常症・夢遊病様	睡眠	不明瞭	ケンカする	―	αシヌクレイノパチー、その他の変性疾患、薬剤性
鮮明な幻視様	―	極めて明瞭	話さない	―	レビー小体型認知症、皮質基底核変性症、薬剤性

に話を聞かなければなりません。高知大学脳神経内科の古谷博和教授の研究によると、日本に伝承されている怪談のうち、精神疾患によるものは34％に過ぎず、残りの66％が脳神経疾患によるものだそうです。幻覚の見え方によって病気を疑う部分が全く異なり、精神疾患か脳神経疾患かで検査も治療も担当医も異なるため、単純に「幻覚が見えるから精神病」と決めつけると医療ミスになりかねません。

　そこで「幽霊を見た」と言う患者に対して、医師が順番に確認すべきチェックポイントがあるのです。脳神経疾患の診断は検査で判断できる部分が少なく、病歴の調査と問診が中心になるため、このチェックが重要になります。

1.幽霊の姿がはっきり見えたか確認する

2.幽霊に足があったか、見え方が明瞭か不明瞭だったか確認する

3.幽霊が出たのはいつ頃か、時刻とその時の体調を確認する

4.幽霊が何か話したか、一方通行で幽霊がしゃべっているだけか、会話が成立しているか確認

5.幽霊を見た時に怖かったか、恐怖心や不安感があったか確認する

6.片頭痛が起きることがないか確認する

7.自分の体の長さや形に、大きな違和感を感じたことがないかを確認

8.患者が絵を描ける場合は幽霊の絵を描いてもらったり、
　　具体的な幽霊の姿や特徴を聞いて患者の主観的に見えているものを理解する

　せっかくなのでこの問診に、上述の若おかみ・おっこのケースを当てはめてみましょう。

1.はっきり見える

2.足があり全体像が鮮明である

3.常に見える

4.幽霊と会話が成立している

5.幽霊に対して恐怖や不安を感じない

6.なし

7.なし

8.具体的な固定された人間型の姿形がある

　幽霊や妖怪が不明瞭な姿で足などが見えない場合は、両親の事故死による心的外傷が原因の幻覚になり、寝ぼけた状態で見た幽霊と同じになるので除外されます。若おかみの場合は、年齢的に統合失調症や解離性同一性障害はイマジナリーフレンド（架空の友達）と鑑別できないために除外されますが、別

Memo:　参考文献・画像出典など
　●「怪談に学ぶ脳神経内科」（中外医学社／駒ヶ嶺朋子）
　●「怪談と神経内科疾患」http://furuyah.p2.weblife.me/_src/sc187/kwaidan.pdf

Lewis Carroll's Alice's Adventures Under Ground
http://www.bl.uk/onlinegallery/ttp/alice/accessible/pages10and11.html

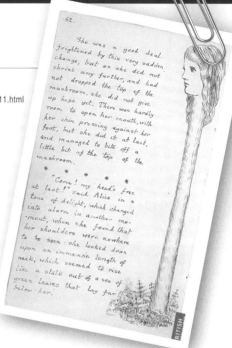

知人の娘であるアリスのために、手書きで作成した私家本が『地下の国のアリス』(1863年)。ルイス・キャロル自身によるイラストが37点掲載されており、首が異常に伸びていたり、頭部に手足が生えたアリスなどが描かれている。摩訶不思議な世界観である

　の理由からイマジナリーフレンドである可能性も除外されます。なぜなら、祖母や周りの人間には見えないことを、彼女自身が明らかに自覚して行動しているからです。イマジナリーフレンドの場合、本人は第三者にも見えていると思い込んで行動するので、若おかみのケースは明らかに異なります。

　精神疾患によって見える幻覚は、主観的に実在しているだけのものと区別できず、他者には見えないと思いません。成人男性の言うエア嫁などは自分にしか見えない妄想の産物ですが、非実在であることを自覚している場合は病気ではないのです。しかし、作中の若おかみは幽霊が他者に見えないことを自覚しながらも、実在していると確信しています。

　以上の所見から、若おかみの関織子は「血管性認知症」の疑いがあるといえるでしょう。精神科ではなく脳神経内科で診てもらう必要があると考えられるので、ワシが小児科医や精神科医であれば脳神経内科医に応援を頼みます。

　当たり前ですが、すべての分野に精通した天才医師は実在しませんし、目指してもたどり着けません。しかし、どの専門家に応援を頼むべきか正しく判断できれば、目の前の患者をチーム医療によって適切に治療可能です。どうあがいても万能になれない人間にできることは、誰に助けを求めるべきか正しく判断できる能力を身に付けることだと考えます。

　なお、とある教祖様は守護霊を呼び出して話ができると主張していましたが、これが演技ではなく本気なのであれば、若おかみと同じタイプの脳神経疾患です。早く病院に行くべきでした。

● 「睡眠の発症機序、幻覚とその関係と幽霊物語」 http://furuyah.p2.weblife.me/_src/sc192/pathogenic_mechanisms.pdf
● 大英帝国図書館ライブラリ「Alice's Adventures Under Ground」 http://www.bl.uk/onlinegallery/ttp/alice/accessible/pages10and11.html
● Wikipedia「Automatism (medicine)（医学用語のオートマティズム）」 https://en.wikipedia.org/wiki/Automatism_(medicine)

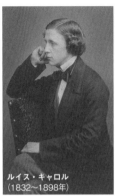

ルイス・キャロル
（1832〜1898年）

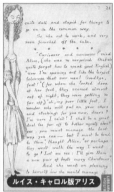

ルイス・キャロル版アリス

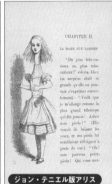

ジョン・テニエル版アリス

『地下の国のアリス』を原型にして、1865年にブラッシュアップして出版されたのが『不思議の国のアリス』だ。当時、人気イラストレーターだったジョン・テニエルが挿絵を担当。その影響もあり、着実に売れて行き、1872年に続編『鏡の国のアリス』を刊行した

自分自身が妖怪に見える体感幻覚

　問診の7番目にある「自分の体の長さや形に、大きな違和感を感じたことがないかを確認」は、体感幻覚といって、他者が幽霊や妖怪に見えるのではなく、自分自身が妖怪に見える場合の症状です。この病気の最も有名な罹患者が、『不思議の国のアリス』で有名な、数学者でもある作家のルイス・キャロル。問診の8番目のように、絵心のある患者には絵を描いてもらうとよく分かります。ルイス・キャロルの場合、残された自画像から察するに、自身をろくろ首と頭脚人間の混合妖怪だと思っていたようです。

　アニメにもなったライトノベル『デュラララ!!』のヒロインであるセルティ・ストゥルルソンは、胴体と頭が分離したデュラハンという妖精ですが、これもろくろ首の亜種で、自分の頭部が首の上にないと感じる体感幻覚の一種になります。逆に首から下が存在しないと感じる幻覚もあって、夜になると頭部だけが胴から離れて空中を飛び回る妖怪の「飛頭蛮」や、2004〜2005年に週刊少年ジャンプに連載されていた『未確認少年ゲドー』の主人公である頭脚人間がそれに当たるでしょう。

　これらの体感幻覚は、問診6番目の片頭痛持ちとセットであることが多いために、6番と7番に該当して自画像がろくろ首か頭脚人間ならば確定診断できます。6番目の片頭痛がなく、3番目を確認して夜になると出る飛頭蛮の場合は、レム睡眠行動障害や夢遊病の疑いアリです。

　妖怪や妖精は、体感幻覚症状のある人間が描いた自画像の場合が多いことが分かっています。この病気には1955年にイギリスの精神科医のジョン・トッドによって、「不思議の国のアリス症候群」という病名が付けられました。それまで妖怪などが見える幻覚は精神病とされてきましたが、「不思議の国のアリス症候群」は脳神経疾患ということになります。病名の由来は『不思議の国のアリス』の作中でアリスが大きくなったり小さくなったりすることが元だという説明が多いのですが、本当はルイス・キャロルによる手書きイラストの奇形っぷりが、彼自身の脳神経疾患によるものであることから命名されたのです。実際、ルイス・キャロルの手書きイラストがあまりにもアレ過ぎたので、書籍化の際には編

Memo:

集者が人気イラストレーター（ジョン・テニエル）に挿絵を描き直させました。

　ルイス・キャロルは自分の首が何かのショックを受けると伸びたり、頭だけが取れてそこに手足が生えた姿で歩き回っているろくろ首と頭脚人間の混合妖怪であると自己認識していたようです。そして、自分が妖怪であることがバレたら退治される…と思い込んでいたのだとか。数学者、論理学者、写真家、作家、詩人…と多才であったことからも、本当に人間を超えたナニカ…だった可能性は否定できないかもしれません。「天才となんとかは紙一重」とはよく言ったものです。

 ## 妖精さんは脳内に存在している？

　昔から何かの作業を長時間続けていると、気づかずに終わっていて「寝ているうちに妖精さんがやってくれた」なんて言うことがあります。これは一種の自己催眠状態で、自分がやったことを覚えていないだけの勘違いです。医学用語では「オートマティズム」と呼ばれている正式な脳神経疾患。妖精さんは、その人の脳内に存在しています。

　若おかみの仕事を幽霊が手伝ってくれたのも、医学的に見れば自覚できない状態で自分でやっていただけという診断になるでしょう。一般的には、疲労による脳機能の低下により一時的に引き起こされる現象なので、治療法は「寝れば治る」です。若おかみの仕事に疲れていたんですね…。

　しかし、この働く妖精さんは、金さえ積めばどんな裁判でも無罪を勝ち取る超高給取りの弁護士たちの手によって、本当に存在することにされます。刑事裁判での法律用語としての「オートマティズム」とは、自発性がなく無意識にやったので、責任能力が無いから無罪…という屁理屈を用いた刑事弁護の概念です。自分の体と精神が自己のコントロール下にない特殊な状態だったから責任能力なしという理論で、では誰のコントロール下にあったのかと問われれば「脳内の妖精さん」という返答になります。たちの悪い冗談かと思われるかもしれませんが、欧米の法律用語の専門書に載っている事実です。

　欧米ではこれを悪用して、「私は悪くありません。妖精さんの仕業です」と刑事裁判で主張する法廷戦術が実在します。この戦術では、被告は精神病ではなく特殊な精神状態であったと主張するのです。酒に酔って酩酊状態だったから責任能力が無く無罪…というのと似た理論で、医学的に病気ではないが法学的には誰のコントロール下にもない状態なので責任能力を喪失している…という医学的な解釈を法学的に拡大解釈した詭弁の一種です。

　法律用語のオートマティズムと医学用語のオートマティズムでは微妙に定義が異なるのですが、裁判所と病院という全く異なる世界で「妖精さんの仕業」となっているのです。これは何かに憑依されて操られ、自分の意志に反してやってしまった時の言い訳に使えるので、マンガや曲をパクってバレてしまい著作権侵害で訴えられた時はオートマティズムを主張して、「先生の霊に操られていた」ことにすればもしかしたら…。とはいえ、日本の裁判では認められた判例はありませんけどね。

　ともかく、妖怪や妖精は法学の世界には実在しており、時として、裁判で犯人にされることもあるのです。人ではないのに。不思議ですね…。

●Wikipedia「Automatism (law)（刑法で用いられる法律用語のオートマティズム）」https://en.wikipedia.org/wiki/Automatism_(law)

「UFOを見た」らパイロット失格!?

航空医学の知られざる掟

元パイロットが「実は昔、UFOを見た…」と告白する映像を見たことはないだろうか。なぜ引退してからなのかというと、それには理由がある。精神疾患を疑われてしまうのだ…。

　航空機のパイロットは飛行中にUFOと遭遇したとしても、絶対に「UFOを見た」とは言えません。なぜなら、パイロットの仕事を続けられなくなってしまうからです。UFOの存在を隠蔽しようとする政府機関に消される…とかの陰謀論ではありません。医学的な理由からです。精神疾患を疑われて乗務停止になり、病院で精密検査を受けさせられた上に、ヘタをすると辞職勧告されます。これは航空法で定められた規則によるもので、運行管理者は精神鑑定を命令できる権限があり、応じない場合は乗務停止処分…ということになるのです。

　パイロットが精神鑑定を強制させられる理由は、精神疾患のあったパイロットが乗員乗客を巻き込んで自殺した事件が過去に何度もあったからです。1982年に起きた「日本航空350便墜落事故」では、機長が突然エンジンを逆噴射させて墜落し、乗客乗員24名が死亡しました。機長は後の精神鑑定で、妄想性精神分裂病と診断されています。近年では2015年3月24日に「ジャーマンウイングス9525便墜落事故」が発生。この事故では、150名全員が死亡するという大惨事になりました。航空機の安全な運行のため、少しでも精神疾患の疑いがあるパイロットは乗務できないことになっています。

　「UFO」とはUnidentified Flying Objectの略であり、未確認飛行物体なわけですが、それが地球外文明によるものか地球人が作った飛行物体なのかは考慮されていません。だから、UFO＝宇宙人ではないですし、UFOが地球人の手によるものだった場合は、軍事的脅威となるため、宇宙人よりも深刻な事態になるでしょう。なぜなら、自国の防空識別圏にまで入り込まれていることを意味するからです。さらに、未確認のまま逃げられたのであれば、相手を発見しながら、どこの国のどういった機体なのか一切不明のまま取り逃したことになります。となれば、正体不明の敵に突然空爆される恐れもあるということです。

　実際、イラン政府は原子力関連施設で起きた原因不明の爆発事故を、アメリカかイスラエルのステルス機による空爆だと主張していますが、証拠は何もありません。「宇宙人の仕業です」と言い張れるUFOこそ、ゴルゴ13も真っ青の最強の殺し屋なのかもしれません。

パイロットの正気を検査する機関が設立

　現代の飛行機には、さまざまな記録装置が搭載されています。パイロットが見たと主張する物体がレ

Memo:

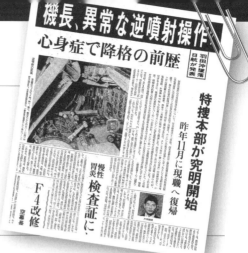

日本航空350便墜落事故
1982年2月9日に「日本航空350便墜落事故」を引き起こした機長（35歳）は、1980年11月にうつ病または心身症と診断されて休職。翌年11月に現場復帰したばかりだった。逆噴射装置を作動させたことで機体が墜落し、24名が死亡。95名が重症、54名が軽症を負った
（読売新聞1982年2月13日）

ーダーに映っていない場合、基本的には幻覚を見たと判断されることに…。そのため、ステルス機を目撃してしまった場合は、ものすごく困ったことになります。軍用機のレーダーはカウンター・ステルス機能を備えているので目視距離まで近づけば映りますが、民間航空機ではどうにもなりません。ステルス技術が発達した現代では、UFOのかなりの割合をステルス機が占めている可能性が高いと思われますが、民間機のパイロットはその証明は困難です。ゆえに機械に記録されないUFOの存在を公表すると、お役所から精神疾患の疑いを指摘され、UFOの存在ははまず公表されないでしょう。

　労働基準法第19条の規定により、傷病入院中の社員は解雇できない決まりになっています。この病気には当然のごとく精神病も含まれるわけで、社員が仕事中に発狂してやらかして警察に捕まって措置入院させられると解雇できません。従業員が発狂した場合は、正気に戻って退院するまで解雇できないデッドロック状態になるのです。そのため、日本航空350便墜落事故を起こした某機長は精神病院から退院するまで、1年も解雇されませんでした。

　つまり、パイロットの精神状態がヤバくなってきたら、入院する前に手を打たないと解雇するタイミングを失ってしまいます。かといって、精神疾患を理由に懲戒解雇することは法的に無理なので、まだ正気が残っているうちに辞職勧告するか、辞めなかったら窓際に飛ばすしかありません。

　ここでパイロットの場合は、解雇できる決定的な理由が一つあります。免許の失効です。高度な専門性のある資格職では業務を行うのに必要な免許を失効した場合、雇用主は配転などの解雇回避努力を講じる義務がなく解雇することができます。

● 「精神病になったから」で懲戒解雇はNG
● 「精神病になって、免許を失効したから」で解雇はOK

　直接解雇することは無理でも、この二段論法なら合法的に成立しますが、そう単純ではありません。医師には法的な守秘義務があり（刑法第134条第1項）、患者が精神病でもそれを雇用主に教えることは違反であり、ヘタすると医師免許を失効してしまう恐れもあります。つまり、精神疾患の診断を受け

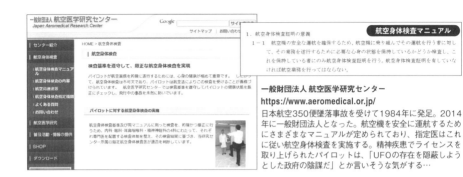

ても医師の方から雇用主に知らせることはないので、本人が診断書を雇用側に自己申告してくれないと解雇できないということです。

　ジャーマンウイングス9525便墜落事故では、医師から精神疾患の診断を受けていたのに本人が隠していたことが問題になりました。それを受けて、守秘義務の例外として通報するように制度改正すべき…といわれるようになったのですが、人権問題とかいろいろ出てきてまだ改正されていません。

　日本では日本航空350便墜落事故事件が起きた後に、パイロットが必ず提出しなければならない書類である「航空身体検査証明」の検査項目に「精神病」を追加されました。精神病の診断を受けたことを隠せないようにしたのです。

　日本の場合は医師の資格に「指定航空身体検査医」というものがあり、これは医師法ではなく航空法第31条第1項に基づき、航空身体検査証明を行う権限を与えられている医師のこと。自由診療の怪しい病院で書いてもらうことはできない書類です。そして、そのために作られた組織が「一般財団法人航空医学研究センター」になります。航空医学研究センター公式サイトのセンタープロフィールに記載されている、「当センターは、そのパイロットの疾病に起因して発生した事故の反省から、パイロットの日頃の健康管理の重要性と航空身体検査の適正な実施が叫ばれるなか、昭和59年6月27日に設立されました。」という一文が指している「そのパイロット」とは、日本航空350便の機長のこと。「疾病に起因して発生した事故」とは逆噴射事件のことで、「疾病」とは事件当時に精神分裂病と呼ばれた病気です。つまり、この組織はパイロットの正気を検査する機関として誕生したといえます。

　それゆえ、航空医学研究センターは「UFOを見た」と主張するパイロットから免許を剥奪する組織になっているのです。日本のパイロットは精神病患者にされて免許剥奪されてしまうので、本当にUFOを見ても黙っているしかありません…。

　しかし、「UFOを見た」が禁句なのは、仕事でパイロットをしている人の場合です。趣味で飛行機を操縦している人なら何を言っても大丈夫。そのため、UFOの研究者は商業パイロットではなく、趣味で飛んでいる人を取材した方がいいでしょう。商業パイロットは「UFOを見た」なんてマスコミの記事にされたら免許剥奪されるので、UFOを見ても絶対に言いませんから…。

Memo:

悪魔祓いと精神医学の知識が融合！

現代に復活したエクソシスト

**エクソシストによる悪魔祓いは、フィクションの中だけの話ではない。エクソシストは公式な
聖職者として存在し、現代の精神医学と融合しているのだ。実態を紐解いていこう。**

「悪魔憑き」と呼ばれるものが統合失調症などの精神疾患であることは医学の世界では常識ですが、近年になって変わった治療法が再評価され、復活しています。それが、エクソシストを呼んで悪魔を祓ってもらう「エクソシズム」です。エクソシストは日本語で「悪魔祓い師」などと訳される聖職者のこと。1度は廃止されたのですが、1999年になって公式に復活しています。

その理由について、『バチカン・エクソシスト』の著者であるトレイシー・ウイルキンソンは、「エクソシスト復活の理由は映画の影響だ」とコメント。ここでいう映画とは、1973年に公開された、アメリカのホラー映画『エクソシスト』のことです。映画の本編は見たことがなくても、少女がブリッジの体勢で階段を降りるシーンは、目にしたことがある人も多いでしょう。この映画のせいで、カトリック信者の間でも一部しか知られていなかったエクソシストの存在が、広く知られるようになったというわけです。

怪しい宗教団体やカルト組織がやっているような謎の儀式…というイメージかもしれませんが、現代のエクソシズムはカトリックの総本山である、バチカンが行っています。その証拠に、エクソシズムにはバチカン公式のマニュアルが存在するのです。

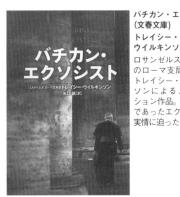

**バチカン・エクソシスト
（文春文庫）
トレイシー・
ウイルキンソン**

ロサンゼルス・タイムズのローマ支局長である、トレイシー・ウイルキンソンによるノンフィクション作品。中世の遺物であったエクソシズムの実情に迫った

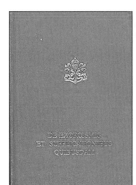

**De Exorcismis et
Supplicationibus
Quibusdam**

バチカンによるエクソシズムの公式マニュアル本。日本のAmazonでも購入可能だが（8,145円）、ラテン語なので知識がないと読むのは難しい

385年ぶりに改訂されたエクソシズム公式マニュアル

　エクソシズムのマニュアルはラテン語版で、書名は『De Exorcismis et Supplicationibus Quibusdam』。日本語に訳すと「悪魔祓いと具体的な祈祷について」です。1614年からずっと改訂されていなかったのですが、1999年1月26日に現代用に大幅に改訂され、2004年に微修正されたバージョンが出版。一般に流通していて、日本のAmazonでも販売されています。中身はラテン語で書かれ、カトリックの宗教的な言い回しが多い難解な本です。

　このマニュアルは385年ぶりに大改訂されたのですが、注目すべきポイントは「宗教的実践に医学・心理学の専門知識を統合することで、エクソシズムが正当化される」とバチカンが打ち出したことにあります。現代になってエクソシストが復活したのは、何かの封印が解けて悪霊が解き放たれたからではなく、精神医学の世界で宗教的治癒（religious healing）が臨床現場で使われるようになり、エクソシズムの医学化（The Medicalization of Exorcism）が起こったからです。

　現代でエクソシストになるためには、カトリック教会が設立した教皇庁立大学の「悪魔祓い・解放の祈りコース（Exorcism and Prayer of Liberation Course）」を受講しなければなりません。毎年、世界中から数百人の聖職者が集まって受講しているそうで、世界中にバチカン公式のエクソシストが数千人規模で存在します[1]。

　そのカリキュラムは公表されていて、内容を見てみると、最初は宗教の話が続きますが、後半は医学や犯罪学が出てきます。現代のエクソシストが行っている悪魔祓いは精神科医と協力して行われる臨床医学の一部で、昔のような宗教儀式とは一線を画すものになったのです。

●神学、聖書と牧師の解釈　　●正典・典礼・牧師の解釈　　●心理学・医学・薬学的解釈
●人類学的、文化的、現象学的、牧師の解釈　　　　　　　●犯罪学的解釈

 日本人にエクソシズムの治療は通用しない？

　エクソシズム治療は主にイタリアで大きな成果を上げ、精神科医ではどうにもならなかった身体表現性障害の治療に大きく貢献しています。中には、化学物質を祓ったエクソシストもいるようです。どういうことかというと、悪魔を祓ったら、化学物質過敏症が治った…という症例が報告されています。悪い化学物質は、聖なる力で祓えるものだったようです。

　このように、欧州では医療介入を必要とする深刻な精神病の治療として、エクソシズムが活用されるようになりましたが、日本では全く登場しません。なぜなら、日本のキリスト教人口は1％程度とかなりの少数派だから。エクソシズム精神治療が有効に働くためには、キリスト教やカトリックへの強い信仰心が必要なのです。

　ちなみに、キリスト教の信仰心が薄いアメリカ人の間では、「ZEN」が流行っています。日本とかイ

Memo:　※1　エクソシストになった人たちは、国際エクソシスト協会（International Association of Exorcists）に入るそう。

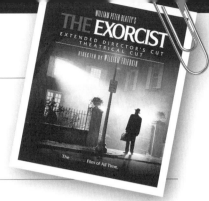

エクソシスト(1973年／ワーナー・ブラザーズ映画)
オカルトブームの火付け役となったホラー映画。少女・リーガ
ンの異常な行動に対して、病院では治療方法がなかった。神父
は悪魔が取り憑いていると確信し、その悪魔を祓おうとするの
だが…。本作の大ヒットにより、その後シリーズ化された

ンドとか中国のオリエンタリズムが混ざった「禅」をベースとしたものですが、仏教の禅宗とは関係が薄そうです。Appleの創業者であるスティーブ・ジョブズもZENに傾倒していたらしく、西洋医学での治療を拒み、代替療法を選んでその結果、死んでしまいました。

　精神医学の世界でもZENを取り入れる医学者はいるのですが、現代医学で主流になっている、肉体を精神に合わせて改造する派閥の人からは否定的に見られています。トランスジェンダーの人にありのままの肉体を受け入れなさいと説く精神科医を「ZEN」と呼んで、非科学的なオカルトだと非難する言い回しになっていることが多いのです。今のところ、宗教的治療に成功しているのはカトリック教会のエクソシストだけみたいで、神道も仏教もうまくいっていないようです。

エクソシストが児童虐待問題を解決する

　日本ではキリスト教系の教会で子供たちへの虐待行為が深刻化しているそうですが、こうした問題への介入が弱い背景には、民法第822条に定められていた「親の子供に対する懲戒権」があります。これが非常に強い親権として認められたため、刑事不介入の風潮が強かったのです。しかし、この懲戒権が児童虐待の温床になっていたことから、2022年12月に法律が改正され削除されました（「民法等の一部を改正する法律案」）。廃止されたのはつい最近の話です。

　カトリック系の宗教において悪魔祓いは一般的な概念なので、どこの教会の信者でも大なり小なり出てくる問題です。欧米では日本ほど親の懲戒権が強くない反面、信仰の自由とキリスト教の教義に従った行為は正当であると認められやすいことが、問題を地下に沈めてきました。

　こうした実態に対応するため、イギリスでは信仰や信念に関連する児童虐待のガイドラインが作られました。そして、一線を越えた宗教行為は虐待にあたるとされ、刑事事件として扱われます。ということはつまり、バチカン公認エクソシストの存在は、親が子供から悪魔を追い出そうとする家庭内エクソシズムを、中央集権化された教会組織であるバチカンに独占させて、親から奪うことで児童虐待をなくす一面もあるのかもしれません。

　イエス・キリストが生まれ、西暦が始まってから2000年以上を経て、エクソシズムはやっと児童虐待問題を是正し、バランスが取れたシステムになったといえるのではないでしょうか。他のキリスト教系の団体も、早くバチカンを見習うべきです。

イグノーベル栄養学賞の研究を深掘り

人肉の栄養学的評価

マンガや映画で度々テーマとなる人肉食を、あくまで栄養学的観点からいろいろと考察してみた。倫理的な問題以前に、カロリーが低過ぎて割に合わなそうという結論になった…。

　2018年のイグノーベル栄養学賞を受賞したのは、人肉の栄養学的評価に関する研究でした。英ブライトン大学のジェームズ・コール博士は、人肉は他のどんな肉よりも著しく低カロリーであることを突き止め、人間が人肉を食べて栄養を賄って生きることは旧石器時代において非現実的であったと結論づけています。

　例えば、体重約66kgの成人男性の場合、可食部（一般的に精肉として売られている部分）のカロリーは85,534kcalと推定。原始人が現代で肉体労働を行っている成人男性と同等に1日3,000kcalを必要とするならば、保存や調理の悪さを考慮して端数を切り捨てると約28人の1日分に相当します。つ

	体の部位	平均体重	カロリー	備考	100g/kcal
		kg	kcal		
人体のカロリー一覧表（体重66kgの成人男性を想定）	骨格筋：胴体と頭	4.17	5,419	牛肉かた赤肉100gあたり130kcalと同等	130
	骨格筋：上腕部	5.73	7,451		130
	骨格筋：前腕部	1.28	1,664		130
	骨格筋：太腿	10.27	13,355		130
	骨格筋：ふくらはぎ	3.45	4,486		130
	心臓	0.44	651	牛や豚と同等	148
	肝臓	1.88	2,570		137
	脂肪組織	8.72	49,939	豚肉の脂身に近い	573
	可食部合計	35.94	85,534	ここまでを可食部と想定	238
	脳、脊髄、神経幹	1.69	2,706	ここから下は食べないと想定	160
	肺	2.06	1,597		78
	腎臓	0.35	376		107
	皮膚	4.91	10,278		209
	骨	10.31	25,332		246
	歯	0.04	36		90
	神経組織	1.53	2,001		131
	消化管	1.23	1,263		103
	脾臓	0.15	128		86
	膵臓	0.09	161		178
	腸内細菌	1.03	470		46
	血液と体液	6.66	13,891		209
	総合計	65.99	143,771		218

この表は、イグノーベル賞の栄養学賞受賞論文を元に筆者が作成。牛肉肩赤肉100gあたり130kcalに近いとして計算した。人肉のカロリーは、牛や豚だけでなく馬やマンモスなどの大型動物と比べても著しく低いとされている。

scientific reports

Explore content ∨   About the journal ∨   Publish with us ∨

nature > scientific reports > articles > article

Open access | Published: 06 April 2017

Assessing the calorific significance of episodes of human cannibalism in the Palaeolithic

James Cole ✉ | Cite this article

Scientific Reports 7, Article number: 44707 (2017) | Cite this article

89k Accesses | 22 Citations | 2141 Altmetric | Metrics

Abstract

Episodes of Palaeolithic cannibalism have frequently been defined as 'nutritional' in nature, but with little empirical evidence to assess their dietary significance. This paper presents a nutritional template to assess the dietary value for the human body. When applied to the Palaeolithic record, the template provides a framework for assessing the dietary value of prehistoric cannibalistic episodes compared to the faunal record. Results show that humans have a comparable nutritional value to those range of fauna that match our typical body weight, but significantly lower than a remains. This could suggest that the motivations behind hominin anthropophagy may comparatively low nutritional value of hominin cannibalism episodes support more socially or culturally driven narratives in the interpretation of Palaeolithic cannibalism.

Assessing the calorific significance of episodes of human cannibalism in the Palaeolithic

ジェームズ・コールが2017年に発表した論文。日本語に訳すと「旧石器時代の人間の共食いのエピソードの発熱量の重要性の評価」。旧石器時代のカニバリズムは栄養を補うためとされてきたが、人肉のカロリーは他の動物と比べて低いため、カニバリズムの動機が純粋に栄養学的なものではなかった可能性がある…という内容だ

まり、80人の集団があったら最低でも毎日3人は食べる必要があるという計算です。この集団が1年間に消費する人数は、当時の保存技術も考慮すれば、最低でも1,095人以上になると考えられます。

　これが他の動物だったらどうでしょう。野生のイノシシは、体重135kgなら可食部は81kg。100gあたり400kcal得られるので、1頭で324,000kcalになり、108人の1日分に相当します。野生の牛なら体重300kgで可食部は180kg。100gあたり204kcalが得られるので1頭で367,200kcalになり、122人の1日分に相当します。

　イノシシや牛なら年間300頭で、80人程度の集団は十分に食べていけるわけです。文化が進んで牧畜が始まれば、家畜として飼育し600〜700頭に増やしてさらに太らせれば、小さな村1つなら十分に食べていけます。家畜の場合は肉以外にも、乳なども利用できるのでカロリーとして考えれば、実際の数はもっと少なくて済むでしょう。

　ここで話を戻します。80人の集団が自分たちと同等の人間を、毎年1,000人以上も殺して食べることは現実的な数字ではありません。人間が野生動物を狩るのと異なり、自分たちと同等の知能や武器を持った人間を狩るのは相当ハードです。そして人食い人種だとバレたら、そうでない集団から"駆除"されるでしょう。

　人肉を食べるのは、あくまでも主食が致命的に不足している状況下での緊急的な副食に過ぎません。集団内部で共食いが発生したと仮定しても、人肉以外に食べるものがなければ、すぐに人間がいなくなって全滅します。万が一、不死身で無敵に強かったとしても年間1,000人以上を確保するのは難しいでしょう。人口増加率が2%として、その増えた分を毎年食べたとしても、人間を生産する母体の総人口は50倍の5万人が必要になります。

　不死身の吸血鬼が人間を食べる（生き血を吸う）場合でも、吸血鬼の消費カロリーが人間と同等なら吸血鬼80人が生きるのに5万人の人間が必要です。これでは、すぐに食べ物が手に入らなくなって餓死するので、人間以外の食べ物を受け付けない怪物は現実には存在できません。マンガ『彼岸島』の吸血鬼のように、人間の血液が必須栄養素ではあるけど、カロリーベースの主食ではない生物でなければ、生存することは難しいと考えられるわけです。

参考文献など
●National Center for Biotechnology Information「Assessing the calorific significance of episodes of human cannibalism in the Palaeolithic」
https://www.ncbi.nlm.nih.gov/pmc/articles/PMC5382840/

では、現代に人肉しか食べられない極度の偏食家が実在するならどうでしょう？　あまり動かない現代人基準で1日2,400kcalが必要だとして、人肉を冷凍庫で保存できると仮定すると、1人あたり年間12～14人を殺害して食べる必要があります。人肉を食べる人間の村なんてものが存在するならば、それこそ億単位の人間の中に隠れ潜んで、見つからないようにコッソリ人間を捕まえて食べるしかありません。見つかったら終わりです。原始時代でも現代社会でも、人肉だけを食べて生きていくことは現実的ではないでしょう。

人肉は3万円以上の超高級肉である

それなら、人間を牛や豚のように家畜化できないのかですが、非常に効率が悪いのです。人間は牛や羊のようにその辺の雑草を食べさせることができないため、人間の食べ物を農業生産する必要があります。牛を太らせるために、デントコーン（飼料用トウモロコシ）を栽培する必要があるのと同じです。人間を1日4合の玄米で12歳まで育てるのに必要な量は、ロスも含めると約2.7tにも上ります。

4合（600g）×365日×12年＝2,628,000g（端数切り上げで約2.7t）

1年目は授乳する母体が食べていると想定します。現代の家畜は肉1を収穫するのに必要な餌の比率は、鶏肉で2対1、豚肉で4対1、牛肉で8対1ぐらいです。店で売っている肉の価格が、鶏肉＜豚肉＜牛肉となっているのはこのためです。牛を育てるには、鶏よりもずっと餌代がかかります。

対して、人肉の場合は肉22kgに対して餌2.7tと仮定すると、122対1。

人権とかすべて無視して、人間を家畜化してできるだけ効率的に人肉を商品化したと仮定しても、人肉を収穫するのに必要な餌の量は牛肉の15倍以上です。しかも、出荷までに12年以上かかるので、豚が100日、安い牛肉用の牛が生後450、高級黒毛和でも生後600日で出荷されることを考えると、牛肉の10倍以上の日数が必要で、ものすごく長い成育期間になります。そして、牛は2歳で子供を産みますが、人間は15年はかかるので増やすのも容易ではありません。飼育期間の場所代や人件費などの時間コストも考えると、人肉の市場小売価格は牛肉の100倍以上にしないと採算が取れません。

人間を食肉用の家畜として見た場合、豚が100日、牛が450日で肉にされるのと同じ理由で、人間は12歳で肉にするのが経済的でしょう。男女の体重差は、12歳ぐらいまではほとんどありません。13歳を過ぎると女性は身長の伸びが遅くなり、体重の増加も少なくなります。12歳の平均体重が42kgぐらいなので、ここから16歳で伸びが鈍くなるまで育てても男性62kg、女性52kgくらいです。12歳を過ぎると与えなければならない餌の量が増加するのに対して、肉が増える割合が伸びないので、12歳以降は育てても採算性が悪くなります。

ここまで考えて気づいたのですが、なんか少年ジャンプ作品『約束のネバーランド』の設定、人間飼育場で育てられた食用児が出荷されるのとそっくりな結論が出ました。

Memo:

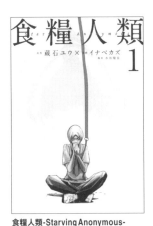

食糧人類-Starving Anonymous-
(講談社)
原案：水谷健吾　原作：蔵石ユウ
作画：イナベカズ

食物連鎖をテーマにしたマンガ。人間
は食べる側ではなく、食べられる側とし
て飼育されており、依存性の高い薬
液を飲まされブクブクに太らされた挙
句、謎の生物の餌となる

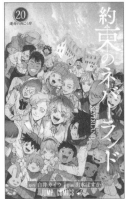

約束のネバーランド(集英社)
原作：白井カイウ
作画：出水ぽすか

孤児院から物語が始まる。人間の
子供は食用児として育てられ、12
歳の誕生日を迎えると出荷されて
食人鬼の餌になる。真実を知った
子供たちが脱獄を図り、諦めず困
難に立ち向かう

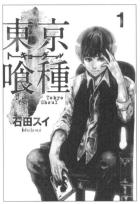

東京喰種 トーキョーグール
(集英社)
作者：石田スイ

人間世界に紛れ込んだ、人喰い怪人・
喰種(グール)をめぐる、ダークファン
タジー作品。主人公の大学生はごく普
通の青年だったが、とあることから喰
種の臓器を移植されて、半喰種となっ
てしまう。人肉にそそられるように…

　牛肉を100gあたり300円と仮定するなら、100倍のコストがかかる人肉の価格は100gあたり3万
円になります。一般人には手の届くレベルではありません。少量生産の超高級希少肉になるほど高騰す
るものなので、商業化すれば100gあたり5万円を超えてくるでしょう。となると、これでそもそも事
業計画が成立するとは考えられません。

人間は食べるよりも働かせるのがいい

　じゃあ、人間を家畜として使うならどうするのが、最も効率的なのか。経済的な視点からだけ見ると、
土地を耕作させて農作物を栽培させて収穫させるのが1番です。牛を食べるより、耕作に従事させた方
が得なのと全く同じ理屈です。古代より続いていた「農奴」というやつですね。人間は殺して食べるよ
り、生かして働かせた方が儲かる…。ちゃんと、中世時代の経済システムは、最も効率的な方法に落ち
着いていたのです。

　なお、自分の人肉を売りたいという奇特な人は、この記事を参考に100g当たり5万円を基準に交渉
してみて下さい。現代日本の法律では、自分の肉体を自分で切り取って売ることは違法ではありません。
また、外科医などに依頼して切り取ってもらうこと自体も違法ではありません。前例もあります。

恐ロシア…毒抜きすれば食べられる？

毒キノコの科学

毒キノコと一口にいっても、毒のレベルはさまざま。症状が弱いもの、頑張って毒抜きすれば食べられるもの、触っただけでNGなもの…。調理法から毒殺まで解説しよう。

　タンパク質が豊富で、多種多様なアミノ酸やミネラルが含まれているキノコ。ロシアでは「森の肉（лесным мясом）」と呼ばれており、食糧難の時に貴重な栄養源となっていました。ロシア人にとってキノコは身近な食材で、キノコ狩りもよくします。キノコ狩りでは毒キノコと食用キノコの見分け方が重要になりますが、昔のロシア人は見分けるのではなく、毒キノコを毒抜き調理して食べていたそうです。しかも、ウォッカのようなやたら強い酒を飲むロシア人の肝臓はヒグマ並みに強いので、少しぐらいの毒なら分解できるそうで…。ロシア人が熊にたとえられるのも納得です。

　ロシア流の毒抜きの方法は、塩漬けです。「ロシア　キノコの塩漬け」でググってみて下さい。キノコの塩漬けレシピなら日本でもありますが、ロシア版キノコの塩漬けは、日本のものとは別物です。まず、採ったキノコを1日2回水を変えながら3日間水に浸したら、塩水で煮込んで煮汁を捨てます。これを何度も繰り返して煮汁から色やニオイがなくなるまで煮込むことで、毒が煮汁に溶け出して抜けるそうです。そして、瓶や樽に詰めて塩漬けにすれば、強引な保存食の完成。これは、ソビエト時代に食糧難で餓死しそうな時に、毒キノコかどうかを見分けている余裕がなく、毒の有無に関係なくキノコを食べていた名残から生まれた調理方法とのことです。

 毒キノコの主な種類と解毒原理

　日本やカナダやアメリカには生えていませんが、テングタケ科の「セイヨウタマゴタケ」は、欧州やロシアでは「帝王のキノコ」「シーザーのキノコ（Цезарский гриб）」と呼ばれ、食用として重宝されています。たとえるなら、昆布とカツオ節を山盛りした特濃出汁が出る“欧州マツタケ”といったところでしょうか。しかし、セイヨウタマゴタケは「ドクツルタケ」「ベニテングタケ」といった毒キノコと同じテングタケ科に属しているので、素人は勘違いしやすいかもしれません。

　セイヨウタマゴタケは、ロシアの中でもクリミア半島より南の温かい地域や、温かい時期の気温が20℃ぐらいまで上昇する地方でしか育ちません。しかし、ベニテングタケはシベリアの寒冷地でも生えてきます。ウクライナより西側のキノコの毒性は低く、シベリアなど東北に行くほど植物相が毒キノコだらけになってくるため、寒い地方に行くほど食べられるキノコが減って毒キノコが増加。その少な

Memo: 参考資料・画像出典など
●MSDマニュアル「毒キノコ中毒」https://www.msdmanuals.com/ja-jp/
●山形県病院薬剤師会「猛毒カエンタケによる中毒」https://plaza.umin.ac.jp/yby/DInews/DInews_12.pdf

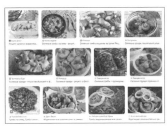
ロシアのキノコの塩漬けレシピは、「Соле
ные грибы рецепт блюда」
で検索すると出てくる。マッシュルームやポ
ルチーニ茸を使うものが多い

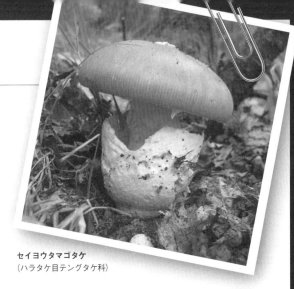
セイヨウタマゴタケ
（ハラタケ目テングタケ科）

い中から食用だけを選別して食べるのは至難の業です。恐らく、食べ物が少ない寒冷地のキノコほど捕食される淘汰圧が高くなって、毒キノコの生存率が高くなった結果ではないでしょうか？

　テングタケ科は猛毒なもの、弱い毒のもの、無害でおいしい食用のものが属している科であるため、大変に取り扱いが難しいグループです。例えば、猛毒で有名なベニテングタケは、麻痺毒であるムッシモールや遅効性の毒であるアマトキシンなどが含まれる一方で、イボテン酸などの強いうま味がある成分も豊富。毒とうま味が同居するなら、毒を抜けばいいじゃない！と考えたわけですね。

　テングタケ科の毒は、水溶性の水に溶け出す種類のものなので、水で煮込むと煮汁に溶け出します。この性質を利用して水を変えて煮込む作業を何度も繰り返すと、毒が抜けて食べられるようになるのですが、毒と一緒にうま味成分のアミノ酸も抜けてしまうため、味が落ちてしまうのが難点です。

　煮込んだだけでは不十分な毒キノコの場合は、フグの卵巣を漬け込むように塩漬けにして数か月置くと、毒が抜けて食べられるようになるので、ロシアのキノコ料理は、日本のフグ料理のような一面があるといえそうです。フグの毒であるテトロドトキシンがどんな調理でも無毒化できないといわれる理由は、肝臓の油に溶けているため、煮込んでも水に溶け出さないからです。毒が溶けている油を抜こうとすればタンパク質も溶けてしまうので、毒だけを抜くことは非常に困難。しかし、長期間、濃い塩漬けにすることでフグの卵巣が無毒化されるのは、タンパク質やペプチドが濃い塩水に溶け出さないけど水溶性分が溶け出す「塩析効果」によって、油から毒が抜けていくからです。日本人が執念でフグの卵巣を食べられるようにしたのと同じように、ロシア人も毒キノコを食べられるようにしてしまいました。

✓ 毒キノコの猛毒ランキング

　ここからは、毒キノコの毒性の強さについて解説していきます。

●厚生労働省「自然毒のリスクプロファイル」https://www.mhlw.go.jp/stf/seisakunitsuite/bunya/kenkou_iryou/shokuhin/syokuchu/poison/index.html
●Wikipedia Commons

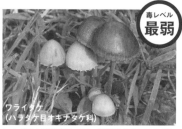

毒レベル
最弱

ワライタケ
（ハラタケ目オキナタケ科）

ヒカゲタケ属の毒キノコ。幻覚成分のシロシビンを含むが毒成分は少なく、重篤に陥るケースは少ないとされている

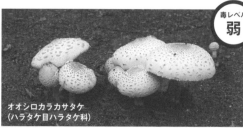

毒レベル
弱

オオシロカラカサタケ
（ハラタケ目ハラタケ科）

森林や雑草池に生息。腹痛・嘔吐・下痢の症状を引き起こし、強毒キノコといわれるが死に至った報告はないようだ。ゆえに、ここでは弱レベルとした

■ワライタケ　　　　　　　　　　毒レベル：最弱　💀🩶🩶🩶🩶

　マジックマッシュルームと呼ばれる幻覚発現物質のシロシビンを含む「ワライタケ」などは、致死量が非常に大きく、非現実的な量を食べない限り死にません。毒キノコランキング最弱の毒ゆえ、深刻な結果に至ることはまれなため、特別な治療も必要ナシ。そのため、マジックマッシュルームを安全だと主張して合法化している国があるのですが、本当の毒性はラリった人が起こす異常行動による事故なので、危険なことに変わりはありません。なお、マジックマッシュルームは、かつて日本でも観賞用として販売されていましたが、現在は麻薬及び向精神薬取締法の規制対象となっています。狂うのを楽しむために摂取する人もいましたが、今は違法です。

■オオシロカラカサタケ　　　　　毒レベル：弱　💀💀🩶🩶🩶

　毒キノコ界のスライム的存在。その辺で出会いやすいのが「オオシロカラカサタケ」です。「食べて死にそうになった」と言う人が最も多い毒キノコで、公園や近所の森林・雑草地によく生えています。毒性は大したことはなく、死んだ人はいないといわれていますが、食後30分～3時間ぐらいすると腹痛・嘔吐・下痢が半日～1日ぐらい続きます。とはいえ、寝ているだけで発症から24時間以内に症状が治まるので、毒キノコを食べたことに気づかない人がいるかもしれません。しかし、いくら毒キノコ界では雑魚レベルでも、悪戯で他人に食べさせたりしたら傷害罪になります。

■ヒトヨタケ　　　　　　　　　　毒レベル：中　💀💀💀🩶🩶🩶

　変わった毒性を持つのが「ヒトヨタケ」です。アルコール代謝を阻害するため、酒と一緒に食べるとキノコではなくアルコールで中毒になります。酒を飲まない限り無害ですが、数日から1週間は体内に残るために、食べた数日後に酒を飲んで中毒になる場合もあり油断できません。

　ちなみに、このヒトヨタケにはロシアでは特別な用途がありました。紙幣や公文書に使うセキュリティ・インクの原料だったのです※。描いた線を顕微鏡で見ると特徴的な菌糸の模様が線の中に見えるので、真贋が鑑定できました。このことから、ロシアではヒトヨタケには「インク壺（Навозник ч

Memo：※ヒトヨタケを材料にインクを作ってみた動画（ロシア語）。
「Делаем чернила из грибов. Чернильный гриб навозник белый.」
красивый почерк by AlphabetMan ／ YouTube　https://www.youtube.com/watch?v=6gweGZXeAe4

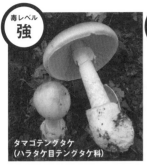

毒レベル
強

タマゴテングタケ
（ハラタケ目テングタケ科）

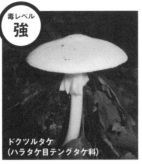

毒レベル
強

ドクツルタケ
（ハラタケ目テングタケ科）

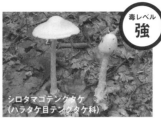

毒レベル
強

シロタマゴテングタケ
（ハラタケ目テングタケ科）

猛毒キノコ御三家。いずれもテングタケ属。
1971〜1980年の期間、タマゴテングタ
ケによる中毒の205例の致死率は22.4％。
10歳未満の子供は51.3％にものぼる

ернильный）」などの別名があります。

■タマゴテングタケ／ドクツルタケ　シロタマゴテングタケ

毒レベル：強　💀💀💀💀💀

　ロシア人でも食べない"猛毒キノコ御三家"が、「タマゴテングタケ」「ドクツルタケ」「シロタマゴテングタケ」です。1本食べただけで致死量に達し、キノコ中毒で死んだ人の95％が、この御三家の犠牲者というほどのヤバさです。解毒剤は存在せず、現代医学でも致死率は22.4％にもなります。10歳未満の子供は51.3％。子供が食べると半数は助かりません。

　猛毒キノコ御三家は、食べてから6〜24時間後に嘔吐・下痢・腹痛の症状が現れるものの、しばらくすると一時的に収まります。ここで治ったと勘違いすると、致命傷になるのです。恐ろしいことに、治った気がした後も肝臓と腎臓の組織を毒が少しずつ破壊していき、4〜5日後に2回目の症状が出始めます。その時には既に重症化して、腎不全・肝不全・昏睡・呼吸困難などが進行しており、10日前後で死に至ることに…。重症化する前に気が付けば、血液濾過透析をして毒素を体から抜くなどして致命傷を回避できるので、初日の診断が生死を分けます。

　しかし、発症初日に嘔吐・下痢・腹痛の症状で病院に行ったとしても、見た目の症状だけだと、適当に薬を飲んで寝ていれば治る「オオシロカラカサタケ」と区別がつきません。判断が非常に難しく、3日経過観察すると手遅れになります。血液検査をすると肝臓と腎臓の細胞が破壊されているので、LDHやγ-GTPが異常に高くなるのですが、重症化していない初期段階で血液濾過透析が必要だと診断できる有能な医師に当たるかどうかですね。そして、現代医療の力でなんとか生き延びても、腎臓や肝臓に重い後遺症が残ることが多く、定期的な人工透析が必要な体になる可能性もあります。そうなると、完治させるには肝臓や腎臓の移植手術しかありません。

　この3種類のキノコに共通した外見上の大きな特徴は、見た目が白いことです。食用キノコの中にも白いキノコはたくさんありますが、「素人は白いキノコは食べるな」と覚えておきましょう。毒の成分であるα-アマニチンなどは分子量が大きいペプチドなので、煮ても焼いても塩漬けにしても毒は抜け

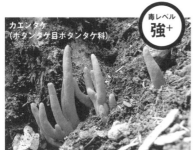

カエンタケ
(ボタンタケ目ボタンタケ科)

毒レベル
強⁺

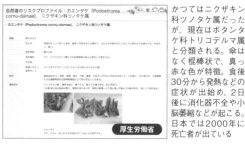

かつてはニクザキン科ツノタケ属だったが、現在はボタンタケ科トリコデルマ属と分類される。傘はなく棍棒状で、真っ赤な色が特徴。食後30分から発熱などの症状が出始め、2日後に消化器不全や小脳萎縮などが起こる。日本では2000年に死亡者が出ている

ません。さすがのロシア人でも、これら猛毒キノコ御三家を食べたら死にます。

　ちなみに、猛毒キノコ御三家で毒殺をすると、明らかに毒殺っていう感じの死に方をするので、怪し過ぎて司法解剖されてバレることになるためオススメしません。

■カエンタケ　　　　　　　　　　レベル：強⁺　💀💀💀💀💀

　「カエンタケ」は炎のように赤く特徴的な形状から「火焔茸」「火炎茸」とも呼ばれる、ヤバいボタンタケ目ボタンタケ科のキノコです。触れただけで皮膚から毒が吸収されて、皮膚がただれるなどといわれるくらい（実際にそこまでの問題はない）。致死量は生キノコで3gともいわれており、食べるとすぐに腹痛、嘔吐、下痢、眩暈、手足のしびれ、呼吸困難になり、臓器障害を引き起こします。重篤な後遺症が残る場合もあるかもしれません。

　日本だと食用の「ベニナギナタタケ」（ヒダナシタケ目シロソウメンタケ科）と見た目が似ているので、これと間違えた中毒事件が発生することが、各自治体では注意喚起しています。まあ、そもそも食用とはいえベニナギナタタケはそんなにおいしくないので、白いキノコに続いて赤いキノコも避けた方がベターでしょう。なお、カエンタケは、煮ても焼いても無毒化されないカビ毒であるトリコテセン類マイコトキシンによる中毒なので、食べてしまうとカビ中毒と区別することが難しくなります。日本では6例しか中毒事例がありません。そのうち、1997年の東京の事例は原因がよく分かっておらず、カエンタケの疑いが強いということで事例に含まれていますが、あやふやです。

　さて、仮にこのカエンタケを使って毒殺を図ったとしたらどうなるでしょうか。毒キノコによる毒殺だとバレる可能性は低いかもしれませんが、日本はマイコトキシンによるカビ中毒に異常なほど神経質なので、もしも死者が出た場合は保健所が血眼になってカビの発生源を探します。なので、その方向から微量のカエンタケの胞子が見つかる可能性はアリエルでしょう。カビ中毒が珍しくない国ならバレませんが、日本だと家宅捜査されて、出歩いた先まで調査されます。殺人の疑いではなく、公衆衛生の問題で徹底的に調べられることに…。カエンタケで毒殺すると、警察ではなく保健所からバレると思います。

　つまり、何が言いたいかというと、毒キノコを使った毒殺は完全犯罪が難しいので、やめた方がいいということです。

Memo:

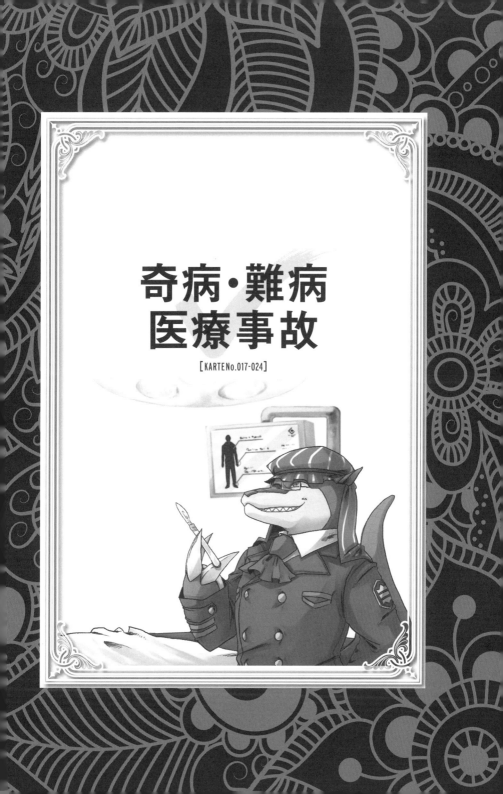

奇病・難病
医療事故

［KARTE No.017-024］

咬まれると最もヤバい動物は人間だった！

人類最凶の攻撃　ヒト咬傷

格闘技でも禁忌とされる咬みつき攻撃。なぜなら人間が人間に咬みつかれると、最悪の感染症が引き起こされるからだ。手の骨が腐って溶け、2度と拳が握れなくなった例もある…。

　動物咬傷（こうしょう）、つまり動物に咬まれた時に怖いのは傷そのものではなく感染症です。感染症としてよく知られているものに、発症後の死亡率が100％といわれる狂犬病がありますが、現在の日本では撲滅されているので心配は要りません。

　では21世紀の現代で、咬まれると最も危険な感染症を引き起こす動物とは何でしょうか？　それはズバリ人間です。咬まれる可能性のある動物でいえば、人間、猫、犬の順番でヤバいです。医療従事者の世界では、「ヒト咬傷」のヤバさは常識。ちゃんとガイドラインもあります。というのも、病院に勤務していて猫や犬に咬まれることはありませんが、患者に咬まれることは結構多いからです。

　中でも、咬まれると最も危険な部位は手です。咬まれた手を握ったり開いたりすることで細菌が創傷の内部に入り込み、どんどん体内奥深くへと侵入していきます。つまり、自分で自分の傷口を拱って悪化させる悪循環に陥りやすいわけです。咬まれてから手や指が全体的に腫れ上がって、指の関節が曲がった状態になり痛くて動かせなくなると、それは化膿性腱鞘炎にまで悪化している可能性が高いのですぐに病院に行って下さい。

　ヒト咬創→化膿性腱鞘炎→化膿性骨髄炎の流れに乗ると瀕死になり、最悪の場合は死にます。

　とりあえず、咬まれた場合は傷口の洗浄と消毒を行い、予防のために抗菌薬のアモキシシリン250mg＋オーグメンチン250mgを1日3回飲ませるのが定番です。これで時間とともに自然に治っていけば良いのですが、悪化して治療が必要になった場合には、治療薬として抗菌薬のアンピシリン＋スルバクタムを点滴します。とにかく抗生物質で、悪い細菌をジェノサイドするしかありません。

　それでもダメな場合は、整形外科の出番です。化膿している部分を手術して、腱の周囲をきれいにする処置が必要です。処置が遅れると、炎症が広範囲に波及して感染症がどんどん悪化していきます。

　抗生物質＋外科手術のコンボ技でも治らずに悪化し続けた場合、骨髄の中にまで菌が入り込む化膿性骨髄炎になる恐れがあるでしょう。ここまで進むと、最悪の場合は死にますし、死ななくても全治1ヶ月以上の入院治療が必要な重傷になります。

　野犬が絶滅に近く、野良猫やペットが人を襲うことが少ない日本では、最も人間を咬む動物は実は人間なのです。老人介護をする家族や専門職の方たちは、歯が丈夫な老人に咬まれると結構シャレにならない事態になることがあるので注意しましょう。

Memo:

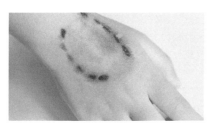

ヒトおよび哺乳類による咬傷

患者に咬まれることが多い医療従事者の世界では、ヒト咬傷の危険性は常識。ヒト咬傷に対する診断・治療のガイドラインもある。そこには「理論上、ヒト咬傷によりウイルス性肝炎やHIVが伝播しうる」などと記述されている

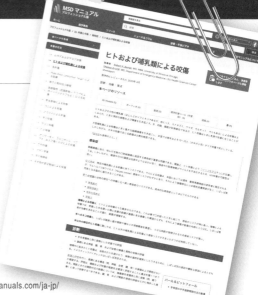

MSDマニュアル プロフェッショナル版 https://www.msdmanuals.com/ja-jp/

 ## 人間が持つウイルスが人間にとって最も有害

　ヒト咬傷が危険な最大の理由は、細菌やウイルスはある程度宿主を選ぶ性質があり、人間の体で繁殖している細菌やウイルスは人間にとって最も有害な種類だからです。注射針に付着した微量の血液で肝炎が伝染するのも、人間の持つウイルスが人間にとって有害であるがゆえです。人体の表面にいる雑菌は血管の中に入らない限りは無害ですが、傷口から血管の中に入ってしまうと害が生じます。傷口を消毒するのはそのためです。

　人間が他人の体液を食べたり体内に入れると感染リスクが高いのも同じ理由で、性感染症がその代表例です。インフルエンザなども、他人が放出したウイルスが目や鼻の粘膜から感染します。C型肝炎のように非常に遅行性で発症するウイルスなども、保有者に咬まれると感染しますが、発症するまで移された本人は気が付きません。近年猛威を振るった新型コロナウイルス感染症も、たとえ発症していなくても、陽性の人に咬まれれると咬まれた人間の感染リスクは極めて高くなるでしょう。

　フィクションの世界ではゾンビに咬まれるとゾンビになるという設定がよくありますが、これも感染症だとすれば説明がつきます。血が出るまで他人を咬むことは、培養された病原菌を注射するのと同じくらい悪質で危険なのです。

　一方で、他の生物が人間にとって致命的なウイルスを持つことは意外とまれです。体内に入った細菌やウイルスが体内で繁殖しない種類であれば、人間に害はありません。他の生物に対して有害な細菌やウイルスを持つ動植物がレアだからこそ、人間や肉食獣は他の生物を食べても安全だということもできます。ただし、他の生物が人間に致命的なウイルスを持っていた場合には、新型コロナウイルス感染症のようにパンデミックになってしまうでしょう。

参考資料・画像出典など
●MSDプロフェッショナル「22-外傷と中毒、刺咬症、ヒトおよび哺乳類による咬傷」

また、人間と人間以外の動物に共通して有害な細菌やウイルスもあり、「人畜共通感染」と呼ばれます。ただ、人間も発症するとはいえ、健康な人間であれば害は比較的小さくて済みます。例えば、鳥インフルエンザはニワトリなどの家禽、豚コレラは豚には致命傷となりますが、人間に対しては大した毒性を持ちません。そのため、ウイルスを体内に保有しているキャリアになっても、気づかないことが多いでしょう（潜伏期間は2〜9日、通常の生活で感染する可能性は低いと考えられている）。

「咬みつきOK」の格闘技があったらどうなる？

　人間の歯は表面に雑多な細菌が繁殖しているかなり汚い部分で、虫歯菌（ヒト口腔内細菌）の殺傷力は本人ではなく他人に対して発揮されます。ベトナム戦争では敵の傷を化膿させるため、ブービートラップに人や動物の糞尿を塗ったという話がありますが、人間に咬みつかれた場合にもそれくらいのダメージを負うことになるでしょう。それでいて、ヒト咬傷に狂犬病のようなワクチンは存在しません。「咬みつき」は、雑多な細菌を体内に注入されてしまう恐ろしい攻撃なのです。

　もし格闘技の試合中に咬みつき攻撃が行われたら、咬まれたその時に大きなダメージはなくても、数日経ってから苦痛が増大し、放置すれば死にかねない全治1か月以上の感染症にまで悪化する可能性も…。最悪の事態になれば、咬まれた選手は3か月くらい試合に復帰できなくなるでしょう。つまり、「咬

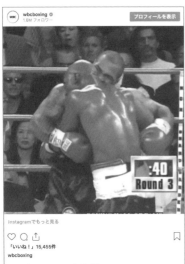

The Bite Fight. June 27, 1997.
Mike Tyson VS Evander Holyfield II.
格闘技における最も有名な咬みつき事件。1997年6月のWBA世界ヘビー級タイトルマッチで、マイク・タイソンはイベンダー・ホリフィールドの耳を咬みちぎり、3回終了失格負けとなった（World Boxing Council参照／Instagram）

喧嘩による咬傷
拳で口を殴ると、相手の歯が関節包まで達する。その後、受傷した指を伸展すると損傷された関節腔が隠れるため、創傷からの洗浄では感染創まで洗浄することはできない（『沖縄医報』2007年7月号「ヒト咬傷について」参照）

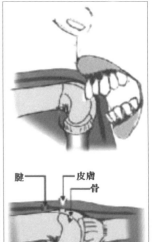

腱　　皮膚
骨

Memo: 参考資料・画像出典など
● 『沖縄医報』2007年7月号「ヒト咬傷について」（沖縄県医師会）
http://www.okinawa.med.or.jp/old201402/activities/kaiho/kaiho_data/2007/200707/pdf/062.pdf

みつきOK」の格闘技がもしあれば、あっという間に選手の大半が病院送りになり、試合も興行も不可能になってしまいます。ゆえに、現代の格闘技では咬みつきが"反則"となっているのです。

また、ヒト咬傷というと他人に咬まれることをイメージしますが、他人を殴ったことが原因でヒト咬傷になる症例も多くあります。「なぜ殴った方が?」と思われるかもしれませんが、素手で歯が折れるほどの勢いで顔面を殴ると高確率で歯が手に刺さり、殴った手の方が大ダメージを受けます。

殴られた相手の歯が欠けていた場合、殴った人の手の中にその欠けた破片が入ってしまうと最悪です。歯の破片がHPを減らし続ける「呪いのアイテム」と化し、自分では外すこともできず、抗生物質を無効化させて症状を悪化させ続けます。

呪いを解く方法は、外科手術しかありません。普通のレントゲン写真を撮れば歯の破片が写るのですぐに場所を特定でき、手術自体は簡単に終わります。余程変なところに入っていない限り、日帰り手術レベルで済むことがほとんどです。

手の骨が腐って溶けてしまった暴力少年の自業自得

2006年（平成18年）11月のことです。15歳の少年が喧嘩で相手の顔面を殴って拳を負傷し、病院を訪れました。ただし、人を殴ったとは言わず、「壁を殴った」と嘘をついていたのです。

2cm程度の傷だったので傷口を洗浄し、縫合して帰ったのですが、3日目には熱が出始めて傷口が腫れ上がり、手が動かなくなってきました。さらに、7日目には傷口が腐り始めたため、腐った部分を切り取って縫合し直し、抗生物質を点滴する処置を行ったのですが…。しかし、症状は悪化する一方で、24日目には整形外科に回されます。そして、そこで初めて整形外科の女医さんが少年を問い詰めたところ、人を殴ったことを認めました。

傷は予想外に深く、骨にまで達していてヒト咬傷だと判明した時は、既に骨が腐って溶けていたのです。腐った部分を外科手術で取り除くことで回復はしたのですが、中手骨の先端部分が溶けて無くなってしまい、中指の第3関節が十分に曲がらなくなり、彼は2度と拳を握ることができなくなりました。これでもう人を殴れなくなったのは、自業自得だったといえるかもしれませんが…。

悪化するまで治療が遅れてしまったのは、ヒト咬傷だと診断できなかったことが原因です。どうして診断できなかったのかというと、理由はシンプルで「患者が嘘をついていた」からです。

整形外科の医師はこのように警告しています。

「拳で他人の顔面を殴ったヒト咬創は患者が受傷機転を詐称することが多く、治療機会を逃してしまい悪化することが多い。受傷部位や臨床所見からヒト咬傷の可能性を予測しながら治療に当たることが望まれる」

医師は、基本的に患者の自己申告を信じて診断しますが、患者が嘘をつくと診断が遅れて取り返しが付かないほど悪化することがあるということです。悪いことをした時でも、自分自身のために医師には受傷した経緯を正直に話しましょう。

体内で折れると一生をかけて苦痛を味わうハメになる

注射針の痛イイ話

昔と比べて今の注射は痛くない。そう感じたことはないだろうか？　痛点の間隔より細い針が開発されるなど、注射針は進化しているからだ。しかし、それがポッキリ折れると大変なことに…。

子供の頃、親から懲罰的な意味で「病院で太い注射を打ってもらうぞ！」と言われたことありませんか？　子供が病院を怖がる理由のトップは、「注射が痛いから」と言っても過言ではないでしょう。そもそも、この場合の太い注射とは針が太いという意味なのか、注射器の筒のサイズが太いという意味なのかは不明なのですが、注射針が太いほど痛いのは事実です。

注射針には厳密な規格があり、G（ゲージ）という単位で表され、数字が大きいほど細くなり、数字が小さいほど太くなります。一般的に医療現場で太い注射といえば18G（直径1.2mm）の注射針で、中にはそれを上回る14G（直径2.1mm）というものも。これは現実に使用される最も太い注射針ですが、必要な状況は限られているので、普通の注射で出会うことはまずありません。14Gを刺した時の痛みは尋常ではないらしく、注射の30分以上前にペインレスシール（リドカイン貼付剤）という麻酔薬を皮膚に貼って痛みを感じなくさせることになっています。注射するために麻酔が必要ってどんだけ痛いんだって話ですが、14Gを打たれたことが無いので実際のところは分かりません。

逆に最も細くて痛くない注射針と呼ばれる「ナノパス34」は、その名の通り34G（直径0.18mm）で、昔の医者が聞いたら「それじゃ薬が入らないだろ」と信じてもらえないレベルです。ただし、直径0.18mmなのは先端部分だけで、根元の方は普通の太さ。普通の注射針は全体が同じ太さなのに対し、ナノパスは先端に向かうほど細くなるテーパー構造になっています。日本の変態技術が作り上げた、究極の注射針といってもいいでしょう。

ちなみに、『かわいそうなぞう』という戦時中に象を殺処分する実話を元にした童話の中に、「毒を注射しようにも、象の硬い皮膚に注射針が折れてしまうため餓死させた」という描写がありますが、獣医に聞いたところ、「戦前から象の採血は定期的に行われていて、その記録が残っている」と言われました。獣医用のカタログには、象などの大型で皮膚の硬い動物用の注射針が製造販売されています。ググってみたら象の採血とか象に麻酔を打っての治療なども普通にされているので、「象は皮膚が硬くて注射できない」というのは創作だったかもしれません。

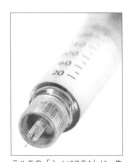

テルモの「ナノパス34」は、先端部の直径が0.18mm（34G）。突き刺すのではなく、皮膚内に滑り込むように挿入できる

Memo:　参考資料・出典画像など
● 「Diabetes Journal」1998年10号「Nadeln mehrfach verwendrn？」
● 「テルモ」https://www.terumo.co.jp/

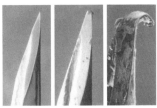

複数回使用した注射針
顕微鏡で見たインスリン用注射針の針先。針は使用するたびに劣化する。1回の使用で先端が鈍くなり、6回目には針が磨耗して先端が曲がっているのが分かる

The Needle With Lancet Point: Geometry for Needle Tip Grinding and Tissue Insertion Force
針先の形状と挿入についての研究論文。単純なIVの針に比べて、I・II・IIIは穿刺力が向上しているⅠ：24.1％Ⅱ：34.8％Ⅲ：47.5％

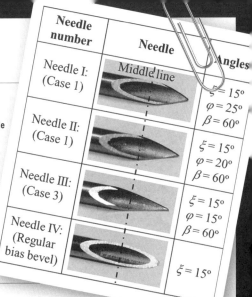

Needle number	Needle	Angles
Needle I: (Case 1)	Middle line	$\xi = 15°$ $\varphi = 25°$ $\beta = 60°$
Needle II: (Case 1)		$\xi = 15°$ $\varphi = 20°$ $\beta = 60°$
Needle III: (Case 3)		$\xi = 15°$ $\varphi = 15°$ $\beta = 60°$
Needle IV: (Regular bias bevel)		$\xi = 15°$

 ## 使い回しが普通だった昔の注射針事情

　大正時代から昭和40年代までは医者も適当で、1本の注射器を使い回し、100人に注射してしまうようなことは割りと普通でした。その代表例が軍隊や学校で行われていた集団予防接種で、旧日本軍には「予防接種は列の先頭に並んだ方が痛くない」という言い伝えがあったそうです。後ろの方ほど注射針がボロボロになって痛くなっていったと考えれば、極めて合理的な経験則です。

　アメリカ糖尿病学会が出版している学術専門誌『Diabetes Journal』では、インスリンの自己注射において、1回注射するたびに注射針がどれぐらい劣化するのかを研究した成果が発表されています。1回刺しただけで針は結構痛み、4回目でもうボロボロなので、「使い捨てにするのがベスト」というごく当たり前の結論が出されていました。

　注射針は1回使うと鈍ってしまうので、昔の大学病院や大病院では1回ごとに研ぎ直していたそうですが、町医者などは1日1回しか研がなかったりして、「大学病院や大病院の方が注射が痛くない」という風説もあったとか。それどころか、現在の医療保険制度ができる前は、病院ごとに注射の価格が違うのも普通でした。同じ注射でも高い病院と安い病院があって、価格が高い病院は注射が痛くないというエビデンスもあったっぽい？　まあ、いろいろあって現在の注射は1回ごとに使い捨てになったわけですが、これは感染予防だけでなく、注射針が折れるリスクや注射の痛みも最小化するためなのです。なので、「もったいない」とか言わないで下さい。

　大昔の注射針は、研磨して消毒しての再使用が普通に行われており、ワシの実家の病院にはメスや注射針を研いでいた研磨室という部屋がありました。とはいえ、ワシが小学生だった時代ですら、既に研磨室というのは看板だけで、実際には注射針＆メスなどの刃物や医療廃棄物を保管しておく物置部屋に過ぎませんでした。当時の状況を母に尋ねてみたところ、1975年（昭和50年）に病院の大幅な設備

●Journal of Manufacturing Science and Engineering Article 135巻4号
「The Needle With Lancet Point: Geometry for Needle Tip Grinding and Tissue Insertion Force」
https://asmedigitalcollection.asme.org/manufacturingscience/article/135/4/041010/694788/The-Needle-With-Lancet-Point-Geometry-for-Needle

更新をした時には注射針もすべて使い捨てに代えてしまい、研いでもらうものがなくなったので、研磨室にいたという技師のおじさんもそのタイミングで退職したそうです。

　注射針の能力を示す基準の一つに「穿刺力」というものがあり、研磨法、刃面角、針の外径などの要素によって決まります。穿刺力が高いほど針を刺す時の失敗が減り、患者の痛みが軽減するので重要です。熟練の職人に「そんな研ぎ方じゃ患者が可哀想そうだ！」と若者が怒られたり、「この2段砥ぎが重要なんだ！」と指導されたり、ベテランの医師が注射をした時に「この注射針は穿刺力がひと味違う、スゴ腕の職人だ!!」なんてやり取りがあったかどうか…、ワシの年代では知る術が無いので、これらは伝え聞いた話を元にした妄想です。

　注射器が登場した初期の注射針の先端は、単純に斜めに切って研いでいただけだったのですが、刺通抵抗を小さくして痛みを軽減するために、針先の角度を2段階にするランセットポイントやバックカットポイントといったさまざまな形状の注射針が開発されました。現在の注射針はこの加工が施されているのが普通で、より高度なアシンメトリーエッジ加工が施された注射針もあります。

　技術の進歩ってすごいです。注射は絶対に昔より今の方が痛くありません。

医療現場で最も針が折れているのは歯科医の麻酔

　手塚治虫先生のマンガ『ブラック・ジャック』に、点滴の針が折れてしまい、体内を針が流れて行き必死になって探すエピソードがありました。そして、作中でブラック・ジャックが「そんなバカな、りくつからいっても注射針がおれるわけがない！」と言っている通り、現代の注射針がクリアしなければならない基準は尋常じゃないほど厳しく、理論上は鉈でぶっ叩いても、ペンチで曲げても注射針は折れないようにできているはずなのです。

　注射針が折れて体内残留するという医療事故はたまに起きているとはいえ、21世紀の基準で考えれば、医師や看護師を40年続けたとしても一生に1回も経験しない人の方が多いでしょう。採血・注射・点滴・透析などで針が折れるリスクは、患者の視点から見て「ゼロ」と断言していいほどレアケースです。採血する看護師さんに「注射針が折れたりしませんか？」と聞いたとしたら、「そんなの見たことも聞いたこともない」と言われるでしょう。

　現代医療現場で、最も注射針が折れているのは歯科医の麻酔です。歯科医の救急処置マニュアルに「注射針の組織内迷入」という項目があるくらいなので、現実に起きています。歯科の麻酔は非常に細長い針を使うため、血管に刺す注射針と比べて折れるリスクは格段に高いのです。とはいっても、発生率は日本全体で1年に数回程度ですが。仮に針が折れても、ほとんどの患者が外科手術によって取り出せているものの、近年、摘出不可能になった事例が1件報告されています。

　2003年（平成15年）1月に歯科医で親知らずを抜くために患者に麻酔したところ、注射針が折れて口の中に刺さったまま取り出せなくなってしまいました。歯科用注射針31G（直径0.27mm）、長さ21mmを電動麻酔機に装着して刺したのですが、針がポッキリ折れてしまい、長さ約14mmの注射針

Memo:　●　「判例時報」No.1923 2023年7月11日号 77頁「札幌地方裁判所平成17年11月2日判決」

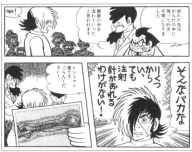

『ブラック・ジャック（手塚治虫漫画全集）』
5巻189ページ参照（手塚治虫／講談社）

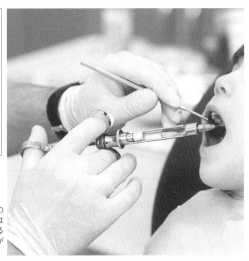

医療で使う注射針は厳格な認証基準をクリアしたもの
で、ブラック・ジャック先生が言うように折れることは
まずない。しかし、歯科医が注射した麻酔針が破折する
事故はごくまれに発生しており、組織内に残留した針が
摘出できなくなった事例もある

が右上顎の中に残ってしまったのです。大学病院で摘出を試みるも摘出不可能と診断され、20代の患
者は口の中に針が刺さって痛むのを一生我慢して生きていくことになりました。

　一生このままなので障害者ということになり、後遺障害等級12級12号と認定。これは足の指が1本
無くなったくらいの障害に当たります。また、裁判の結果、歯科医師は素直に医療ミスを認め、患者は
「後遺症による労働能力喪失による逸失利益」として賠償金がもらえることになりました。折れた注射
針が口の中に刺さった痛みが死ぬまで続き、仕事に支障が生じて減少する生涯賃金と認められた金額が
1,139万2,620円。さらに400万円の慰謝料、大学病院で針を取り出そうとした時の治療費、諸経費、
弁護士費用などを合わせた総額1,717万8985円の賠償金です。つまり、注射針が折れて体内に入った
ままになると、生涯賃金を1千万円以上も失う上に、400万円分の苦痛を一生かけて味わうハメになる
ということです。

　裁判所が認めた歯科医師の過失とは「細い針を選択して使用したこと」だったので、組織の損傷など
を考慮せずに太い注射針を使用していたら大丈夫だったのでしょうか？　気になったので徹底的に調べ
てメーカーの文書を引っ張り出して読んでみたところ、「電動注射器への使用の際は、手振れと強圧注
射に注意すること。針管が折れる可能性がある」としっかり書いてありました。ということは、針の選
択ミスというより、その歯科医師の技術不足だった説が濃厚になってきたんですけど、裁判所の事実認
定に問題ないですか、コレ？　この判例に脅えた歯科医師らが、今後太い注射をするようになったら患
者が痛くてたまらない気がするんですけど？

　まあ、日本全体で10年に1人出るかどうかのレアケースに脅えるのもバカらしいので、心配しない
で普通に歯科医にかかって下さい。

肛門は出す器官であって入れる器官ではない（戒め）

恐怖のジェット浣腸

**単なる悪ふざけが悲惨な事故へと変わる。肛門から空気を注入して人を死なせる「空気浣腸」
はその典型例だ。ただし、肛門に入ると悲惨な事故になるのは空気だけではなく…。**

　日々報じられる事件や事故のニュースの中には「何でそうなる？」というものがあります。中でもなぜか定期的に起こるのが、「職場で同僚の肛門にエアコンプレッサーで空気を注入し、死亡させる」というもの。他人の肛門に工業用コンプレッサーの圧縮空気を吹き付け、大量の空気を浣腸して重傷を負わさせたり死亡させる事件です。

　空気浣腸事件は日本のどこかで起こるたびにニュースで大きく取り上げられたため、「肛門から空気を入れると人は死ぬ」と勘違いされる場合も多いのですが、圧搾空気による腸管穿孔の多くは予後良好であり、普通は死にません。

　エアコンプレッサーで圧縮空気を浣腸した最初の症例報告は、1904年（明治37年）に医学雑誌の『The Lancet』に掲載されたものらしく、圧縮空気が工事現場で使われるようになったばかりの年代の話。イギリス・ロンドンの建設現場で作業員がやらかしたとのことなので、現代と全く同じです。人類はエアコンプレッサーが一般作業員でも使えるようになるとすぐに尻に入れたわけで、その後も現代日本まで愚かな人類はエアコンプレッサーによる空気浣腸を繰り返しているようです。

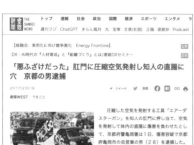

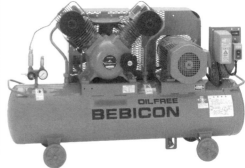

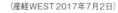

（産経WEST 2017年7月2日）

エアコンプレッサーによる空気浣腸
エアーコンプレッサーは空気を圧縮できる機械で、本体の先端部分から排出される圧縮空気は釘打ちや塗装、ボルトの付け外しなどに利用される。この圧縮空気を悪ふざけで他人の肛門に注入し、内臓を損傷させたり死亡させる空気浣腸事件がニュースになるが、今に始まったことじゃない。昔からの定番の事故とのこと。人類はまるで成長していない…

Memo:

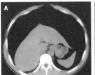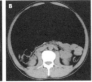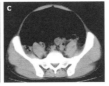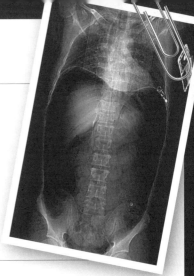

圧縮空気によるS状結腸の破裂

コンプレッサーで圧縮空気を浣腸され、腹部が風船のように膨らんだ男性のレントゲン写真（左）とCT画像（下）。黒く写っているところはすべて空気。レントゲン写真を見ると、腹腔内が空気でいっぱいになり、横隔膜が上昇しているのが分かる。また、CT写真では、大量の空気によって腸などの内臓が押し潰されているのを確認できる　　　（「Rupture of sigmoid colon caused by compressed air」参照）

空気浣腸をやられると人間は風船になる

　尻の穴にエアコンプレッサーで空気を入れられた人が死んだのは、腸に穴があいたからではありません。横隔膜に穴があいて胸の中が空気でいっぱいになり、肺が膨らまなくなり呼吸ができなくなったことによる窒息死です。「どうして空気が尻の穴から肺に？」と思うでしょうが、尻の穴から高圧空気を入れ続けると胴体の中が空気でいっぱいになり、“人間風船”になって人は死ぬのです。

　まず肛門から入った空気は、大腸を風船のように膨らませます。ここで腸に穴があかなければお腹が痛くなるだけで済み、入った空気はオナラとして出ていきます。しかし、限界まで大腸が膨らむと風船が破裂するように穴があき、お腹の中に空気が充満して風船のように膨らみます。穴があく場所は直腸よりも上にあるS状結腸が最も多く、次が直腸で、さらに横行結腸という順です。興味深いことに、どの症例でも肛門から垂直に上の部分に穴があいています。

　お腹の中が空気でいっぱいになると風船のようになって空気が自然には抜けなくなり、腹が膨らんで痛みが発生。レントゲンやCTの画像を見ると、内臓が圧迫されて潰れてしまい腹の中が空気でいっぱいになっています。黒く写っているところはすべて空気で、下に押し潰されて小さくなっているのが腸などの内臓です。これはもう人間風船状態であり、開腹手術して腸の破れた部分を修復して空気を抜くしかありません。

　意外にもここまで人間風船になってもすぐには死なず、手術をすれば治ります。実際、人間風船になって何時間も経ってから来院するということが多く、仕事中に空気浣腸をやられた人が夜になって腹痛が我慢できなくなり、病院を訪れるケースは珍しくありません。

　有名な死亡事故としては、さらに空気が入って横隔膜に穴があき、胸の中にまで空気が入り込んで一瞬にして気胸の中でも最も重症な「Ⅲ度：完全虚脱」の状態になった例がありました。この段階まで進むと心肺停止してしまい、心臓マッサージをしてもどうにもなりません。もしこの状態で救命する方法があるとすれば、気胸の治療を行うしかなく、胸に太い注射針を刺して空気を抜くことになりますが、

参考資料・出典画像など
● 「The Lancet」23 July 1904 「A CASE OF RUPTURE OF THE BOWEL CAUSED BY COMPRESSED AIR.」
● 「Rupture of sigmoid colon caused by compressed air」https://pubmed.ncbi.nlm.nih.gov/26973403/

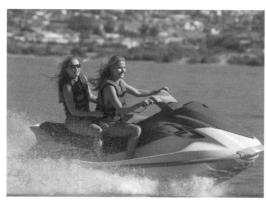

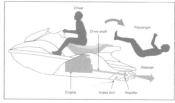

水上バイク事故によるジェット浣腸
水上バイクは、ジェット水流を推進力にする乗り物。船体下の吸入口から水を吸い込み、その水を勢いよく後方に噴射することで水の上を走る仕組みだ。しかし、走行中の水上バイクから振り落とされると…特に仰向けの姿勢で後方に落水した場合は、会陰部にジェット水流が直撃することになる

医師がその場にいてもできる可能性は低いでしょう。ですが逆に、ここまでいかなければ死ぬことはなく、肺まで空気がいかなければ後遺症もなく予後良好といわれます。

　大腸の中のウンコがお腹の中に散らばって感染症になる可能性もありますが、腸にあいた穴は数cm程度。穴があくと腸の内部よりもお腹の中の空気圧が高くなるため、腸の中身が漏れ出すことはほとんどありません。実際、症例報告を見た限りでは、深刻な感染症は起きていませんでした。

　ちなみに、直腸やS状結腸に穴があいてしまった場合は尻からウンコができません。一時的な人工肛門を作って穴が塞がるまで、しばらくはお腹の穴からウンコをすることになります。

毎秒5Lの水を強制浣腸されるジェット浣腸

　肛門からの空気浣腸よりも怖いのが、水上バイク事故による肛門からのジェット浣腸です。水上バイクの負傷で、衝突事故に次いで多いのが実はコレ。水上バイクから振り落とされた後にウォータージェット推進器から噴き出した水が肛門を直撃し、体内に噴射されて内臓を損傷させてしまうというものです。犠牲者の大半は水上バイクの経験が浅く、運転に必要な訓練をほとんど受けていない人のようです。日本では水上バイクの運転には、16歳以上にならないと取れない「特殊小型船舶操縦士」の免許が必要ですが、アメリカでは免許が要りません。子供でも簡単にレンタルして乗れてしまうため、ジェット浣腸事故は特にアメリカで多発しています。

　そもそも水上バイクは、後方にジェット水流を噴射して猛スピードで進む乗り物です。機種による差はありますが、水上バイクのジェット水流は毎分300Lの水を噴射するといわれます。つまりジェット浣腸は、1秒間に5Lの水が体内に噴射される計算です。悲惨なのは男性よりも女性で、肛門だけでなく膣にも毎秒5Lの強制浣腸を食らうことになり、膣と腸の両方に穴があいてしまいます。

　ジェット浣腸事故の受傷者は女性が圧倒的に多いのですが、それには複数の理由があります。

Memo: ● 「Anorectal injury related to a personal watercraft: a case report and literature review」 https://www.ncbi.nlm.nih.gov/pmc/articles/PMC7519024/
● 「Hydrostatic rectosigmoid perforation: a rare personal watercraft injury」 https://pubmed.ncbi.nlm.nih.gov/21292097/

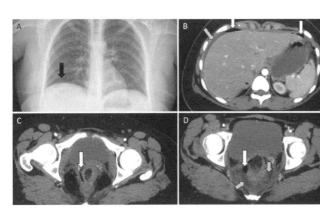

**ジェット浣腸で
直腸・膣損傷した例**

水上バイクの後部座席から
後方に投げ出され、膣と肛
門にジェット水流を受けた
カナダの14歳の少女のCT
画像。矢印で示した箇所、
膣円蓋部と肛門縁から直腸
にかけての複数の裂傷が
ジェット浣腸の破壊力を物
語る。裂傷を修復された後、
少女には人工肛門が造設さ
れている（『Hydrostatic
rectosigmoid perforation:
a rare personal water
craft injury』参照）

1. 2～3人乗りの水上バイクの場合、女性は座席後部に乗ることが多い

2. 服装が水着であることが多く、布1枚しか身を守るものがない

3. 後部にはハンドルのようなつかまるものがないため、落水しやすい

4. 運転者が落ちるとキルスイッチが作動してエンジンが止まることが多いが、
　 後部の人が落ちても水上バイクは止まらない

　つまり、運転者の後ろに乗っている女性が振り落とされて事故に遭う…といったケースが圧倒的に多く、水上バイクに彼女を乗せて運転する男は十分に配慮しないとダメということです。そもそもが訓練を受けたことのない乗り物の運転は危険だから運転免許という制度が存在しているわけで、たとえ水上バイクの無免許運転が合法のアメリカでも、きちんと訓練をせずに軽い気持ちで運転するのは絶対に避けた方がベターでしょう。

　アメリカでは若い女性がジェット浣腸によって膣と肛門を破壊されてしまう事故が後を絶たず、あまりに件数が多いので、水上バイクによる事故を扱う専門家がいるほどです。テキサス州のボーモントにあるマゾラ法律事務所（MAZZOLA LAW FIRM）なんかがそうで、製造物責任訴訟専門の弁護士が運営しています。この法律事務所ではブログをやっていて、ジェット浣腸事故の訴訟案件について書かれていたりするので、興味がある方は読んでみて下さい。かなり生々しいです。

　なお、事故が多いアメリカで乗り物の安全管理をしている国家運輸安全委員会（NTSB）は、ジェット浣腸から身を守るための対策として、水上バイクに乗る時はウェットスーツのボトムスの着用を推奨しています。厚手のウエットスーツなら水着のように簡単に破れたりずれたりすることはなく、膣と肛門をしっかりガードできます。彼女を水上バイクの後ろに乗せるなら、ちゃんとウェットスーツを着せてあげましょう。彼女のアソコとアナルを守ってあげて下さい。

● 「MAZZOLA LAW FIRM」 https://personalwatercraftinjuries.com/pwc-injury-faq/

勃起強制リング事故と包茎利権

男性器にまつわるトラブル

男性のシンボルに関するトラブルについて、事故と病気の両面から見ていこう。"事故"のケースでは、自ら進んで無茶をした結果の場合もあり、高額請求になってしまう可能性も…。

ペニスに何かの輪をハメたら取れなくなって困る現象には、「陰茎絞扼症（いんけいこうやくしょう）」という名前が付いています。そのまま放置すると、血液が回らなくなって壊死してしまうのですが、腐り始めてからようやく病院に訪れるなんて人も少なくなく、好奇心旺盛というか我慢強いというか…。症例報告は世界中で数多く出ていて、珍しくないことのようです。中には、精神科に行け！と怒りのこもった症例報告を書いている先生もいらっしゃいます。

勃起力を維持するためにキツい首輪をハメる

なんでペニスにキツイ輪をハメたがるのかといえば、根本を締め上げると流れ込んだ血液が体に戻らなくなり、勃起力が強くなってペニスがマッチョになったような錯覚が得られるからです。皆さんにも交尾の途中で萎えそうになったらペニスの根元を指で輪を作って締め上げると、一時的に勃起力が維持できるので適度にこの仕組みを利用するのは有効だと思います。

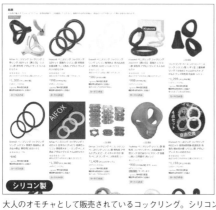

シリコン製

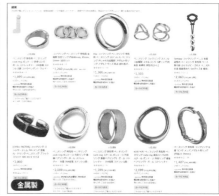

金属製

大人のオモチャとして販売されているコックリング。シリコン製から金属製まで各種あり、大手メーカーの商品は安全性が考慮されているため、普通に使う分には問題ないと思われるが…。いずれにせよ、限界に挑むような行為は慎むべきだ

Memo: 参考資料・画像出典など
●陰茎絞扼症（penile strangulation）　金属リングが取れなくなってグラインダーで切断した症例
https://www.ncbi.nlm.nih.gov/pmc/articles/PMC3936155/

Urology Annals

ペニスにハメた金属製のリングが抜
けなくなってしまった時に備えて、
ガイドラインが存在する。基本的に
は指輪が抜けなくなった場合の対処
と同じだが、まず血抜きしてサイズ
ダウンさせることから始める

男性器からリングを抜く手順
①男性器に注射針を刺して血抜きし萎えさせる
②男性器とリングの間に糸を通す
③男性器を糸できつく縛って細くする
④縛って細くなった部分へリングを移動させていく
⑤少しずつ前の方を縛って移動させながら、後ろをほどいて血流を再開させる
⑥この作業を繰り返して抜く

　そして、血栓などによって血液がペニスから戻らなくなって勃起が収まらず腐る病気があり、「持続
勃起症」という病名が付いています。ペニスの根元を縛るのは疑似的に持続勃起症と同じ状態にして勃
起力を高めている状態ですが、この状態は血液循環が阻害されていることになるので長時間行うと血行
不良で壊死するわけです。持続勃起症で壊死するのと同じことが起きます。

　上述した通り、ペニスの根本を縛ったりリングをハメて取れなくなる事故はそれなりにあることなの
で、対処するためのガイドラインが存在。指から指輪が抜けなくなった時と基本は同じですが、ペニス
には骨が無いので萎えさせるために血抜きされます。入った物は出るのが道理ゆえ、大半はこれでなん
とかなるのですが、ダメな場合はリングを切断しなけばなりません。

「コックリング（Cockring）」と呼ばれる、竿や玉の根本に装着する大人のオモチャがあります。最近
はシリコン製が多いようですが、金属製のリングもあり、中でも医者が最も困るのが機械部品のボール
ベアリングです。なぜ困るのかというと、勃起したペニスが入るほど直径の大きなボールベアリングは、
エンジンのシャフトなど非常に高い負荷がかかるところで使用される部品なので、耐久性が非常に高く、
普通の工具ではまず切断できません。病院に用意してある一般的なグラインダー程度では削れないどこ
ろか、ヘタしたら道具の方が壊れます。

　こうなると医者の手には負えないため、消防署に電話してレスキューを依頼します。消防組織では建
造物や自動車や鉄骨などに挟まれた人間を救助するために、あらゆる物体を切断できる高機能な道具を
備えているからです。金属製の太いリングが取れなくなった時は、病院ではなく消防署にあるリングカ
ッターという指輪を切る道具で切断してもらうことに。実際に、消防士が病院に呼ばれてペニスにハマ
ったリングを切断したという症例報告は、世界中に存在します。

　ちなみに、病院で使用する医療用機器の工具には、硬い物に当たっている抵抗が無くなると自動的に
止まる安全装置が搭載されています。頭蓋骨に穴をあける時に脳を傷付けないように、貫通した瞬間に

●ボールベアリングが取れなくなった19歳の症例、ベアリングを破壊せずに成功した。　https://pdfs.semanticscholar.org/8931/8cf9dc0c4160148d8fff5a
05e9e2936a2707.pdf?_ga=2.113648007.1864943910.1618184954-604609162.1618184954　●頭の医者に行けと怒りのこもった症例報告　https://www.
hindawi.com/journals/criu/2018/1725752/　●消防で指から指輪が取れなくなった時の対応例　http://www.ey119.jp/syoubou/06konnatoki/yubiwa.html

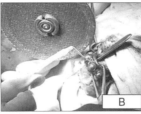

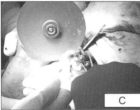

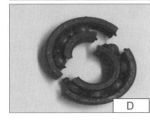

⬆海外では消防士が対処したという報告がある。これはスペインの消防士が4つのリングを切除したという2016年の記事

⬅ガイドラインに沿った手順でリングが抜けなかった場合、グラインダーなどを使って物理的に切断することになる。特に厄介なのが、機械部品用のボールベアリングで、耐久性が高いため病院に用意してある医療用機器では対応できないことも…。そんな時は、消防署にレスキューを依頼し、建材用などの強力な機器での作業となる

止まる安全装置が代表的な例です。しかし、市販の電動工具にはこうした高度な安全装置はありません。医療用機器でない道具で、人体に関わる物体を切断するのは非常にリスクの高いことなのです。医療用機器にボッタクリみたいに高い価格が付いているのは、医療機器メーカーの利権などではなく、こうした地味な安全性にコストがかかっているからだったりします。

　なお、陰茎絞扼症の英語名「penile strangulation」で画像検索すると、抜けなくなってペニスが壊死した悲惨な画像が大量に出てきます。前作『アリエナイ医学事典』では「チェーンソーの殺傷力」の記事にて、「無残な人を不快にさせる残虐な写真を大量に見ることができる検索先が記載されている」として、有害図書指定の理由の一つになりました。しかし、そういった趣味がある人に自重を促す意味でも、検索ワードを記載しておくので自己責任でググってみて下さい。

✓ 自由診療における包茎利権とは？

　さて、自前のペニスの皮がコックリングになって、ヘタすると亀頭が壊死しそうになる「嵌頓包茎（か

Memo: ●リングを外すために消防隊の支援が必要だったケース　https://pubmed.ncbi.nlm.nih.gov/19416581/　●高齢者の陰茎絞扼症の1例-学校法人日本医科大学　https://www.nms.ac.jp/sh/jmanms/pdf/017010021.pdf　●ペットボトルによる陰茎絞扼症の1例　https://repository.kulib.kyoto-u.ac.jp/dspace/bitstream/2433/92985/1/56_63.pdf　●指輪による陰茎絞扼症の1例　https://repository.kulib.kyoto-u.ac.jp/dspace/bitstream/2433/119294/1/33_1672.pdf

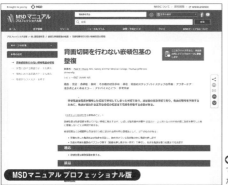

今日の臨床サポート

J068 嵌頓包茎整復法（陰茎絞扼等）：290点
軽度なら皮を切らずに手業で改善するという整復法がある。
医療行為として存在し、保険点数が付く

➤カントン包茎は、自分の皮で亀頭が締まってしまった状態
で、泌尿器の緊急事態ということになる。亀頭の壊死を防ぐ
ため、皮の位置を安全な位置まで整復する必要がある

カントン包茎の状態

Grade I	13%	軽症	絞扼リング周囲の浮腫のみで亀頭のうっ血を認めない状態
Grade II	82%	中症	Grade I の状態に亀頭のうっ血を伴った状態
Grade III	5%	重症	包皮のびらんや非圧痕化傾向を伴うリンパ浮腫および絞扼リングによる陰茎自体の損傷を伴う状態

出典：臨床泌尿器科 61巻4号（2007年4月）

んとんほうけい）」という病気があります。包茎の人が勃起すると自分の皮で亀頭やペニスが締まって
壊死しそうになるという困った症状が出るもので、漢字が難しいので一般には「カントン包茎」と書か
れることが多いです。

　日本で包茎手術の広告といえば、タートルネックのセーターを口元まで上げたデザインが有名ですが、
欧州にも同じ感覚があったようで、ドイツの医学書にはカントン包茎の別名として「スペインの襟
（Spanischer Kragen）」という名前が載っています。試しにドイツ語でググってみると、昔のスペイ
ン人の服と包茎のペニスが半分ぐらいずつ出てきました。

　カントン包茎には3段階あり、Grade II までなら手術しなくても手で包茎の皮を引っ張ったりして伸
ばせば改善が期待できます。この手技には「J068 嵌頓包茎整復法（陰茎絞扼等）」として、保険点数
290点が付きます。

　実際に手術しないとダメなほど重症な Grade III は全体の5％ほどなので、90％以上の人は自分でい
じってるうちに何とかなることが多いようです。萎えれば自然に治ることが多く、亀頭の腫れがヒドい
場合は、ガーゼなどを亀頭に巻いて圧迫してむくみを引かせてから、亀頭を皮の中に押し込んで戻せば
自然に腫れが引いていきます。

　とはいえ、勃起する度に亀頭が痛くなるのは健康に良くないので、できればきちんと治療した方が良
いでしょう。日本では「真性包茎」と「カントン包茎」は保険適用の病気なので、普通の病院の泌尿器
科で安く手術してもらえます（K828包茎手術 背面切開術：740点、環状切除術：2,040点）。

　ここに、包茎利権を守るために自由診療のクリニックが隠蔽している闇があるのです。とあるクリニ

●昭医会誌 第48巻 第4号〔527-530頁,1988〕「陰茎絞扼症の1例」
https://www.jstage.jst.go.jp/article/jsma1939/48/4/48_4_527/_pdf

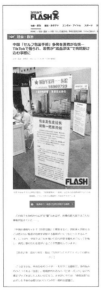

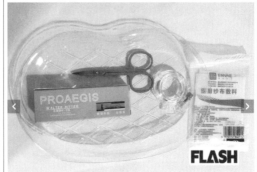

リング状の器具の一式。「PROAEGIS」とは鎮痛麻酔クリームで、これを患部に塗って付属のハサミで包皮を切るというのか…

仮性包茎の手術は本来不要であり、その不要な手術をあおるような広告がまかり通っている状況だ。その傾向は中国でも同じらしく、TikTokなどのSNSでは医師が手術を勧める動画が大量にヒットするという。そんな中、中国の若者の間で広まったのがセルフ手術。5,000円程度で買える専用カッターを使って皮を自分でカットするのだが、出血が止まらないなどの惨事になり、病院に搬送されることになる人も少なくないとか。いくらなんでも無茶だろう…（smart FLASH参照）

　ックでの包茎手術の料金は、カントン包茎治療＝130,000円、真性包茎治療＝150,000円と出てきて驚きました。保険適用だと高くても2,040点、安ければ740点の手術なので1万数千円、諸経費込みでも諸経費込みでも4万円もしないでしょう。普通に病院で保険治療が受けられるものを、自由診療として10倍以上の料金でやっているのは情報弱者を食い物にしているだけです。

　ちなみに、保険適用とならない「仮性包茎」は病気ではないので、手術しなくても特に問題ありません。不要不急の包茎手術には医学的にメリットは無く、包茎利権に搾取されるだけです。皮で亀頭が締まって困った時は、普通に泌尿器科を受診しましょう。

　一方で、日本では自傷行為などによって負った故意のケガには、健康保険が使えない制度になっています。つまり、オナニーのためにアナルに異物挿入をしたり、性行為のためにペニスにリングをハメて取れなくなると自費診療になるので、治療費が数倍に跳ね上がります。大金を請求して払えないと困るので、できる限り保険が使えるようにごまかしてくれる医師も中にはいますが…。

　アナルへの異物挿入の話で、患者がうっかり事故で入ってしまったと主張するのは、事故と自傷では医療費が何倍も違ってしまうからです。もしもハマった金属製のリングを切断するために、病院側で電動工具を買いに行くとになった場合、健康保険の制度上、その購入費に保険点数が付かない上に患者に請求できません。どうしてもとなったら自由診療にするしかなく、電動工具代は患者が自費で払うことになる可能性があるので、かなり高額になってしまうかも…。

　まあ、とにかく、チンコは大事に使いましょう。

Memo:　●smart FLASH「中国「セルフ包茎手術」多発を医者が危惧…TikTokで煽られ、若者が"流血沙汰"で病院駆け込む事態に」
https://smart-flash.jp/sociopolitics/200184/1/1/

ノーガードの性行為でアナフィラキシーショックに…

オンナとオトコの精液アレルギー

世の中にはさまざまなアレルギーがあり、人間の精液にアレルギー反応を起こしてしまう事例もある。女性にも辛いが、男性にとってはまさに地獄…。その症状と対処療法を解説しよう。

世の中には精液に対してアレルギーを起こす人間が一定数います。

アレルゲンはキンタマで作られる精子ではなく、前立腺で作られる前立腺特異抗原です。精液にドロッとした粘性があるのは前立腺特異抗原の働きによるものだといわれ、いわゆる精液の増粘剤です。精液アレルギーは後天的に発症することが多く、中には性交して出産経験があるにもかかわらず、出産後の性行為で精液アレルギーのショック症状を起こした女性もいます。女性の場合は性行為直後にアソコが痒くなったり、炎症を起こして腫れ上がったりする症状です。中等症になると全身に蕁麻疹が出たり、症状が重い場合はアナフィラキシーショックを起こして呼吸困難に至るケースもあります。

 精液アレルギーの原因は犬との接触

アレルギーは、アレルゲンとなる特定の物質に曝露すると直接的に引き起こされますが、アレルゲンとは異なる物質に対して間接的に引き起こされることもあるのです。

人体が特定のタンパク質を異物として認識すると、血液中のIgE抗体（免疫グロブリンE）と呼ばれる抗体が過剰反応して、アレルギーの症状が出ます。IgE抗体はタンパク質の一部の形を見て反応するのですが、アレルゲンではないタンパク質であっても、似た形をした共通部分があると反応することも。これが「交差反応」で、IgE抗体が過剰反応してアレルギーを起こす共通部分を、交差反応性炭水化物決定因子（CCD：Cross reactive Carbohydrate Determinants）といいます。世の中には文章全体を読んでいないのに、そこに書かれたワード1つに過剰反応して暴れ出す人間がいますが、それと同じことをする抗体だと思ってもらえれば…、まあ大体そんなイメージです。

交差反応は、異なる種の無関係なタンパク質の中に、同じ交差反応性炭水化物決定因子が含まれていると引き起こされます。有名なのがラテックスアレルギー。いわゆるゴムアレルギーを持つ人は、バナナ・栗・キウイ・メロン・桃などの果物を食べても、アレルギー反応を起こすことがあります。植物の分類も性質も全く共通点がないのに、天然ゴムのラテックスタンパク質と同じ交差反応性炭水化物決定因子を持っている果物を食べるとアレルギーを発症してしまうのです。こういった場合は、ゴムとバナナのどちらに先に曝露してアレルギーになったのかは分かりません。

参考文献・画像出典など
● 『臨床皮膚科』Vol.73 No.5（2019年 04月号）「ヒト精漿に対するアレルギー」
● 「Allergen Can f 5」http://www.allergen.org/viewallergen.php?aid=176

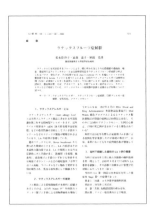
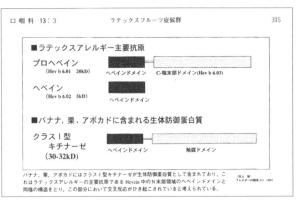

ラテックスフルーツ症候群
ラテックスアレルギーを持つ人は、バナナや栗を食べてもアレルギーを発症することがある。これは、バナナや栗に含まれるクラス1型キチナーゼというタンパク質が、ラテックスアレルギーの主要抗原であるヘベインドメインと似た構造をしているため。この類似性によって交差反応が引き起こされ、アレルギーを発症すると考えられている

そして、既に性行為の経験がある人の精液アレルギーの場合も、妊娠後に精液以外の何か他のものとの交差反応によってアレルギーを発症している可能性が高くなります。その場合、まず考えられるのは犬アレルギー。なぜか人間の精液と犬の上皮には、交差反応性炭水化物決定因子である「Can f 5」が含まれていて、犬アレルギーの人の76％がCan f 5をアレルゲンとしているのです。

女性は妊娠すると体の免疫反応に大きな変化が起きるため、妊娠前には無かったアレルギーが妊娠中や出産後に引き起こされることがあります。また、長年犬を飼っていたのに妊娠後に犬アレルギーになったという事例も報告されており、犬に触れて微小な皮膚や毛などを吸い込んだことが原因で犬アレルギーを発症し、犬アレルギーとの交差反応で精液アレルギーにもなるという謎の作用機序があることも判明しています。

つまり後天的な精液アレルギーは、精液にもアレルギー反応を起こす犬アレルギーである、という可能性が高いのです。

精液アレルギーの治療法は？

アレルギーへの対処はアレルゲンに触れないことが基本になるので、精液アレルギーの場合であれば、精液に触れないようにするしかありません。性行為にしても、コンドームを使用すれば症状は起こらないでしょう。

ただ、それだと妊娠を希望する人には問題があります。その場合は、花粉症などの治療と同じように「減感作療法」を行います。これは、薄めたアレルゲンを少しずつ触れさせ、アレルギー反応を徐々に

Memo　● 「精漿アレルギー（Human Seminal Plasma Allergy）の1例」https://www.jstage.jst.go.jp/article/nishinihonhifu/78/4/78_353/_article/-char/ja/
　　　　● 「ラテックスフルーツ症候群」https://www.jstage.jst.go.jp/article/stomatopharyngology1989/13/3/13_3_311/_pdf

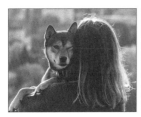

精子アレルギーは、男性の精子に含まれるタンパク質に対するアレルギー反応。女性が後天的に発症した場合、妊娠後の免疫反応の変化で先に犬アレルギーになっており、犬アレルギーとの交差反応で精液アレルギーを発症するという作用機序が判明している

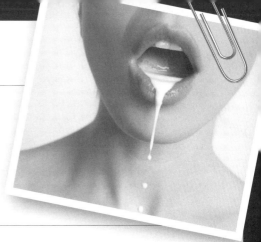

弱めていく療法です。精液アレルギーがある患者に対しては、専門医が薄めた精液を20分おきに、アレルギーが出ないことを確認しながら少しずつ量を増やして膣内に入れていきます。

　これでもアレルギーが改善しない場合は、精子を培養液で洗浄し、アレルゲンとなるタンパク質を除去してから人工授精や体外受精を行います。アレルギーの原因は精子ではなく精液に含まれるタンパク質なので、アレルゲンを取り除いてしまえば問題ありません。

男が発症するとヤレないしシコれない

　精液アレルギーの大半は女性が発症しますが、ごくまれに男性も発症します。こうなると、自分が発射した精液にアレルギーを起こすというとても不便な体になります。

　この症状には、オーガズム後疾患症候群（POIS：Post Orgasmic Illness Syndrome）という病名が付いていて、体内に精液が溜まっている間は何ともないのですが、射精するとアレルギー反応がしばらく続く面倒な病気です。人によっては射精後すぐに風邪を引いたような症状が出て、1週間くらい体調を崩すこともあります。

　治療は抗アレルギー薬の服用などが考えられますが、現在のところは標準治療といえるものが確立しておらず、具体的な治療法はありません。アレルギー治療がうまくいかなかった場合は禁欲するしかないので、かなりツラいことになるでしょう。

　アレルゲンを生産しているのはキンタマではなく、前立腺の中にある器官なので、アレルゲンを生産できないように外科手術で取り除くことも困難です。女性が精液アレルギーなら相手の男にコンドームを装着してもらえばよいのですが、自分の精液を自分で防御する手段は存在しません。何というか、体内の毒袋の中に入っている間は平気だけど、体外に出して自分の体の表面に付着すると自分だけ自分の毒にあたる…フグの毒にあたるフグみたいな意味不明なことになってしまいます。

　恋人から性行為を求められても、射精すると精液アレルギーで体調が悪くなるからヤルにヤレないなんて実に残酷な話。これがエロコメマンガだったら、射精すると瀕死になる男としてネタにできそうなんですけどね…。

知られざる膣異物挿入症例

女児の秘め事

幼女や少女が自分のアソコに、自分で異物を挿入してしまう事例は少なくない。なぜそんなことをしてしまうのか理解を深めつつ　適切な対応についても学んでいこう。

　肛門科のアナル異物挿入の話は有名ですが、産婦人科では膣異物挿入の症例報告が結構あります。そして、小児外科では幼女の膣異物の症例報告も少なくありません。小児膣内異物の症例は、日本で報告されているだけでも27例以上ありました。幼児がビー玉とか口に入れて誤飲誤食してしまう亜種ともいえる行動で、性的虐待とは関係なく自分で入れてしまう女の子が世界各地に一定数はいます。

　膣異物挿入で特徴的なのは、そのまま放置しても本人も親も特に異常に気が付かず放置されている事例が非常に多いことです。長期間放置したままだと女性器の粘膜から膿や汁みたいなものが出てくるので、下着が不自然に汚れて気が付く場合が多いのですが、挿入後、数か月、中には1年半もかかってやっと気が付いたなんて症例があるぐらいです。ちなみに、104ページの下の写真は、5歳児が自分の膣に挿入していた実際の異物になります。

　とある統計によると、13歳未満の少女や幼女で膣の異常で外来を受診した患者のうち、膣異物挿入の有病率は4％になると推計されています。一般的なのは、小児外陰炎などの炎症や陰門膣炎などの感染症、もしくはサドル外傷（『アリエナイ医学事典 改訂版』参照）などのケガです。そして、基本的に幼女の診察では膣の中を確認しないため、陰門膣炎と誤診されやすく、最初は抗生物質などの投薬が行われます。X線を撮らないと発見できないので、初診で幼女が自分で膣に何か入れた疑いにたどり着ける医師は多くないでしょう。

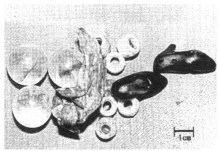 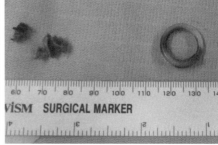

4〜5歳ぐらいの女児が、自分の膣内に異物を挿入してしまうことがある。これらは実際に女児から摘出された異物で、ビー玉、人形の靴、プラスチックのビーズ、菓子包装紙1枚、ビニール片などだ。『日本小児外科学会雑誌』（日本小児外科学会）にて報告された

Memo: 参考文献・画像出典など
●日小外会誌 第33巻4号 「診断までに1年半を要した膣内異物の5歳女児例」 https://www.jstage.jst.go.jp/article/jjsps/33/4/33_KJ00003155283/_pdf
●日小外会誌 第54巻6号 「診断に難渋した小児膣内異物の1例」 https://www.jstage.jst.go.jp/article/jjsps/54/6/54_1236/_pdf/-char/ja

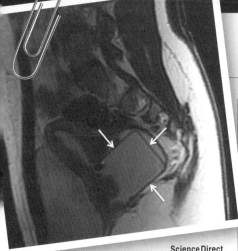

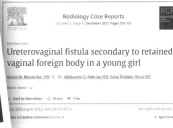

Radiology Case Reports
Volume 12. Issue 4. December 2017. Pages 720-725

Ureterovaginal fistula secondary to retained vaginal foreign body in a young girl

Anjum N. Bandarkar MD, Adebunmi O. Adeyiga MD, Eglal Shalaby-Rana MD

Show more

Add to Mendeley   Share   Cite

https://doi.org/10.1016/j.radcr.2017.07.011   • open access

Under a Creative Commons license

Abstract

We present the case of a 13-year-old girl with a recurrent urinary tract infection, malodorous vaginal discharge, and urinary incontinence caused by a retained vaginal foreign body. The foreign body, an aerosol cap retained for over 2 years, resulted in the formation of a ureterovaginal fistula, an extremely rare complication. The critical value of

Science Direct
少女の膣内異物滞留に続発する尿管膣瘻

13歳の少女の膣内に挿入された状態のスプレー缶のフタ。2年以上放置された結果、尿路感染症や尿失禁などの症状が出ていたという

☑ 幼女はなぜ自分のアソコに異物を入れるのか？

　女児が4～5歳ぐらいから自分の性器いじりを始めることがあり、そのまま異物挿入へ発展してしまう事例は少なくありません。性器いじりを始める時期は、自分の意志で排便とお尻拭きができるようになった後のタイミングと一致しています。

　これはリビドー発達段階の「肛門期」を終えて、「男根期」に入ると起きるともいわれています。オーストリアの精神科医であったジークムント・フロイトが、男性に偏った体系を作ったために男根期なんて名前が付いていますが、人間であれば性別に関係なく精神性的発達段階の第3段階として訪れるものです。通常の女児は、初潮（平均年齢は10～15歳）まで性的自覚を持たないものなのですが、何かの拍子に女性器をいじることを覚えてしまった女児がやります。一般的に初潮まで育ってからだと、ある程度成熟しているので膣に異物を挿入しようと思わないため、異物挿入を行う年齢には空白期間が存在するのです。つまり、4～5歳ぐらいで無自覚にやった子と、13歳を過ぎて性行為に興味を持ち始めてからやった子に分類できます。

　自分の娘がやってしまった場合は、基本的にチンコをいじりたがる男の子のシツケと同じです。過剰に性的倒錯を考え過ぎると、子供に悪影響です。男女共に子供には一時的に性器いじりをする時期があることを理解して、子供を嫌らしい目で見たり蔑んだりすることはやめて下さい。自分のアソコをいじる幼女は、決して異常ではありません。4～5歳ぐらいの子供が自分の体をいじるのは、適切な身体感覚の形成と発育に必要なことであり、性欲によるものではないのです。

　トイレや手洗いや歯磨きや入浴と同じく、自分の衛生状態を管理する行為の一つとして性器をいじらないようにシツケをすれば十分でしょう。ただし、暴力的な禁止を課すと性的異常者になってしまう恐れもあるので、不安なら児童精神科を受診してみて下さい。

●Science Direct「Ureterovaginal fistula secondary to retained vaginal foreign body in a young girl」
https://www.sciencedirect.com/science/article/pii/S1930043317302960
Radiology Case Reports Volume 12,Issue 4　720～725頁、2017年12月

性的興味から異物を挿入するようになったら…

　13歳を過ぎて性行為に興味を持つようになるのは、生物としてごく自然のことです。その年代の少女がやった場合は、小児科ではなく産婦人科になります。性医学的にはもう子供ではないからです。

　よく誤解されるのですが、女性の膣の中はほとんど感覚がありません。タンポンを入れたまま日常生活を送っているように、膣異物に対して特に感じないことが普通なのです。エロマンガやAVでローターを入れたままにするプレイがありますが、あれは恥ずかしい恰好をさせられていることに興奮しているのが前提にあるため、それぐらい女性は膣異物に鈍感です。それゆえ、取れなくなった異物を長期間放置してしまうことが多く、膀胱など他の臓器に悪影響が出てからようやく受診する…という事例がよくあります。

　105ページのX線の画像は、13歳の少女がスプレー缶を挿入して自慰行為をしていたらフタが膣内で外れてしまい、取れなくなって放置したら尿道や膀胱が病気になって受診した症例です。スプレー缶オナニーが多い理由はシンプルで、少女の部屋にある身近な棒状の物体がスプレー缶だからでしょう。フタ部分が膣内で外れて取れなくなる事例はかなり多いです。自分の体を守るためにも、ちゃんとした道具を使うべきです。

　膣に異物を挿入する場合は、とりあえずコンドームに入れて口を縛って行うとよいでしょう。仮に取れなくなっても、コンドームが保護してくれるので感染症や炎症のリスクが最小化できるし、コンドームの一部が出ていれば引っ張って取り出せるのでトラブルが起きにくくなります。女性は自慰行為でもコンドームを使った方が安全です。

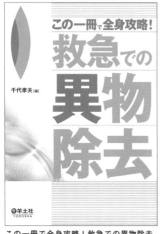

この一冊で全身攻略！救急での異物除去
（千代孝夫／羊土社）

　なぜワシがこんなことに詳しいのかというと、妻と娘の膣異物挿入の治療をした経験があるからです。ワシの娘は自慰行為に化粧品のスプレー缶を使い、膣内でフタが外れて抜けなくなって困りました。医師はこうした状況に直面した時は、落ち着いてガイドラインと症例を探します。ワシは『この一冊で全身攻略！救急での異物除去』の第8章 膣内「膣内異物の特徴と診察の進め方」「除去手技の実際」を読み、宇宙猫ならぬ宇宙アルマジロのような悟りの境地に達しながら、娘の処置をしたのでした…。オマエラ母娘で何やってるの？…と頭を抱えたので、ネタとして消費することにしました。なお、この話は妻子の了承を得た上で記事化しています。

　異物挿入は診断と手順さえ正しければ、安全に取り出せます。医師には恥ずかしがらずに、正直に申告するようにして下さい。

Memo:

小児膣内異物の症例27例

01	西井寿吉：膣内異物の経験例	治療及び処方　8巻：1785〜1788頁、1927年
02	田村吉之助：興味ある少女膣内異物の一例	産と婦 Vol.2：777・778頁、1927年
03	大関仲三：膣内異物に就て	産と婦 Vol.3：626〜628頁、1935年
04	涌島文雄：膣内異物の一例	産と婦 Vol.4：971〜973頁、1936年
05	松枝茂：症状と妥協してしくじった話	臨床医学2巻：121頁、1937年
06	山本哲雄：少女膣内異物(瓢箪)の珍奇なる一例	産と婦 Vol.5：248・249頁、1937年
07	浅羽武一：少女膣内畳ピン一例	治療学雑誌12巻：225・226頁、1942年
08	松永勝：幼女膣内異物の一例	広島医学　2巻：75頁、1953年
09	長谷川安正：挿入後7ヶ月を経過せし2年10ヶ月幼女の膣内異物の一例	産婦の実際　3巻：690・691頁、1954年
10	白河義久：5才の幼児にみられた発見困難なりし膣異物の1例	岡山婦人科会報　2巻：141頁、1954年
11	高木聡一郎、山本嘉三郎：挿入後7ヶ月間を経過した6年3ヶ月の少女の膣内異物の1例	産科と婦人科 Vol.30：731?732頁、1955年
12	岡田和親：子宮内異物及4年8ヶ月幼女の膣内異物の各1例	産科と婦人科 Vol.33：187〜189頁、1958年
13	宮野誠：幼女膣内異物の2例	産婦の世界 Vol.10：1495〜1497頁、1958年
14	大川智之、冨田健：性卵巣腫瘍と誤診された少女の膣内異物の1例	産婦治療　18巻：465〜468頁、1969年
15	田村寛、丸山和雄、栗原誠、他：幼女の帯下一特に膣内異物ならびにトリコモナス膣炎について	日小外会誌 第33巻4号、1997年
16	京都大学医学部婦人科学産科学教室 橋本良子、山田順常、林進、中島襄、城戸国利、西村敏雄：幼女の膣内異物(鈴)の1例	産婦人科の進歩28号の1:83〜86頁、1976年 https://www.jstage.jst.go.jp/article/sanpunosinpo1949/28/1/28_1_83/_pdf
17	鈴木晧、山本嘉、大島正義、他：4年間におよぶ帯下を主訴とした少女の膣内異物	児臨床 Vol.37：1147〜1154頁、1984年
18	石井美和子、平沢浩文、加藤政美、他：膣内異物を繰り返した5歳児の1症例	産と婦 Vol.57：2141〜2144頁、1990年
19	原龍彦：子宮癌と誤診された膣内異物に就て	北海道産婦会誌1巻、52〜54頁、1950年
20	櫛淵大策、鈴木秀行、北川寛、他：挿入後20年を経過し膣狭窄をきたした膣内異物の1例	産と婦 Vol.48：355〜359頁、1973年
21	吉田浩介：28年間のあいだ体内に放置されたと考えられる膣異物	産婦の世界 Vol.31：68・69頁、1979年
22	大石孝、福士明、尾崎浩士、他：膣内異物による と思われる全周性膣壁癒着の1例	産婦治療　Vol.60：228〜230頁、1990年
23	石濱淳美、大内義也、三枝裕：膣損傷膣内異物	産婦の実際 Vol.36：2021〜2026頁、1987年
24	麓純treble：子宮内異物の一例(36才)	日産婦科6巻：237〜240頁、1911年
25	岩川眞由美、鈴木利弘、大川治夫、金子道夫、堀哲夫、池盛賢一、雨海照祥、中村博史、平井みさ子、野田秀平：診断までに1年半を要した膣内異物の5歳女児例	日本小児外科学会雑誌33巻4号：765〜769頁、1997年 https://www.jstage.jst.go.jp/article/jjsps/33/4/33_KJ00003155283/_pdf
26	古田繁行、佐藤英章、辻志穂、眞鍋周太郎、北川博昭：小児膣異物の1例 腹腔鏡観察下経膣的異物全摘出の経験	日本小児外科学会雑誌51巻7号：1230〜1233頁、2015年 https://www.jstage.jst.go.jp/article/jjsps/51/7/51_1230/_pdf/-char/ja
27	三宅優一郎、高見澤滋、好沢克、畑田智子、服部健吾：診断に難渋した小児膣内異物の1例	日本小児外科学会雑誌54巻6号：1236〜1239頁、2018年 https://www.jstage.jst.go.jp/article/jjsps/54/6/54_1236/_pdf/-char/ja

●性器の訴えを持つ少女の膣物の確率の統計例

ParadiseJE, EnglishED：Probabilityof vaginal foreign body in girlswith genital complaints Am. J. Dis. Child.：472〜476頁、1985年 https://pubmed.ncbi.nlm.nih.gov/3984971/

寝ている間なら殺人もレイプも無罪になる!?

強姦魔の奇病 セクソムニア

睡眠中に動き回る病気として知られる夢遊病だが、犯罪者の言い訳として使われてきた歴史がある。夢遊病の無意識状態で人を殺したので私は無罪です！…って、そんなのアリ？

日本では認められた判例がありませんが、欧米では夢遊病状態で起こした犯罪は心神喪失になります。1845年10月27日、アメリカ・ボストンで殺人事件が起こりました。金持ちの御曹司アルバート・ジャクソン・ティレルがマリア・アン・ビックフォードという売春婦につきまとい、刃物で彼女を殺害、売春宿に放火して逃げたのです。ティレルは逃亡先で逮捕されますが、金持ちの親がThe wizard of the law（法律の魔術師）の異名を持つルーファス・チョート弁護士を雇って弁護させました。

チョート弁護士が主張したのは、ティレルの心神喪失。現代日本でも定番の「心神喪失による無罪」を主張しました。ティレルは売春宿で彼女と一緒に寝ていて、夢遊病の状態で彼女の首をカミソリ（ナイフ）で切り、放火してそのまま外へ走り出し、「目が覚めたら知らない場所にいて彷徨っていただけなので、逃亡ではありません！」…と言い張ったのです。これこそ、世界で初めて「殺人夢遊病（Homicidal sleepwalking）」を使って人殺しの刑事責任を回避する法廷戦術でした。

事件から5か月後の1846年3月30日、裁判で無罪判決が出され、ティレルは釈放されました。チョート弁護士が使った伝説の法廷戦術はほかにもたくさんあり、彼は活動期間中に全米最高額の賠償金を勝ち取った弁護士でもあります。どんな事件でも心神喪失無罪を勝ち取り、超高額賠償金で大儲けするという二重の偉業を成し遂げ、アメリカの裁判の話題になるとよく出てくる「高額報酬でトンデモ判決」を作り出す弁護士の始祖になった人です。

 夢遊病殺人が無罪になった科学的根拠

こうして、夢遊病なら人を殺しても無罪になることが判例として確定すると、欧米では殺人罪から逃れるための言い訳として殺人夢遊病が多用されました。

この事件から4年後の1850年には、オーストラリアでコグドン夫人が、夜中に19歳の自分の娘の頭を斧で叩き割って殺人罪に問われましたが、夢遊病の状態でやったということで無罪。1878年4月には、スコットランドで1歳半の息子を壁や柱に何度も叩き付けて死亡させたサイモン・フレイザーも無罪になりました。その裁判で男は、「息子が猛獣に襲われた夢を見て、夢の中で猛獣をやっつけようとした」…と主張。それで無罪となり、「今後は寝る時は1人で寝る」という誓約をしただけで、精神病院に強

Memo: 参考資料・画像出典など
● 「MASTURBATION DURING SLEEP - A SOMNAMBULISTIC VARIANT?」 http://smj.sma.org.sg/2706/2706smj16.pdf
● National Institutes of Health 「Sexsomnia--a new parasomnia?」 https://pubmed.ncbi.nlm.nih.gov/12866336/

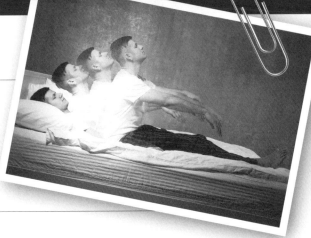

夢遊病
夢遊病（睡眠時遊行症）は「睡眠時随伴症」の一種で、睡眠中の人が自覚のないまま起き出して何かしらの行動をとる現象。ノンレム睡眠と呼ばれる深い眠りの時に生じるもので、覚醒機能がうまく働かないことが原因の一つとされる。夢遊病患者による事件は世界各地で起こっており、その刑事責任の有無が議論の的となっている

制入院させられるようなこともありませんでした。

　20世紀の初めまではコレで通用していたのですが、時代が進んで20世紀も終わりが近づいてくると事情が変わります。決定的になったのは、ケネス・パークスという23歳の男がカナダ・トロントで起こした事件です。1987年5月23日、パークスは夢遊病の状態でクルマを運転して23km離れた義理の両親の家まで行き、義母と義父の殺害を企てました。目を覚ますと手が血まみれになっていることに驚いた彼は、自分で警察に出頭し逮捕されます。この事件に高額報酬弁護士は参加していなかったものの、裁判の結果、パークスは心神喪失による無罪となったのです。

　しかしこの時、無罪の有力な証拠とされたのは彼の証言ではなく、脳波検査の結果でした。脳波検査により、睡眠時のパークスの脳波には異常があることが判明。さらに、彼の家系の多くが夢遊病に悩んでいたことも分かったのです。「嘘の証言はできても脳波までは嘘をつけない」ということが証拠とされた、エポックメイキングな事件でした。

　日本では耳が聞こえない和製ベートベンのせいで聴覚障害の認定が厳しくなってしまいましたが、それと同じように、無意識下で脳波に異常が無いと夢遊病とは認められなくなったわけです。

✓ 睡眠中に性行為をする謎の夢遊病・セクソムニア

　裁判で殺人夢遊病は無罪が定説になっていた時代に、さらに厄介な夢遊病が登場してきました。「セクソムニア（睡眠時性的行動症）」とは、睡眠中に無意識下で性行動を取ってしまう夢遊病の一種です。自慰行為をする、性行為をする、卑猥な寝言を言う…などの症状が出ます。

　この病気は1986年、シンガポールで34歳の既婚男性の症例が初めて報告されました。その症例は、寝ている間にオナニーして射精してしまうというもの。隣で奥さんが寝ている中、朝起きると精液でベッドが汚れていたのですが、男性には全く記憶がありません。奥さんに怒られて病院に行ったところ、謎の夢遊病と診断されました。

　セクソムニアは2007年には正式な病気と認められ、アメリカ精神医学会（APA）が発行する『DSM-5（精神疾患の診断・統計マニュアル）』にも掲載されています。

●ScienceDirect「Sexsomnia: A case of sleep masturbation documented by video-polysomnography in a young adult male with sleepwalking」
https://www.sciencedirect.com/science/article/pii/S1984006316300396

マイナーな奇病に過ぎなかったセクソムニアが注目を集めることになったのは、2007年6月にオーストラリアのアーネムランドで起きたレイプ事件がきっかけでした。レナード・アンドリュー・スペンサーという48歳の男が21歳の女性をレイプする事件が起きたのですが、男の弁護士はセクソムニアによる心神喪失無罪を主張します。弁護士は精神科医のレスター・ウォルトンに頼み、スペンサーがセクソムニアであることを法廷で証言してもらうと、この証言が認められ無罪になったのです。

　この事件後から、レイプで捕まっても無罪になる魔法の免罪符として、専門家の医師に頼んでセクソムニアだと主張してもらう戦術が世界中で悪用されることになりました。

　オーストラリア睡眠学会（Australasian Sleep Association）は、資格のある医師に対し、セクソムニアの診断や意見書の提出は慎重に行うように勧告。しかし、あまりにもセクソムニアによる心神喪失無罪が乱用されまくった結果、オーストラリアでは2年後に法改正が行われています。直接的にセクソムニアの主張や証言を禁止にはできないので、裁判における証拠としての取り扱いを厳格化するかたちになりました。とはいえ、この法改正は「セクソムニアは強姦魔の詭弁である」という知識を周知するのが目的だったように思えます。

　レクシスネクシス社の英米法判例データベース（Lexis）によれば、2018年にアメリカでは、セクソムニアで心神喪失無罪が争われた判例が213件ありました。ところが、無罪になったのは1件。意外にも、最も乱用されそうなアメリカでセクソムニアが急激に認められなくなっています。これは、弁護側がセクソムニアを主張して睡眠医学の専門家を呼んでも、その証言が採用されなくなってきたのが大きな理由です。セクソムニアが強姦魔の常套句として有名になったこともあり、検察側が小さな矛盾を

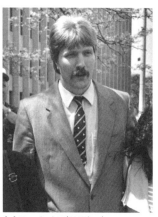

ケネス・パークス（1987年〜）
1987年、夢遊病殺人で逮捕されたカナダ人男性。法廷で夢遊病が裏付けられ、心神喪失が認められて無罪になった。2006年に6児の父になっている

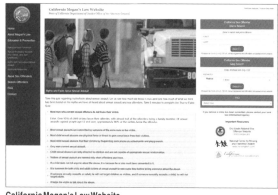

California Megan's Law Website
https://meganslaw.ca.gov/
メーガン法（ミーガン法）は、性犯罪常習者から子供を守ることを目的として成立した性犯罪者情報公開法。性犯罪者の名前や住所、犯罪歴といった個人情報を州当局が住民に公開することを認めており、カリフォルニア州では性犯罪者のデータベースがインターネット上で公開されている。なお、法律の名称は、性犯罪の犠牲になった少女の名前に由来する

Memo:　● 『Journal of the American Academy of Psychiatry and the Law』「Sexsomnia as a Defense in Repeated Sex Crimes」https://jaapl.org/content/46/1/78
　●Sleep Forensics Associates「Sleep Terrors」https://sleepforensicmedicine.org/case-studies/sleep-terrors/

指摘して反証するだけで、陪審員は加害者の詭弁だと判断するようになったのでしょう。

　アメリカの場合、悲惨なのは子供に性的なイタズラをしちゃったセクソムニアの人たちです。有罪判決を受けて禁固刑を食らった上に生涯監視付き、ミーガン法（性犯罪者情報公開法）により児童性犯罪者として社会に告知されて社会的に死にます。仮に「セクソムニアという病気だから無罪だ」などと主張すると、死ぬまで出られないと評判の精神病院、コーリンガ州立病院に強制入院なんてことにもなりかねません。最短5年の禁錮刑で済むところが、実質的な無期懲役です。

強姦された女性の方がセクソムニアだっただと!?

　強姦魔の詭弁として認知されるようになったセクソムニアですが、2017年、イギリス・ロンドン南部で起きたジェイド・マクロッセン・ネザーコットさんのレイプ事件では、トンデモな使われ方をします。加害者の男は自分ではなく、被害者女性がセクソムニアだと主張したのです。つまり、男が性行為に及んだのはセクソムニアである女性から誘われたためで、性行為には両者の同意が成立していたというのです。

　医学的に認められているセクソムニアの症状の一つに、「卑猥な寝言を言う」というものがあります。そこで男は、女性がエロいことを言っていて、起きていたように見えたから同意があると認識して行為に及んだ…という屁理屈を決め込んだわけです。イギリスの法律では、眠っていたり意識がない女性との性行為は同意のないレイプと見なされますが、同意があればその限りではありません。そして、男に対する起訴は、王立検察局（CPS：Crown Prosecution Service）により却下されました。

　決め手となったのは、被害者女性とは何の面識もない睡眠専門家2人の証言でした。女性は睡眠障害やセクソムニアの診断を受けたことは1度もなかったのですが、2人の専門家は彼女がセクソムニアの症状を起こしていた可能性を指摘し、相手の男には目覚めて同意しているように見えた可能性もあると意見したのです。

　被害者のジェイド・マクロッセン・ネザーコットさんは、自身の訴えが却下されたことに不服を申し立て、2024年現在も王立検察局と係争中です。

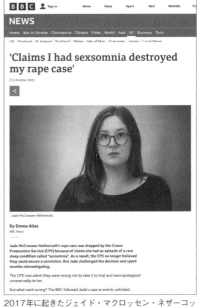

2017年に起きたジェイド・マクロッセン・ネザーコットさんのレイプ事件は、「彼女はセクソムニアである」という男の主張のため、王立検察局によって取り下げられた。この事件の反響は大きく、BBCドキュメンタリーで特集されている　　　（「BBC News」参照）

性器売買で誰でもフタナリになれる時代がすぐそこに!?

異性間生殖臓器移植の暗黒、未来

エロマンガでは定番ネタのフタナリだが、今やフィクションの中だけの話ではない。現代医学は、技術的にはほぼ完璧なフタナリが実現可能なところまで来ている。この先にある未来とは?

　安永航一郎作『下のほうの兄さん』というマンガは、死んだ兄の男性器を移植された女子高生が主人公。下半身に兄の男性器が移植されたから、"下のほうの兄さん"です。

　今の時代、男性のペニスとキンタマを女性の股間に移植する「異性間生殖臓器移植」という手術が実在します。元々はこれら生殖器を失った男性の治療法として研究されていたものが応用され、性転換の手段として行われているのです。なので、このマンガのように死んだ兄のペニスとキンタマを女子高生に移植することが、現代医学では理論上可能なのです。この場合は性転換手術とは違って、元からあった膣や子宮といった女性器はそのまま残っているので完璧なフタナリになります。

 ## キンタマを提供した人とされた人、父親はどっち?

　さて、ここで問題になるのが、移植されたキンタマとペニスで性行為をして女性を妊娠させた場合。その子供の父親はキンタマの提供者になるのか、キンタマを移植された人になるのか真面目に研究されています。研究成果と理論上の推論からいえば、キンタマを移植された人の子供ではなく、キンタマを臓器提供した人の子供が生まれます。これは精子形成の源である精子幹細胞がキンタマの中にあり、移植しても生産される精子は提供者の細胞が分裂したものになるため、遺伝子はキンタマの提供者のものになるらしいからです。

　つまり、死後に生産された精子からでも子供ができる可能性はあり、マンガのような状況なら死んだ兄の子供が生まれてくることになります。作中の名家は、男子直系の血筋が存続するわけです。近親相姦であることを気にしなければ、自家受精で妊娠することも理論上は可能でしょう。

　実際にアメリカでペニスとキンタマの移植が行われたケースでは、倫理上の問題から精子が作れないようにキンタマの中身が抜かれましたが、移植したキンタマから男性ホルモンが分泌されることは確認されています。ゆえに、性器移植によって性転換した人は、ホルモン剤の定期摂取から解放されるので、拒絶反応さえ起きなければ外観だけの性転換よりもQOLの向上が期待できます。

　また、生まれつき子宮が無い女性に子宮を移植して、妊娠出産できるようにした「子宮移植」というケース。2014年にスウェーデンで、子宮移植をした女性が最初の出産に成功しています。この事例の

Memo: 参考文献・画像出典など
● 「異性間における生殖器移植と生殖細胞導入の解析」
https://kaken.nii.ac.jp/file/KAKENHI-PROJECT-22591995/22591995seika.pdf

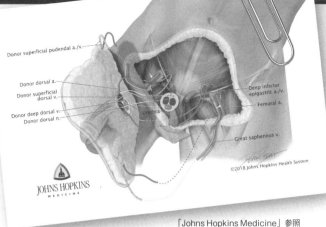

男性器と女性器の両方を持つフタナリは、現代の創作の世界において両性具有の婉曲表現として広く浸透している。一方、現代医学では2014年に生体間子宮移植後の出産、2018年に陰茎と陰嚢の完全移植手術が成功。性同一性障害に対する性別適合手術の一つとして、異性間生殖臓器移植の研究が進められている

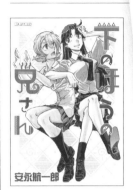

『下のほうの兄さん』
(安永航一郎／小学館)

「Johns Hopkins Medicine」参照

場合は、子宮が無いだけで卵巣はあるという先天性の異常で、卵子は本人のものであったため遺伝的にも女性本人の子供です。

　この技術を応用すれば、男性に女性の子宮や膣一式を移植する性転換手術も理論上は可能…と考えられています。男性が妊娠出産できるようになる技術も研究されていて、解剖学的に不可能ではないと声明を出した研究者もいます。ただし、男性に子宮移植した場合は妊娠を継続するために必要なホルモンの分泌が正常に行われない可能性が高く、代謝分泌系の問題が未解決です。そして、生まれてくる子供の遺伝上の親が誰になるのか、倫理上の深刻な問題も解決されていません。

　現状としては、倫理上の問題を抱えながらも、技術的には完璧なフタナリの作成を目指せるところまで現代医学は進歩しているということです。

世界で最も子宮を取り出す技術が高い国・日本

　極論をいえば子宮は無くなっても死ぬことはありませんし、日常生活への影響も軽微です。そういう意味では、腎臓や角膜よりも売りやすい臓器だといえます。子宮移植の技術が確立すれば、自分の子宮を売ってもいいという人と大金を払ってでも他人の子宮を買う人が現れるかもしれません。

　一生結婚も出産もしたくないし、生理が煩わしいだけの子宮なんていらないと考える若い女性は現代では少なくないようです。そうした人たちの前に自分の子宮を売る選択肢が現れたら、本当に売ってしまう選択をする人も中にはいるかも…。

　それは、妊娠できない高齢の富裕層が若い貧困女性から子宮を買い、出産する時代が来ることを意味します。そして、自分の子宮を売った人たちが後に裕福になり、子供が欲しくなったら今度は自分より

● 「Uterus transplantation in and beyond cisgender women: revisiting procreative liberty in light of emerging reproductive technologies」
https://www.ncbi.nlm.nih.gov/pmc/articles/PMC6121040/

も若くて貧しい他人から子宮を買い戻して出産する…。移植医療が極限まで進歩すれば、自分の体をその時の都合で売買するカジュアルな臓器売買市場が生まれるかもしれません。

日本はHIVワクチンの接種率が絶望的に低くなった悪影響で、子宮頚がんが世界で最も多い国になっています。そのため、日本は早期の子宮頚がんの標準的な治療で子宮を全摘出する技術が発達している国でもあるのです。今は腹腔鏡手術で子宮全摘術が行われるようになり、入院日数も7〜10日と短くて済み、摘出後の予後も大幅に良くなりました。

子宮売買が一般化すれば、世界中で最も子宮を取り出す技術が高い国は日本ということになります。将来的には臓器売買合法の国から日本へ、腹腔鏡下広汎子宮全摘術を学びにやって来るかもしれません。いや、そうなれば、少子化に歯止めがかからず生涯未婚を決め込んでいる女性が多い日本こそが、世界で最も子宮を売る国ということにもなりかねない気が…。あれっ？　もしかして日本がHIVワクチンの接種率を絶望的に下げたのって、国民の子宮を売るための準備だったのかも…？　そんな陰謀論みたいな未来はアリエナイと信じたいところです。

フタナリがセレブの嗜みになる暗黒の未来

異性間生殖臓器移植技術の確立には、新しい臓器売買市場が生まれる可能性を孕んでいます。他人の性器を移植して完璧な両性の機能を持つフタナリになることが可能となれば、富裕層が快楽目的で性器を買うようになるかもしれません。

フタナリなら快感も2倍になりそうに思えますが、両性具有とか半陰陽と呼ばれる生まれつきのフタナリの場合は、ペニスがあるとクリトリスはありません。これは発生学的に同じ組織からペニスとクリトリスが分化してできるためで、両方ある生物は羽と前足が同時に生えているペガサスみたいな実在しない空想上の生物だけです。

ところが、後天的に他人の性器を移植するのであれば、外性器を支配する会陰神経にうまくつながりさえすれば、亀頭とクリトリスの両方で同時に感じる体になることも理論上は可能。最終的には、元の性別に関係なく男でも女でもイケる便利な体になるでしょう。

こうなってきたら、生存や健康のための臓器売買を通り越して、倫理的にアウトしかない快楽を求めた肉体改造のために異性間生殖臓器移植が行われるようになり、富裕層のフタナリ化が進むという悪夢の未来が予想できます。もしかしたら、21世紀の終わりには「フタナリであることがセレブの嗜み」みたいな狂った世界になるかもしれません。経済的に自立した余裕のある女性は男からペニスを買い取って自分に付けるとか、夫の稼ぎが悪い場合は自分の子宮を夫に移植して夫に妊娠出産させるとか、そんな逆転夫婦生活の可能性も考えられます。あるいは男性同士の同性婚夫婦が子宮を買って男性のまま妊娠出産する、BLなどでよくある男性の妊娠出産も現実的になってくるでしょう。

性別の役割から解放され、性別を自由に入れ替えられる。これこそ、究極のジェンダーフリーにして男女平等社会…なのかもしれません。

Memo:　●ABC News「A uterus transplant made this woman's dream come true, but the procedure sparks ethical controversy」
https://www.abc.net.au/news/science/2019-03-10/future-uterus-transplants-ethical-dilemmas-science-friction/10879024

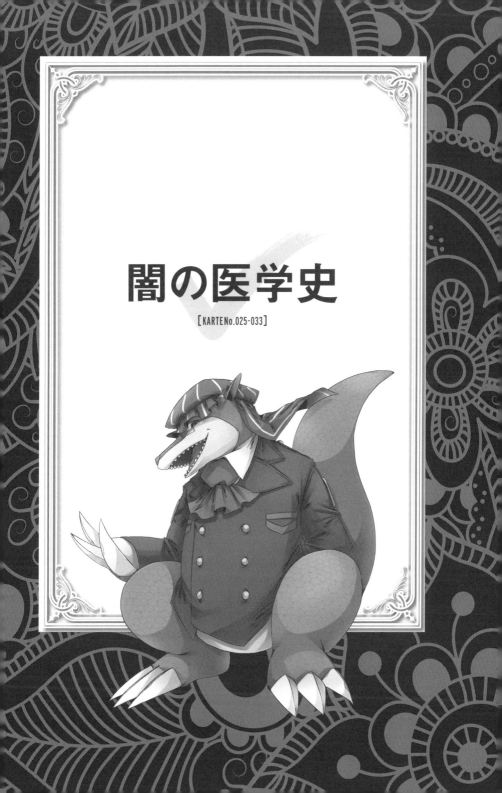

闇の医学史

[KARTE No.025-033]

床屋が外科医を兼業していた…という話の実態

床屋外科誕生の歴史

昔の医学界では内科のことを「本道」と呼び、内科医こそが医師という認識だった。一方の外科医は、床屋の方が身分が高く、床屋が外科を兼業していた時代もある。歴史を紐解こう。

　近代以前の欧州史において、床屋は「床屋外科（Barber surgeon）」と呼ばれていたことがあります。その名称から、床屋は外科医を兼業していて、床屋のマークであるサインポールは、血と包帯を表していたその名残である…といわれますが、一部誤解があります。イギリスで床屋ギルドが設立されたのは1308年で、外科医ギルドの設立は1368年。床屋と外科医は全く関係の無い別組織だったのですが、権力闘争の都合で外科医ギルドが床屋ギルドに吸収合併され、床屋が外科医よりも上位の身分になってしまったことがその誤解を生む主な要因です。なぜ床屋が外科医より身分が上なのか現代の感覚からすれば理解しにくいでしょうが、これは宗教上の理由によるところが大きいです。当時の床屋は、教会の修道士のために働く聖職者の補助職という位置付けにあり、社会的地位が高いものでした。よって床屋ギルドの序列も必然的に高くなり、外科医ギルドよりも上だったのです。

悪王ヘンリー8世が床屋と外科医を合体させた

　1500年代に入ると職人別の組合であるギルドの力が弱まり、「リヴァリ・カンパニー（Livery Company）」という同業者団体へと変化する中で、離婚と処刑を繰り返し暴君として知られるヘンリー8世が、1540年に床屋と外科医と歯科医のギルドを合併させます。「床屋名誉組合（Worshipful Company of Barbers）」という、外科医＆歯科医を含む床屋が所属する組織になりました。そしてこ

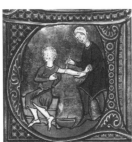

瀉血
（Bloodletting）
中世ヨーロッパで、盛んに行われていた治療法。患部の血液を外部に排出させることで、症状が改善すると信じられていた。禁欲のため修道士や聖職者が実践していたが、その役割を床屋が引き継いだ

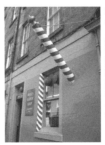

床屋（理容所）を示すマークであるサインポールは世界共通といわれるが、日本と異なり海外では赤と白の2色が一般的とのこと。この由来には諸説あり、その一説が床屋が外科医を兼ねていたことから、血液を表す赤と包帯を表す白の2色となったというものがある。写真はイギリスの床屋のもの

Memo: 参考資料・画像出典など
●Barber-Surgeons' Hall https://barberscompany.org/
●厚生労働省 https://www.mhlw.go.jp/

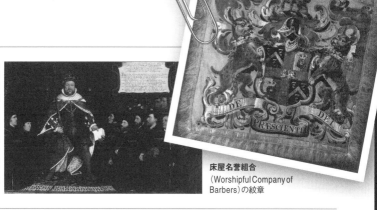

離婚問題のこじれからローマ教会から離脱して、イギリス国教会を創始し、イギリスの宗教改革を断行したことでも知られるヘンリー8世。1540年、床屋と外科医と歯科医のギルドを合併させ「床屋名誉組合」を発足させた。これはヘンリー8世が、初代マスターであるトーマス・ヴィカリーに床屋外科憲章を授与する式典の様子を描いた絵である

床屋名誉組合
（Worshipful Company of Barbers）の紋章

の時に外科医と歯科医と床屋が混ざり、床屋外科という名称が生まれたのですが、「床屋」が前で「外科医」が後になったのは、床屋の方の身分が上だったから…という設定によるものです。しかし、この組織の初代マスターは病院長の外科医でした。

　さて、宣教師ザビエルといえば、頭のてっぺんだけがハゲ上がっている絵が浮かぶかと思います。あれはナチュラルなカッパハゲではなく、「トンスラ」という宗教的に意味のあるヘアスタイルです。日本の僧侶が、頭を剃っていることと同じような意味合いといえば分かりやすいでしょうか。そのため、床屋は不可欠な存在となり、1300年頃には教会が髪の毛を剃るための床屋を雇うようになっていたのです。また、中世ヨーロッパでは、瀉血（しゃけつ）という皮膚をカミソリで切って血を抜く疑似科学の治療法も流行っていました。当時の聖職者は身を清めるため瀉血する習慣があり、床屋は髪の毛を剃るだけでなく、その瀉血も担当していたのです。そういった歴史も、床屋が外科を兼業していた…とする説につながるのでしょう。

　ただ実際は、ギルド合併後も床屋と外科医は全く別系統の教育を受けており、外科医は髪の毛を切ったりヒゲを剃ったりしちゃダメ、床屋は手術しちゃダメというルールができていました。つまり、組織が合体しても内部では床屋部門と外科部門と歯科部門に分裂したままだったのです。が、持っている免許が同じなので、床屋・外科医・歯科医のどれなのか、書類上では区別がつかない問題が発生し、後世の歴史研究を混乱させる原因にもなりました※。

賢王ジョージ2世により外科と床屋が分離

　長らく床屋外科体制が続いていましたが、外科の専門性が高まっていったことなどが理由で1745年、時の国王ジョージ2世により外科医と床屋は別々のギルドに再び分かれます。1800年にはロンドン王立外科医師会が設立され、1843年に「イングランド王立外科医師会（The Royal College of Surgeons of England）」に名称を変更。この組織は2024年現在も存続しています。こうして外科医は、床屋とは何の関係もない現代の医師と同じ扱いになりました。

※イギリスでは同じようなことは他にもあり、昔は「アポセカリー（Apothecaries）」も「ケミスト（Chemists）」も「ドラッゲスト（Druggists）」もすべて薬売りだった。しかし、アポセカリーの派閥とケミスト＆ドラッゲストの派閥が店を出す場所で揉め、現代ではアポセカリーは一般開業医（General Practitioner）、ケミストとドラッゲストは薬剤師（Pharmacists）になったという。

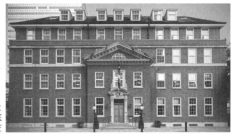

イングランド王立外科医師会
(The Royal College of Surgeons of England)
https://www.rcseng.ac.uk/
歯科を含めた外科的な治療を統制し、医師免許交付の権限を持つ職能団体。1308年に設立された床屋ギルドが起源だという説を見かけるが、同医師会では1368年に発足の外科医ギルドを公式設定としている

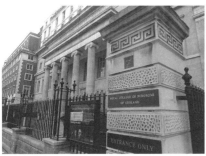

床屋外科ホール(Barber-Surgeons'Hall)
https://www.barber-surgeonshall.com/
イギリス・ロンドンにて、2024年現在も慈善団体として活動中。約350人の会員のうち、その半数が医療関係者となっており、外科医が多くを占めるようだ

　王立外科医大学は床屋ギルドとの合併を今でも恨んでいるようで、1368年発足を公式設定とし、1540年の床屋名誉組合はなかったことにしています。つまりイングランド王立外科医師会も、床屋が外科医だったことを公式に否定しているのです。こうやって歴史を紐解いていくと、床屋が外科的な手術をしていたというネットの話はデマであることが分かります。

　一方で、床屋外科の歴史を守ろうとする勢力も存在するのが興味深いところ。床屋と外科が合体した組織は廃止されず、700年以上の伝統を持つ組織として、ロンドンにある「床屋外科ホール（Barber-Surgeons Hall）」という建物を拠点に2024年現在も活動しています。ただし、この組織に入っても床屋にも外科医にもなれません。慈善団体として存続しているのみです。

床屋外科の痕跡と中間職不在問題

　床屋外科の痕跡は、名称を変えて現代の医療現場にも残っています。国際的には医療提供者のカテゴリーに入っている、「フェルザー（Feldsher）」、「クリニカル・オフィサー（Clinical officer）」、「医師助手（Physician Assistant）」などがそれ。医師と看護師の中間の医療従事者が、床屋外科に相当するものです。

　また、中国には「郷村医生」と呼ばれる僻地医療の担い手がいます。英語では、Country Doctorと訳されることが多いです。現在は、高校卒業から専門学校に2年ぐらい通って取得できるややお手軽な医療資格ですが、病院がない僻地にとっては唯一の医療従事者なので住民からの信頼が厚く、中国のフィクションでは民衆に寄り添う医師として好意的に描かれ、彼らを主人公にした医療ドラマもたくさん作られています。新型コロナウイルス感染症対策では、検査から治療・隔離まで広大な中国の地方医療を支えました。

　最後に日本の話。日本の医師たちが長時間労働を強いられているのは、医師と看護師の中間がいない

Memo:

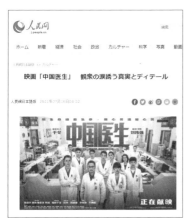

映画「中国医生」 観衆の涙誘う真実とディテール

中国医生（The Doctors）
2021年に中国で公開されたドキュメンタリー映画。2020年の中国・武漢を舞台にしており、新型コロナウイルス感染症の脅威に立ち向かう現場医師の姿を描いている。興行収入は10億元（170億円）を記録する大ヒットとなった（人民網日本語版 2021年7月16日）

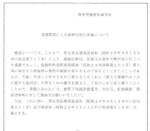

「看護師等による静脈注射の実施について」
日本看護協会
https://www.nurse.or.jp/
かつて静脈注射は「看護業務の範囲を超えている」として、医師＆歯科医師のみしか行えなかった。しかし2002年9月30日より、看護教育の向上などさまざまな要因から、看護師による静脈注射が診療の補助行為の範疇として認められることになった

からです。戦前は大卒と専門学校卒の医師がそれぞれいて、専門学校卒の方は準医師みたいな扱いで身近な町医師になっていました。しかし、戦後になって大卒医師しかできないことを増やし過ぎた結果、医師の手が足りなくなったのです。多くの日本人が抱く大病院信仰の根源もここにあり、昔は大学病院や総合病院にいる医師は大卒、町医者は専門学校卒だったことに起因しています。専門学校卒最後の世代で医師免許を取得した有名人が、レジェンドマンガ家の手塚治虫先生です。

　人生の大イベント、出産の現場も大きな危機に直面しています。助産師だけで出産する人が激減して、産婦人科医に負担が集中。少子化で出産数が減っているのに、超過勤務で瀕死状態になっています。人間の数に対して十分な医療を提供しようとしたら、難関医学部を卒業できる少数精鋭だけに仕事をさせれば人手不足になるのは当然の結果です。日本はこうした医師に準ずる人たちが極端に足りません。僻地にも高コストな病院を建て、高い給料で医師を雇うしかなくなっています。それなのに来てくれる人がいないのは、制度疲労といえるでしょう。Dr.コトーは現実にはなかなかいません。

　かつて看護婦が注射するのは違法で、1951年（昭和26年）9月15日から、2002年（平成14年）9月30日まで法律で禁止されていました。皆さんは信じられないかもしれませんが、本当に法律上はそうなっていたのです。しかも、2002年から合法化したのは法改正ではなく、厚生労働省医政局長通知の「看護師等が行う静脈注射は診療の補助行為の範疇（はんちゅう）として取り扱う」という「行政解釈の変更」によるものです。こんな無茶な法令があった時代から、実際には看護師を養成する学校では普通に静脈注射を教えていたし、当時も今もそんな法律があったなんて知らなかったと現場の看護師から真顔で返されるレベルの話なのです。現場の実情と乖離したお役所仕事だった…といえます。

● 人民網日本語版 http://j.people.com.cn/
● English Wikipedia、Wikimedia Commons

太陽の光で吸血鬼が死ぬ理由が判明!?

紫外線照射機と光線治療

古今東西のフィクションで、吸血鬼の弱点は太陽光だと描かれることが多い。その理由を医学的に推察しつつ、照明＆光線が兵器や治療に使われた歴史を振り返っていこう。

『ジョジョの奇妙な冒険』の第2部で、科学力を活かしてドイツ軍が吸血鬼相手に紫外線照射装置を使ったように、電灯と太陽光線の大きな違いは紫外線の強さです。暖炉やろうそくやガス灯などの燃料を燃やした光は赤外線が強いため赤っぽくなり、紫外線がほとんどありません。電球や蛍光灯などの人工光源は光のスペクトルも狭い範囲に偏っていて、太陽光線のように広い範囲の周波数の光は出ないため、自然光の元で見た場合とは色合いも異なります。ゆえに近代以前は、紫外線が強い人工光源は存在しなかったのです。

現代の自然光に近い人工照明は、光のスペクトルの幅が広く作られていますが、可視光線の範囲外の光である紫外線はほとんど出しません。紫外線は人体に有害なだけでなく、モノを劣化させたりもするので普通の照明から出ていたら有害無益だからです。樹脂でも塗料でも、直射日光の紫外線に長期間当たっていると劣化します。そして、皮膚がんやシミそばかすの原因になるように、生体組織を破壊する力も強いのです。そこで、強い紫外線を出す照明装置は、殺菌灯として使われています。

紫外線を含む光線治療法の普及

この紫外線の物質を変質させる力は、良い方向に働く場合もあり、真面目な医学に「光線治療法」があります。日光浴が健康に良いことは紀元前1000年頃には既に知られていたらしく、ローマ帝国の医療に存在していたようです。幕末の頃にはヨーロッパでは、病院で入院患者を日光浴させるようになります。近代になって照明機材が一般化しても、人工照明には太陽光線のような治療効果が無いことが経験則とし

←　短い				太陽光線の波長			長い　⇨	
ガンマ線	X線	紫外線		可視光線	赤外線			電波
		UV-C	UV-B	UV-A		近赤外線	中赤外線	遠赤外線

（波長目盛）200nm　280　315　380nm　780nm　1500　4000nm　1mm

太陽光線の波長
可視光線の外側にある紫外線は、波長によって大きく3つに分類される。現代のUVカットガラスは、UV-Aから可視光線の1番短い領域までをカットできるようにしたもの。普通のガラスでも、有害なUV-BとUV-Cの紫外線は通さない

Memo:

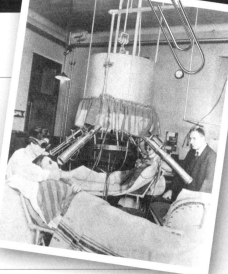

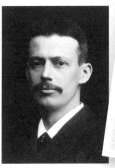

ニールス・リーベング・フィンセン
（1860〜1904年）
デンマーク出身の内科医であり科学者。電極に2本の炭素棒を用いて両極間にアークを生じさせる、カーボン（炭素）アーク灯を考案した。太陽光線に近い総合光線を発生して紫外線を含むため、皮膚病の治療に大いに役立った。この功績が認められ、1903年にノーベル生理学・医学賞を受賞した。カーボンアーク灯は、フィンゼン灯とも呼ばれる。こちらの写真は、1925年にイギリス・ロンドンでカーボンアーク灯を照射して治療しているところ

て知られており、入院患者を一定時間、屋外に出して日光浴させていました。ただ、日照時間が短く太陽光線が弱いヨーロッパでは、寒い冬場に肌を露出させて屋外で日光浴ができなかったのです。

　1893年、デンマークの内科医であるニールス・フィンゼン博士が、世界で初めて太陽光線に近い光線を照射する「カーボンアーク灯」を考案しました。フィンゼン博士は、当時、オーストリアで不治の病といわれていた結核菌が原因の皮膚病を治療する病院を作り、カーボンアーク灯を照射。これには紫外線を含んでおり、みるみる患者が回復していったのです。フィンゼン博士はこの功績により、1903年にノーベル生理学・医学賞を受賞しています。

　そこで日本でも、東大病院皮膚科の土肥慶造博士が1908年（明治41年）に、このカーボンアーク灯を導入。皮膚病に対して現代のような抗菌薬や抗炎症薬が無かった時代に、光線治療は画期的な効果を上げたのです。

　1922年に、骨の強度が不足するくる病（骨軟化症）に効果があるビタミンDが、タラの肝油から発見されると、ビタミンDが豊富な肝油が薬として広まりました。他に豊富な食品が少ないため調達に苦労していた中で、1938年にドイツの化学者アドルフ・ヴィンダウスが、太陽光線を照射すると体内でビタミンDが作られて病が治ることを発見します。すると、人工的な太陽光線を浴びせて病気を治す治療法が広まりました。

　光を当てるだけで体内でビタミンDがどんどん増える光線治療法は、万能医学みたいにいわれるようになってきて、日本でも1921年（大正10年）には新聞広告で家庭用の「電波紫外線治療機」が掲載されたり、日本中に紫外線照射してくれる民間の治療所が乱立していきます。中には富豪の寄付により、女子高に太陽光線治療器を設置した保険室があったほどです。当時の日本では、同じドイツ語を使う隣国であるドイツとオーストリアの区別がついていなかったのか「ドイツ光線」とか、人工的な太陽光ということで「太陽光線治療器」と呼ばれていました。もし鬼殺隊に科学者がいたら、このカーボンアーク灯で鬼を殺せたのかもしれませんが、誰も気が付かなかったようです。

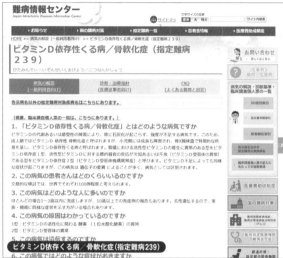

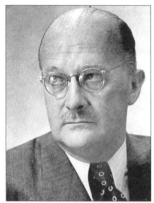

アドルフ・ヴィンダウス（1876〜1959年）
ドイツ出身の化学者。現在も難病に指定されている「くる病（骨軟化症）」の治療に、太陽光線が有効だと発見した。体内でビタミンDが作られることで、改善に向かう

 ## 吸血鬼にはニンニクよりビタミンDが効く!?

　老化に対して耐性があって、げっ歯類の中で飛び抜けて長い15年以上の寿命を持ち、がんになる割合が極端に低いハダカデバネズミは、面白いことにビタミンDが欠損しています。日光に当たらない地中生物であるためか、ビタミンDが無くても困らない体に進化したらしいです。

　このことから得られる推論は、吸血鬼は不老不死と引き換えにビタミンDの代謝を無くしている可能性が考えられます。その代償として日光に当たってビタミンDが生まれると、吸血鬼にはビタミンDが致死性の猛毒として作用してしまう…のではないでしょうか？　つまり、吸血鬼に高濃度ビタミンDを注射すると死ぬ…？　もしかしたら、ニンニクより魚の肝油の方が効くかもしれません。

　そうすると、吸血鬼の弱点となる太陽光線とは紫外線の中でも290〜315nmのビタミンDの合成に有効な波長、UV-Bと呼ばれる領域の可能性が大。この波長域は大気での減衰が大きく、地上に届く頃にはかなり弱くなります。それゆえ、強い日光を浴びないと十分なビタミンDの合成が行われません。

　一般に売られているUV（紫外線）カットガラスは、可視光線の下限より下の400nm以下の波長をほとんど通さないガラスですが、実は普通の透明なガラスでも人体に害の大きい300nm以下の波長域はほとんど透過しません。普通のガラスではかなり減るけど、通り抜けてしまう300〜400nmの波長域までカットできるようにしたのが、UVカットガラスなわけです。

　吸血鬼がダメージを受けるのが300nm以下の波長域なら、普通の窓ガラスで防げるので昼間に明るい室内にいても平気です。窓ガラス越しなら太陽の光に当たっても平気だと設定することができるし、

Memo: 参考文献・画像出典など
　●難病情報センター　https://www.nanbyou.or.jp/
　●Wikipedia、Wikimedia Commons

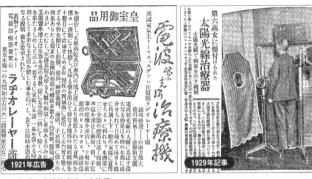

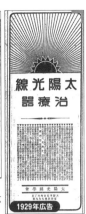

1920年代に光線治療法が大流行
光線治療は万能医学のように扱われ、家庭用の「電波紫外線治療機」「太陽光線治療機」などが新聞広告をにぎわせた。また、1929年女子校に設置されたという記事も残っている

紫外線領域の光をほとんど含まない電球や蛍光灯や懐中電灯や自動車のライトなどの光は、ダメージを与えないことになります。これなら多くの作品で矛盾しません。

対吸血鬼の必要なエネルギーと紫外線照射装置

　地球上に降り注ぐ太陽エネルギーには基準値があり、太陽定数が1366W/m2と決められています。これは理想的な状態での最大値なので、実際には大気や季節による減衰があるため平均的なエネルギーは太陽定数の1/4ぐらいで、約340W/m²ほどです。日本だと最も強い東京で、冬至の正午に快晴でも約491W/m2ぐらいにしかなりません。

　つまり、吸血鬼を殺せるエネルギー量とは400W/m²弱程度ということになってきます。人工的な太陽灯が1m以内の至近距離にあれば、軽く数十倍のエネルギーが照射され吸血鬼は太陽灯で簡単に死ぬことになるのです。

　ここで話を冒頭の『ジョジョの奇妙な冒険』に戻します。第2部に登場した紫外線照射装置搭載の対吸血鬼用のサイボーグであるシュトロハイム大佐は、改造前は「我がドイツの医学薬学は世界一ィィ！」と言っていますが、改造後には「我がナチスの科学力は ァァァァァァァァァァ 世界一ィィィィィィィ」と叫んでいます。

　紫外線照射装置であるカーボンアーク灯（フィンゼン灯）は、デンマーク人の科学者がオーストリアの病院で使っていた装置です。そうなると紫外線照射装置はドイツの科学力ではなくオーストリアの科学力なのですが、当時のオーストリアはナチス政権の影響下でドイツと国家併合されてナチスの一部になっていました。それゆえ「我がナチスの科学力は…」と言い換えたのかも？　シュトロハイム大佐は意外と律儀な性格のようなので、オーストリアをリスペクトしていたのかもしれません。

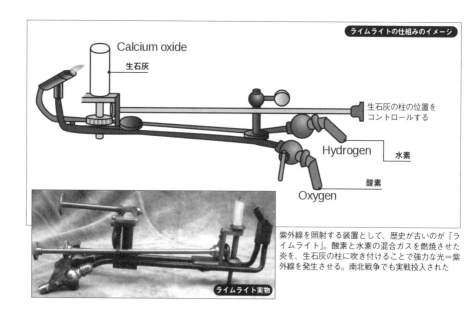

ライムライトの仕組みのイメージ

Calcium oxide
生石灰

生石灰の柱の位置を
コントロールする

Hydrogen

水素

酸素

Oxygen

ライムライト実物

紫外線を照射する装置として、歴史が古いのが「ライムライト」。酸素と水素の混合ガスを燃焼させた炎を、生石灰の柱に吹き付けることで強力な光＝紫外線を発生させる。南北戦争でも実戦投入された

　強力な紫外線を照射する兵器の実用化は意外と古く、初めて実戦で使用されたのは南北戦争の第二次ワグナー砦の戦いです。1863年7〜8月にかけて、南軍のワグナー砦を攻撃する北軍が用いました。日本は文久3年の幕末の頃です。

　この時に使用されたのは、電気ではなく水素と酸素のガスを燃料にした「ライムライト」という装置です。チャップリンの映画の題名にもなっているライムライトですが、元々は自然光に近い強い光を照射できる人工光源として開発されたもので、酸素と水素の混合ガスを燃焼させた2,572℃度の炎を生石灰（酸化カルシウム）の柱に吹き付けると強い光が発生するのを利用した照明器具になります。このライムとは生石灰のことで、果物は無関係です。1836年に初めてステージの照明として使われると世界的に広まり、映画撮影が始まると照明としても利用されるようになりました。

　ライムライトは技術的には、光水素アークランプ（light-hydrogen arc lamps）と呼ばれるものに属します。自然光では弱い160〜400nm領域の紫外線が非常に強いため、現代では強力な紫外線照射装置として重水素アークランプが販売されています。

　水素と酸素が燃焼した時の光は160〜400nmの光が大半になるため、可視光線として目に見える下限に近い領域の光が薄青い炎として見えるだけで、これを石灰に吹き付けて可視光線にしたのがライムライトです。この原理上からライムライトが発する紫外線は、大気で減衰されていない真空の宇宙で浴びる本物の太陽の光の紫外線に匹敵します。太陽の光も水素が核融合した時の光ですから物理現象としては同じもので、カーボンアーク灯よりもライムライトの方が圧倒的に紫外線が強いのです。

Memo:

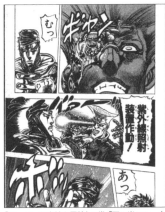

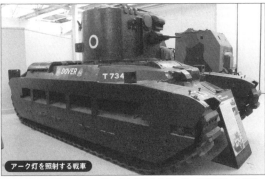

アーク灯を照射する戦車

『ジョジョの奇妙な冒険』9巻「死の崖へすっ走れの巻」173ページ参照（荒木飛呂彦／集英社）

1938年のアメリカ・ニューヨークから始まるジョジョの第2部。柱の男＝吸血鬼の弱点は太陽の光であるため、シュトロハイム大佐は自身に紫外線照射装置を搭載して戦いに挑んだ…。なお、この時代、現実世界でも強い照明を敵に浴びせる戦術は利用された。1,280万カンデラの超強力ライトを搭載した戦車が作られ、英米軍がナチス相手に戦ったという

つまり、昔の科学で作ることができる最も紫外線の強い光源がライムライトで、20世紀後半以降なら重水素アークランプということになります。

✓ 強力な紫外線を発するライムライトの功罪

このライムライトは自然光よりも紫外線が非常に強いため、舞台に立った役者が照射性結膜炎（Actinic conjunctivitis）や光線性皮膚炎（Actinic dermatitis）に苦しみました。吸血鬼でもないのに皮膚が焼けるほどで、ムスカ大佐でもないのに「目が、目がぁ～！」となってしまい、出番以外はサングラスをしていないと舞台の上を直視できないほどだったそうです。

現代日本では、アーク溶接の光を直視するとなるので「電気性眼炎」と呼ばれています。防護装備を装着せずアーク溶接をやっているような健康被害を受けていた…といえば通じるでしょうか。そうなると、ラピュタの飛行石は、自然光よりも桁違いに強い紫外線が出ていたと推察できますね。

しばらくして、ライムライトによる健康被害は、簡単な方法で解決しました。ライムライトの前に厚めの普通のガラス板を立てただけです。前述の通り、普通の透明なガラスでも人体に害の大きい300nm以下の波長域はほとんど透過しないので、これだけで有害な紫外線を効果的に防げました。現代の紫外線灯には、紫外線透過ガラスという紫外線を通す特別なガラスを使わないとダメなぐらいです。

こうして舞台装置から映画撮影の照明機材にもなったライムライトは、日本語の「脚光を浴びる」という意味で広く使われるようになりました。チャップリンの映画『ライムライト』が撮影された1952年には、このライトは既に使われなくなっていたのですが、脚光を浴びる、注目の的という意味で一般的に認知されていたため映画の題名になったのです。

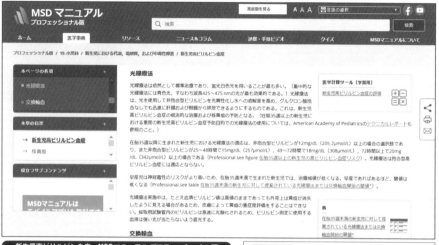

新生児高ビリルビン血症　MSDマニュアル プロフェッショナル版

新生児高ビリルビン血症とは血液中（赤血球）のビリルビン濃度が増え、病的な黄疸が現れる症状のこと。ビリルビンは黄色い色素で、皮膚や目が黄色くなる。白色蛍光灯（425～475nm）を用いる光線療法が標準治療となっている

　さて、ライムライトは南北戦争時代には兵器として軍が装備していたので、吸血鬼が日光に弱いことが知られているなら、欧米では幕末の頃には人工太陽光線を照射されて瞬殺されていた可能性があります。日本では1882年（明治15年）に、東京・銀座に大量のアーク灯を並べて灯していますが、無惨様がアーク灯の強い紫外線で焼かれずに済んでいたのは、当時はまだガス灯の方が一般的だったおかげかもしれません。アーク灯は別名「電気蝋燭」と呼ばれたぐらい、カーボンが減るので短時間で交換が必要になるため、交換と調節に手間がかかり照明として使いにくかったのです。

　その後、強い照明を敵に浴びせる戦術は第二次世界大戦でも利用されました。最大の欠点は、照らしているライトだけは暗闇の中で敵からよく見えるので、集中砲火を浴びて真っ先に破壊されることです。それならライトを装甲防御すればいいということになり、1,280万カンデラの超強力ライトを搭載した戦車が第二次世界大戦中に365台が作られヨーロッパでナチスと戦っています。史実ではナチスじゃなくて、英米軍の方が使っていたのです。

　カンデラはロウソク1本の明かりを1とする光度の単位系なので、ロウソク1,280万本分の光で照らすことになります。クルマのヘッドライトが強力なやつでも4万カンデラ程度なため、クルマのヘッドライトで換算すると320台分ぐらいです。これだけの超強力な紫外線を浴びたら、無惨様も柱の男も瞬殺ではないでしょうか？

Memo：●MSDマニュアル プロフェッショナル版「新生児高ビリルビン血症」　https://www.msdmanuals.com/ja-jp/

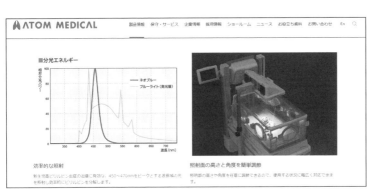

アトムメディカル
ネオブルー

現代の光線治療器。ビリルビンを分解するのに有効な450～470nmをピークとする波長の光を、高輝度青色LEDにより照射できる。照射面の高さや角度を調整可能

しかも、砲撃に耐える装甲防御があるので、攻撃されても平気です。ゆえに、吸血鬼が実在しても第二次世界大戦前には人類に弱点を攻められて終わっていたことになります。

標準治療になった光線療法

少し時を進めましょう。1958年にイギリスで、紫外線照射が新生児高ビリルビン血症の治療に有効であることが発見されました。21世紀の現在でも、光線療法が標準治療として行われています。

本来ならビリルビンに肝臓でグルクロン酸がくっ付いて、水溶性の物質に変わることで腎臓から排出されますが、新生児はその働きが弱いため黄疸の症状が出る病気です。そこで、紫外線というよりほとんど可視光線の425～475nmの光を当てることで、血液中を流れているビリルビンの二重結合が異性化して水溶性が高くなり、グルクロン酸が無くても尿になって排泄されるようになるのです。

つまり、水を飲ませて太陽光線に当たるだけで悪い物質が変化して体から排出されていくということ。新生児の体に最も害が少なく効果が高い治療法として、世界中で標準治療になり多くの赤ちゃんを救っています。

光化学反応は物質が光を吸収して化学反応を起こす現象であり、光化学の一分野です。有名なのは光の力で水と二酸化炭素から炭素化合物を作る光合成ですが、コレステロールからビタミンDが作られるのも同じです。

強過ぎる紫外線は皮膚のシミやそばかすから皮膚がんの原因にもなりますが、現在では最も効果があり害の少ない波長が判明しているので、治療に用いる際の害は非常に小さくなりました。光線療法は現代ではアトピー性皮膚炎、尋常性乾癬、尋常性白斑、掌蹠膿疱症、類乾癬、円形脱毛症、新生児高ビリルビン血症…など、多くの病気で標準治療になり保険適用です。

紫外線も栄養と同じように、人間にとって適量は薬となり、過剰になれば害となります。何事も適量が一番です。

●アトムメディカル　https://www.atomed.co.jp/

国民を監視・管理するシステムの歴史と悲劇

恐怖のパスポートシステム

新型コロナワクチン接種を証明する「ワクチンパスポート」という制度が誕生した。海外渡航時や日本への帰国時などに用いられるものだが、過去にはより厳しい移動制限もあった。

　皆さんは『レ・ミゼラブル』というフランスの物語をご存じでしょうか？　日本では『ああ無情』の題名で出版され、2007年には『レ・ミゼラブル 少女コゼット』としてテレビアニメ化されたこともある名作です。作中で主人公のジャン・ヴァルジャンが、「黄色いパスポート」を持っていることで差別を受ける姿が描かれています。このパスポートを最初に制度化したのが、フランス国王のルイ14世。パスポートの「ポート」を訳すと港ですが、城門の意味もあります。

　都市が城壁で囲まれ、城門によって出入りが制限されていた中世時代には、街に入るためにパスポートが必要でした。ペストによるパンデミックを抑えるために都市をロックダウンしたり、病気の流行地域からの移動制限を行ったのです。

　パスポートの起源は古く、1380年頃にはパスポートの存在が確認されています。ただ、当時は都市ごとにバラバラで、信用性も低いものでした。2回目のパンデミックが沈静化した頃、「朕は国家なり」といった太陽王ルイ14世は、パスポートを国家ごとに統一規格化したのです。

　当時のパスポートには健康情報を記載するページがあり、1度でも伝染病に感染すると黄色いパスポートが発行されました。当時は別名「ペスト・パスポート」とも呼ばれたので、これが令和の世なら「コロナ・パスポート」になったことでしょう。

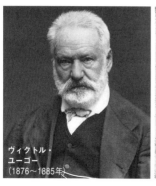

ヴィクトル・
ユーゴー
（1876～1885年）

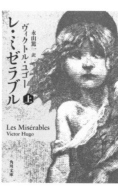

レ・ミゼラブル
ヴィクトル・ユーゴー著
永山 篤一（翻訳）
（角川文庫）

1862年に出版。作中で主人公のジャン・ヴァルジャンは、パン窃盗を犯したとして黄色いパスポートを持たされることになる。当時のパスポートは、差別的な身分証明書として機能していたことがうかがい知れる

Memo:　●English Wikipedia、Wikimedia Commons

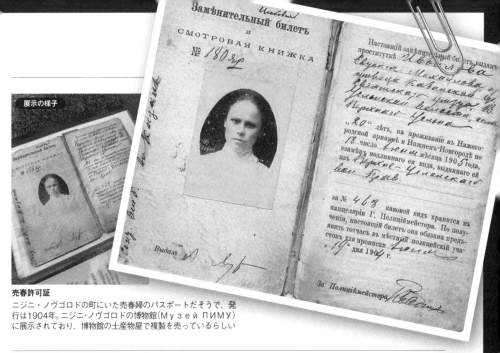

展示の様子

売春許可証
ニジニ・ノヴゴロドの町にいた売春婦のパスポートだそうで、発行は1904年。ニジニ・ノヴゴロドの博物館（Музей ПИМУ）に展示されており、博物館の土産物屋で複製を売っているらしい

　時代が進むと黄色いパスポートは、伝染病以外の状態も示すようになります。治安維持のために犯罪歴のある人間、そして梅毒などの性病を防ぐために売春婦に次々と発行しました。そして、なんとなく悪そうだから…というだけで、ユダヤ人にも黄色いパスポートを持たせたのです。
　ジャン・ヴァルジャンが持っていたのは、犯罪歴のある人間に与えられる黄色いパスポートでした。パスポートの提示は単なる城門や検問所を通過するための身分証明書の範囲を超え、宿泊・入学・就職…とあらゆる場所で提示を求められ、黄色だったら問答無用で追い出されるようになったのです。

海外と日本の移動制限事情

　こうしたパスポートの移動制限を有名無実化したのは、自由と平等でも法制度でも伝染病の根絶でもありません。蒸気機関車による鉄道網の発達です。大量の人間が低コストかつ短時間で長距離移動できるようになったことで、大半の国が陸上の国境でつながっている欧州では、実質的にパスポートコントロールが機能しなくなりました。第二次世界大戦終結後に起きた、ドイツの東西分断。この時の最初の一手は、ソビエト連邦による鉄道の乗り入れ禁止でした。鉄道網を分断すれば、国の分断も容易なほど効果的だったのです。冷戦終結後に移動が自由になると、パスポートコントロールは名目上の存在ですらなくなりました。欧州では「シェンゲン協定」※1 として、後から制度が追いかけるかたちで移動の自由が公式に認められるようになったのです。

参考資料・画像出典など
※1　シェンゲン協定…欧州の国家間（シェンゲン圏）で国境検査をせずに国境を通過、または短期滞在を許可する協定。
2024年現在は27か国が加盟している。

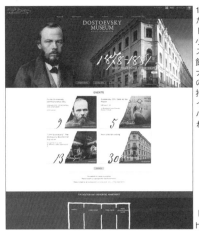

1866年に発表された、ロシアの文豪・ドストエフスキーの小説『罪と罰』。ドストエフスキー博物館の「罪と罰」コーナーには、登場人物の娼婦ソーニャが持っていた…というイメージで、黄色いパスポートが展示されている

ドストエフスキー博物館
http://eng.md.spb.ru/

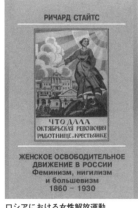

ロシアにおける女性解放運動
リチャード・スティテス

　日本の場合、明治になって藩同士の移動制限が撤廃されたことで、通行手形（往来手形、関所手形）が不要になりました。その効果が良い方に転んだのが、飢饉への対応です。貴族院で元大名だった人物が、「明治になって不作が起きても、飢饉は起きなくなった」と発言しています。

　数十年前まで全国で起きていた飢饉がストップしたのは、国内の移動が自由になったからです。元々、物流網自体は機能しており、食糧が余っている場所から足りない場所へ自由に運ぶことができるようになったため、餓死者が激減したというわけです。

　パンデミックを抑えるためと、他県ナンバーのクルマが道路を走ることすら禁止すれば、その先に待っているのは物流マヒによる物資不足です。不足すれば物の価格は高騰して貧困は加速し、食糧生産が十分でも届かなくなります。世界中の国が繰り返してきた悲劇を、過剰な規制によって現代日本で再現される寸前だったことを忘れてはなりません。

✅ ロシアの国民奴隷管理システムの崩壊…名ばかりの売春婦

　国内の移動を制限するパスポートシステムは、フランスからロシア帝国にも持ち込まれ、1843年にロシア皇帝ニコラス1世により法制度化されました。その後、国内移動を厳しく制限するロシアからソビエト連邦へと継承されていきます。ロシアでは小作人よりヒドい扱いを受けていた農奴が土地から離れることを禁止していましたが、売春婦が都市部への出稼ぎに出ることは認めていました。売られた娘（＝性奴隷という商品）を農村部から都市部へ移動させるための例外的な制度だったのですが、この小さな"例外"が自由と平等を勝ち取りロシア帝国を崩壊させます。

　性奴隷の流通システムは、時代が進んでロシアが豊かになってくると状況が変わってきました。高等

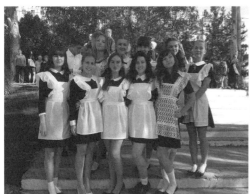

⬆ロシアには売春宿という名目で設立された、全寮制のお嬢様学校がある。そして、メイド服を制服として採用していた歴史があり、卒業式などで着用するという伝統が今も残っている

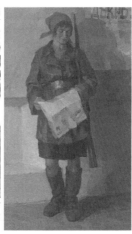

⬆1917年にロシアで勃発した十月革命以後、女性の軍服はひざ丈のスカート姿となった。労働服がベースとなっており、女性解放運動の意志が反映されている

作者：ボジ・ミハイル・ミハイロヴィチ
題名：平和に関する布告

学校に進学したい女性や出稼ぎしたい女性が書類上だけ売春婦になり、「黄色いパスポート」を発行してもらうことで自由に旅をする脱法行為が行われるようになったのです。これを題材にした映画が、『黄色いパスポート』として制作されました※2。

　1853〜1867年にかけて、大都市サンクトペテルブルクでは書類上の売春婦の数が急増しています。しかしその実態は、貧困などにより売春婦になったわけではなく、逆に女性の社会的地位の向上により都市部への出稼ぎや進学のために名義だけ売春婦になった女性が大量に出現したことを示しているのです。ロシア帝国時代、サンクトペテルブルクで独身女性が一人暮らしのためにアパートを借りようとしても、男尊女卑により許可が出なかったそう。唯一借りられたのが売春婦なので、こうした住宅事情も名ばかり売春婦が大量発生する要因になったといえます。

　中には、「売春宿」という名目で設立された全寮制の私立女子高等学校もあり、生徒が上京するためには「黄色いパスポート」が必要書類でした。なおこの学校は、帝国時代からの伝統と格式を持つ名門お嬢様学校として現代も存続しています。

　そしてこの制度上、当然といえば当然なのですが、処女の売春婦が大量発生することになりました。最終的には警察幹部も開き直って、「処女であることは売春婦であることを否定する証拠にはならない」などと言い出す始末…。「黄色いパスポート」本来の目的は性病の防疫なので、定期的に健康診断を受けて更新することが義務化されています。登録料や更新料が必要であり、「黄色いパスポート」を手に入れてもそれを維持するにはそれなりのお金が必要です。すると、本当の貧困で売られた本物の売春婦は「黄色いパスポート」を入手するためのお金を用意できず"違法売春婦"になって、警察に摘発されるようになりました。違法売春婦は性病を蔓延させる原因になったため、制度本来の意味が問われる深刻な事態になったのです。

※2　ユダヤ人女性がサンクトペテルブルク大学に入学して、医学を学ぶために黄色いパスポートを手に売春婦と大学生の二重生活を送る映画。
1918年にドイツが、ロシア帝国に対するプロパガンダ映画として制作した。
皮肉にも上映開始時点でロシア帝国は崩壊し、後のナチス政権下で発禁になっている。

革命前の古い写真を探すと、女性革命戦士はキレイな服を着ています。これは富裕層の女性しか写真が残っていないせいです。庶民層で革命に参加した女性の服装は、戦後、ソビエト連邦時代の絵画に描かれています。男性服のような上半身に、当時としては短めのヒザ丈のスカートで、ブーツとスカートの間にひざがチラチラ見えるような組み合わせです。1917年の十月革命(1922年のソビエト連邦建国)以降は、これが女性の軍服に変化していきました。こうした服は女性解放の象徴的で、帝国の憲兵から見れば反社会的な服装だったわけです。

　本物の売春婦は、胸元の開いたロングスカートのワンピースが主流でした。帝国政府が「女は売春婦以外出稼ぎを認めない」という法制度を作ったのに対して、人民は「女学生から女性労働者まで全員売春婦」という建前で抵抗…。名ばかり売春婦になることで、自由と平等を手に入れ、実力で教育と労働の機会を手に入れたわけで、フェミニズムとは何なのか考えさせられる歴史物語です。

　なお、この話は歴史研究家のリチャード・スティテスが『ロシアにおける女性解放運動』という本にまとめています。

　ソビエト連邦時代の売春婦の隠語は、愛の巫女を意味する「жрица любви（ジュリツァリュビィ）」でしたが、ペレストロイカ時代以降はヒットした映画に由来して「Интердевочка（インターデヴォチカ）」使われました[3]。最近は欧米の影響を強く受けて、帝国時代の「Проституток」に戻ってきているようです。

　ちなみに、ロシアでは2024年現在、売春は合法となっています。だからといってネット翻訳を頼りにロシアで売春婦を探すと、そういった事情を踏まえない誤訳などにより、メイド服姿のお嬢様にたどり着くかもしれません。当然、彼女たちに猥褻なことをすると、即刻逮捕されます。Google翻訳のせいにしても、ロシア憲兵は許してくれませんよ！

中国の最強監視システムの起源はフコウなシステム…

　コロナ禍において、中国では人の移動が徹底的に管理されましたが、このシステムは最先端科学で作られた世界最古の国民管理システムといわれています。中国で国民を管理するシステムが最初に作られたのは、周王朝時代の紀元前1000年代。約3千年前です。殷王朝を倒して周王朝を建国できた力の原資であり、中国史上最も長く続いた王朝にして、最も理想的な時代と呼ばれた周王朝の栄光の秘密は、徹底的な国民管理にありました。人民1人1人を、竹簡1本1尺に記入してデーターベース化していたらしく、発掘された中で最大規模の物はなんと3万5千本。この膨大なデータを処理するためには、計算機資源が必要になります。現代のようなコンピュータが無かった時代の計算機資源は、人間の頭脳そのものです。当初は世襲公務員によって賄われていましたが、時代が進むと能力が重視されるようになっていきます。公務員が優秀な人物を推薦して任命されるシステムが採用され、それを「選挙」と呼んでいました。そして、この選挙を推薦ではなく能力を測る試験に置き換えたものが、過酷な受験競争として知られる「科挙」だったのです。

Memo: ※3「Интердевочка（インターデヴォチカ）」は、ソビエト末期のペレストロイカ時代に西側資本を導入して作られた映画。初期のタイトルは「Проституток（売春婦）」の予定だったが、検閲不許可で売春婦を意味する造語を作ってタイトルにした経緯がある。

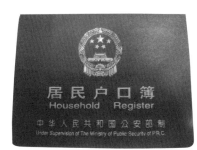

居民戶口簿

⬅中華人民共和国では1958年に、戸口登記管理条例が制定・公布された。中国共産党は出生地を基準として全人民をいくつかの戸籍に編入し、異なる水準の福祉サービスを提供している

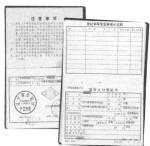

➡居民戶口簿の登記事項欄。性別や氏名のほか、民族・出生地・宗教・職業までも記載される

　そうやって集められた超優秀なマンパワーで運用していたのが、古代中国の国民管理システム「戸口」です。中国政府の正式名称である「戸口」(ピンイン：hùkǒu)が英語に転写され、欧米では中国の国民管理システムを「hukou」と呼びます。日本語の不幸とは何の関係もありませんが、なんとなく「フコウ」と聞こえます…。一般名称としては「戸籍」と呼ばれており、これが外来語として日本語に定着したものが「戸籍」。日本の戸籍制度は中国の戸口制度を輸入して日本版にローカライズしたものなので、現代中国の国民監視システムと、日本の戸籍制度の起源は同じです。

　中国では3千年前の国民監視システムをバージョンアップしながら、現在も使っています。選挙や科挙によって調達されていた計算機資源は、AIやGPSに置き換わりました。街を歩いている人間の顔をAIで識別して監視するシステムは、近年になって急に生まれた訳ではなく、中国3千年の歴史の積み重ねということです。

　第二次大戦後の1950年代に、中国では戸籍制度の整備が行われました。都市住民は農村から運ばれてきた食糧をもらわなければ暮らしていけないため、都市戸籍者のパスポートは配給カードとセットでした。一方、農村戸籍者は自給自足で食べていけるので、配給カードはありません。そういった事情があり、農村から都市部への移転が増加する中で問題が起こります。やがて中国が豊かになると、教育や医療などの行政サービスもこの配給システムによって人民に与えられるようになりました。すると、農村戸籍者はこれらの行政サービスが受けられなかったのです。

　なお、配給制が終了した現代では老人年金に変更されています。近代中国で、医療から教育まで、都市で受けられる行政サービスが都市戸籍者限定のサービスなのは、食糧配給制度に起源を持つからです。しかし経済が豊かになって、農村から都市部に出て働いて、行政サービスに頼らずとも自分で必要な物を買って生活できるようになると、都市戸籍と農村戸籍の差はなくなり現在では意味の無い区分となりました。

　必要に応じて国民をきちんと管理することは、経済を豊かにして国民を幸福にすることにもつながります。コロナ禍の給付金やマスク騒動を振り返ると、国民を管理できていたといえるでしょうか。必要な人に必要なサービスを届けるために、政府が無能な状態では困ります。

寝取り男を公衆の面前でメスイキさせる

恥辱の大根刑

同性愛が一般的だった古代ギリシャでは、寝取った男に独特の刑罰を与えていた。公衆の面前で縛り付け、肛門に大根や魚を…。現代では考えられない恥辱の刑を追っていこう。

　古代ギリシャには姦淫の罪を犯した者に、アナル（肛門）に大根を挿入する「ラファニドーシス」という刑罰がありました。ラテン語で大根を意味するraphanique（ラファニーク）を入れるから、ラファニドーシス。日本語訳なら大根刑になります。この大根刑は古代ギリシャの有名な詩や戯曲の中で、恋人を寝取られないように相手を威嚇する材料や、寝取り男を罰する刑罰としても登場しているため、現在まで伝わっているのです。

　その歴史は古く、紀元前4世紀にギリシャのアテネで使われていた立法者・ドラコンの法律に登場しているともいわれ、紀元前1世紀頃の少年愛＆百合作家ともいえるガイウス・ウァレリウス・カトゥルスの詩集や、アリストパネスの戯曲にも出てきます。詩の中では、「私の少年の恋人に手を出したら、刑台に乗せて肛門に魚と大根を入れるぞ」といった過激な脅し文句が…。少なくとも、紀元前の古代ギリシャからローマ帝国時代まで数百年にわたって存在していた刑罰のようです。

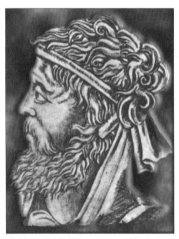

ガイウス・ウァレリウス・カトゥルス
（紀元前84〜紀元前54年）

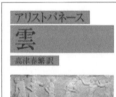

アリストパネース

雲

高津春繁 訳

借金に苦しむ主人公が苦況を切抜けるために雄弁の術を身につけようと、息子ともども入門した先は、ソフィストの大先生ソークラテース。ところが、詭弁を身につけた息子にさんざん悩まされる羽目に……。当時流行したソフィストへの攻撃をテーマに、その代表としてソクラテスを戯画的に登場させて古来論争を生んできた問題作。

赤 108-2
岩波文庫

戯曲『雲』（アリストパネス著）

大根刑が執行されたなどの正式な記録は残っていないものの、紀元前の詩集や戯曲にはたびたび登場している

Memo: 参考資料・画像出典など
●English Wikipedia、Wikimedia Commons

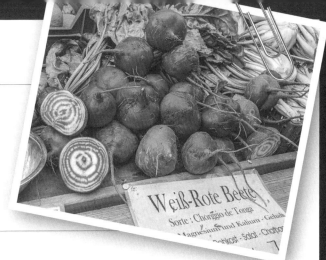

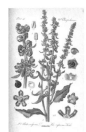

テーブルビート
刑罰に用いられたと考えられるのはテーブルビートという品種で、日本の白い大根とは異なる。痛風・リウマチ・咳などの病気に効く薬草とされ、古代ローマ時代では絞り汁に催淫効果があると考えられていた

大根刑が生まれた文化的背景

　ヒゲが生え始めると古代ギリシャでは大人扱いだったようで、少年の恋人をエロメノス、大人の恋人はエラステスと呼んで区別していました。そして、当時は同性愛が盛んだったらしく、恋愛詩の多くも同性愛をテーマとして書かれています。レズビアンという言葉も、この時代にあった概念。代表的な女性の百合詩人・サッポーの故郷だったレズボス島が、レズビアンの語源です。現代ではレズボス人とレズビアンが同じ綴りになっており、ややこしさ回避のために島の名前の方が変わっています。

　そういった時代背景から、姦淫の罪で裁かれるのは大半が男性。同性愛のいざこざにより、寝取られた男が寝取った男を訴えて大根刑が執行される…というわけです。

　アナルに大根を挿入する際は、足を固定する拘束台のような器具があったとのこと。そして、当時を記した文献には、「足を折り曲げられ肛門を開かれて…」みたいな文句が出てきます。また、アリストパネスの戯曲『雲』の中では、大根刑を処して人前で屈辱を与えるべきか議論する話が出てくるのですが、これは体罰としてではなくあくまで恥辱刑としてです。ゆえに、大根刑は当時の刑罰の執行法としては割りと一般的だった公開処刑であったと考えられます。

　以上のことから推論すると、当時の大根刑とは、「男性の恋人を寝取った野郎を公衆の面前で拘束し、アナルに大根を出し入れしてメスイキさせる恥辱刑」…になるでしょう。アナルを傷付けるといった肉体的な苦痛を与える刑罰としてではなく、中世以前の時代にはよく行われていた恥辱を与える刑罰だったと考えられるのです。

赤カブが用いられた理由を推察

　なぜ大根を使うのかを調べてみました。どうやら、我々日本人がイメージする白くて太い物ではなく、日本では赤カブなどと呼ばれるテーブルビート（ビーツ）のようです。古代ギリシャでは、その絞り汁に催淫効果があると考えられていたらしく、大根を使うのはメスイキさせるための効果も期待していた

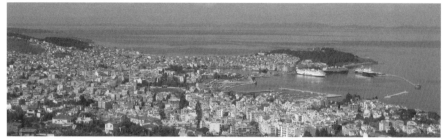

エーゲ海の北東部に浮かぶ、ギリシャ領・レスボス島。この地で活躍した百合詩人・サッポーの影響で、レスボス人（Lesbian）が後のレズビアンの語源となった

のかもしれません。つまり大根刑の正体とは、催淫剤付きアナルバイブでアナルを犯し、メスイキさせる恥辱刑だった…？　公衆の面前でアナルを犯されてメスイキした男の姿を見れば、寝取られた少年も相手を見限って自分のところに戻ってくると期待してのことだった？

　ちなみに、詩の中では「大根と魚が出入りする」と書かれていますが、肛門に挿入される魚はラテン語ではムギレスク（mugilesque）。毒とトゲがある、カサゴだった説が一般的です。しかし、歴史研究家の間では魚は詩人が盛った話で、法廷刑罰として挿入されたのは大根だけだった説が強いです。トゲがあったら、引っ掛かって出し入れできないだろうという、正論なツッコミもあります。

 大根刑はフィクション？事実？

　このように詩集や戯曲の中に登場する有名な刑罰・大根刑ですが、実際に執行されたという記録は見つかっていないのです。古代ギリシャの法律の条文は記録が現存しておらず、伝承として一部が伝えられているだけ。本当に大根刑という刑法が実在したのか、証明することはできません。

　社会規範や法治が機能していたなら、このような刑罰が執行されるはずがないとする説もあり、誰にも適用されない規範を示すだけの民間伝承だった可能性もあります。とはいえ、伝承であったとしてもこのような痴態を考えてしまう古代ギリシャ人は、やっぱり変態の先人ですね。

　なお、古代ギリシャで痛風・リウマチ・咳などの病気に効く薬草とされ、催淫効果があるともいわれたテーブルビート。欧州全土で広く栽培され、ベルギーにあるビート栽培の盛んだったベッテンホーフェン村（Bettenhoven）を苗字にし、これをドイツ語読みした人たちが「ベートーヴェン」です。大根は、それぐらい欧州人には上下の口でなじみがあるようです。

　こうしたギリシャの性文化は、イエス・キリストが生まれて紀元前が終わると急速に消えていきます。日本の変態文化もキリスト教によって滅ぼされるかもしれず、1000年後にはマンガやアニメの中だけの伝承として伝わっているかもしれません。

　ちなみに、ワシはギリシャ語が読めないので、ラテン語の文献を参考・参照しています。

Memo:

Commendo tibi me ac meos amores,
Aureli. Veniam peto pudentem,
Vt, si quicquam animo tuo cupisti
Quod castum expeteres et integellum,
Conserues puerum mihi pudice,
Non dico a populo: nihil ueremur
Istos qui in platea modo huc modo illuc
In re praetereunt sua occupati;
Verum a te metuo tuoque pene
Infesto pueris bonis malisque.
Quem tu qua lubet, ut lubet moueto
Quantum uis, ubi erit foris paratum:
Hunc unum excipio, ut puto, pudenter.
Quod si te mala mens furorque uecors
In tantam impulerit, sceleste, culpam,
Vt nostrum insidiis caput lacessas,
Ah tum te miserum malique fati,
Quem attractis pedibus patente porta
Percurrent raphanique mugilesque.

ガイウス・ウァレリウス・カトゥルスのカルメン第15
「手出しをすれば」

私はあなたに自分と私が愛する子を預ける
アウレリウスよ、私はささやかなお願いをしたい
もし君が心の中でアレを欲するなら
つまり、それを純潔で汚れないままに
したいということだが
君は私のためにこの子の純潔を守ってくれ
私は、人々から守れと言ってるんじゃない、
私は恐れていないのさ、大通りを時にこっちへ、
時にあっちへ自分の用事にかまけて
通り過ぎている人々はそうではなく、
君と善悪を持たぬ少年の脅威たる
君のペニスを恐れているのだ
そいつを君は好きな所で好きなように
好きなだけ振るっていればいい
私の知らない所でその機会ができたらね
これだけはダメだぞ、
ささやかなお願いだと思うけどね
もし悪が差して荒れ狂う狂気の悪魔が、
私の大切なこの子の不意を突いて
襲いかかるなどという悪行に君を焚き付けたなら
ああ！　その時こそ、君は哀れな奴だ、
悲惨な運命だ
足を折り曲げられ肛門を開かれて
大根と魚が出入りすることになるだろう

いたずら男爵の英国流ジョークだった…!?

膣痙攣の真相

性行為中にペニスが抜けなくなる「膣痙攣」。実は高名な医師による"悪ふざけ"が発端で、巡り巡って実話と勘違いされてしまった症例である。その経緯を紐解いていこう。

「膣痙攣（ちつけいれん）」は、ラテン語で「Penis Captivus（ペニス・カプティウス）」という正式名称が付いています。「捕らわれたペニス」という意味で、「陰茎捕捉」とも呼ばれます。世界で初めて膣痙攣が症例報告されたのは、1884年12月13日にPhiladelphia『The Medical news』に掲載されたもので、アメリカ陸軍の軍医であるエガートン・ヨリック・デイビスが著者でした。

　これがきっかけで世界的に医学界で噂となります。一般に認知されるようになったのは第二次世界大戦後で、欧米のフィクションで取り上げられるようになると、日本でも1970年代には知られるようになります。

　イギリスの医学誌『British Medical Journal（BMJ）』1979年10月20日号で、F・クレープル・テイラーによる膣痙攣の調査が行われました。大半は信頼性が無いとされたものの、とある証拠としてエガートン・ヨリック・デイビスの症例報告を上げています。そして、翌年の1980年1月5日号では、ブレンダン・マスグレイブという医師が、1947年に王立ワイト島病院（Royal Isle of Wight County Hospital）で当直していた際、救急搬送されてきた新婚カップルの症例として診たと主張する追加情報を発表。しかし、BMJはこれについては信頼性が無い情報としています。

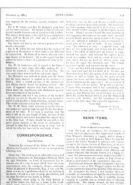

Philadelphia The Medical news
1884年12月13日のThe Medical newsに、膣痙攣の症例が初めて掲載された

Egerton Y. Davis
これはオーストラリアの医師と看護師らが運営する医療情報サイト。イーガートン・ヨリック・デイビス（Egerton Yorrick Davis）という医師は、いたずら好きなウイリアム・オスラー卿の分身であったと言及している

Memo: 参考資料・画像出典など
●Internet Arcive https://archive.org/
●LIFE IN THE FASTLANE https://litfl.com/

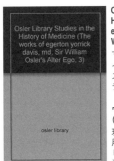

Osler Library Studies in the History of Medicine (The works of egerton yorrick davis, md, Sir William Osler's Alter Ego, 3)
マギル大学出版
イーガートン・ヨリック・デイビスの悪ふざけをまとめた、オスラー・ライブラリーの1冊

ウィリアム・オスラー (1849〜1919年)
現代医学の父とされ、聴診器を使用した最も偉大な診断医の1人として評される。医学教育にも力を注いだ。1911年に準男爵に叙任

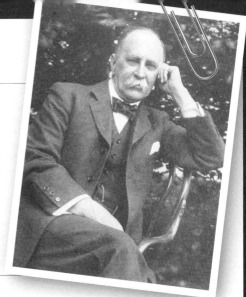

イギリス流のジョークが事実として…

　結論から言ってしまうと、ペニスが抜けなくなる膣痙攣は架空の症状です。性行為中に女性が膣痙攣を起こし、挿入したペニスが抜けなくなって合体したまま救急車で運ばれる…なんてことは都市伝説といえます。どういうことかというと、始まりとなったエガートン・ヨリック・デイビスによる1884年の論文は、完全な捏造でした。膣痙攣でペニスが抜けなくなるという症状は、ある高名な医師が架空の医師のフリをして書いた架空の症例報告に出てくる架空の病気だったのです。

　その人物こそ世界の医学に大きな影響を与えた、ウイリアム・オスラーⅠ世准男爵。「オスラー病」を始めとするオスラーと付く医学用語は、この医学者が由来です。エガートン・ヨリック・デイビスは彼のギャグネームで、架空の論文の架空の執筆者。キャラ設定ではアメリカ陸軍の軍医ということになっていました。このあたりのニュアンスは、現代まで続く19世紀の英国ジョークの文脈を知らないと理解できないかもしれません。プラクティカル・ジョーク（practical joke）と呼ばれる、口だけではなく実際に物理的な行動を起こす悪ふざけ文化が大英帝国には広く浸透していたのです。このような悪ふざけを行う時は、ペンネームやハンドルネームのようなギャグネームを名乗るのが流儀。

　ちなみに、人の顔にパイを投げつけるのも、こうしたプラクティカル・ジョークの一つ。ハロウィンも同系統の遊びが祭りになったものといえます。ハロウィン定番の台詞「トリック・オア・トリート」で、お菓子をくれなかった場合にするいたずらは、家に生卵を投げ付けることです。そして、日本でも見かけるブーブークッションはプラクティカル・ジョーク・デバイス、いわゆるジョークグッズということになります。

　オスラー先生は、これを医学論文という自作のプラクティカル・ジョーク・デバイスでやっていたわけです。当時はこれが、社会的に許される風潮があったからですが…。オスラー先生は遠くの学会に出

イギリスの医学誌・BMJに掲載された、F・クレープル・テイラー博士（Dr F. Kraupl Taylor）による膣痙攣の検証記事。100年経った当時でも、オスラー先生のジョークが大真面目に引用されていた

Penis captivus-did it occur?
（1979年10月20日）

Penis captivus has occurred
（1980年1月5日）

席する度、ホテルの宿泊者名簿や学会の出席者名簿にイーガートン・ヨリック・デイビスの名前でサインを残しました。架空の医学者なのに、さも実在しているかのように装っていたのを、フィラデルフィアのThe Medical news編集員は気が付かなかったようです。オスラー先生は表では現代医学の父と呼ばれ、同業者から尊敬される医学者でした。教育者であり医学史研究者でもありましたが、裏では悪ざけでデマ情報をばら撒くいたずら男爵だったのです。

　ただし、膣痙攣のように現実に医者が出会うことが皆無な、架空の病気をでっち上げたりしただけ。○○を飲めば癌（がん）が治る、ワクチン接種で遺伝子が組み換えられる…などといった、現在のニセ医学のような悪質な主張はしていません。それゆえ、いたずら男爵として愛されているのです。ただし、エガートン・ヨリック・デイビスがオスラー先生のギャグネームであることを知らない医学者もいます。嘘を本気にして検証もせずに論文に引用したりした結果、世界中にペニスが抜けなくなる架空の症状が広まってしまい、取り返しがつかなくなってしまった…というのが真実です。

　オスラー先生の悪ふざけによって創作された架空の症例は医学の歴史を混乱させ、100年以上にわたってフィクションに大きな影響を与えました。とはいえ、医学の臨床現場には影響がないので、フィクションにネタを提供してくれた偉業を、皆で称えたらいいとワシは思います。

　その時は本名のオスラー先生ではなく、ギャグネームのデイビス医師で呼ぶのが英国ジョークの礼儀というもの。皆さんも膣痙攣は1884年にイーガートン・ヨリック・デイビス医師が発見し、権威のある医学雑誌であるBMJにも載っていた…と覚えておきましょう。

　デイビス医師はほかにも「ノースウェスト準州のグレートスレーブ湖畔のインディアン部族における職業上の注意事項（Professional Notes Among the Indian Tribes About Great Slave Lake, NWT）」という題名で、インディアンには6人の処女と6人の母親からなる女性たちが審査員を務めるペニスの審査会がある。合格すると亀頭に十字の線を入れられて、セックスする許可を与えられる風習がある…なんて、架空の風習についても書いていたりします。もちろん、全部嘘です。

Memo:　●National Library of Medicine https://www.ncbi.nlm.nih.gov/

医学界新聞

『ウィリアム・オスラー・ライブラリー』開設

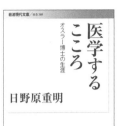

2001年に聖路加国際大学設立100年記念事業の一環として、「オスラー記念ライブラリー」が開設されたというニュース。聖路加国際大学の理事長であり、日本オスラー協会の会長でもあった日野原重明先生が尽力した。ライブラリーには、オスラー先生の書籍やオスラー先生の研究書などが収集されているという（医学新聞 第2458号 2001年10月22日）

岩波現代文庫／社会 268

医学する こころ
オスラー博士の生涯

日野原重明

岩波書店

医学するこころ
オスラー博士の生涯
日野原重明著（岩波現代文庫）

 ## 日本でも愛されるオスラー先生の人物像

　オスラー先生は、学術的になり過ぎて理論優先で患者を練習台や実験材料のように扱う当時の医学界に反発していました。患者に寄り添う医療を行い、「病気」ではなく「人間」を診る医師を育てた偉人として知られています。そして、多くの名著と多くの格言を残しており、カナダのマギル大学がそれらを収集し「オスラー・ライブラリー」として開設。さて、その中の1冊が『The Works of Egerton Yorrick Davis』で、オスラー先生が、イーガートン・ヨリック・デイビスとして活動した悪ふざけをまとめたものです。少年ジャンプ作品の『魁!!男塾』に登場する、嘘か本当か微妙な境目がミソな民明書房のような存在だといえるでしょう。ちなみに、今は絶版なので、入手難易度が高く秘伝書みたいな扱いになっています。

　聖路加国際病院名誉院長でもあった日野原重明先生は、オスラー先生に感銘を受けた1人で「日本オスラー協会」を発足させました。30年もかけてオスラー・ライブラリーの翻訳をしていますが、英米文学に詳しい教授に共訳者になってもらったようです。オスラー先生の著作や話は高度なギャグが多過ぎて、真面目な日野原先生にはちょっと持て余したのかもしれませんね。

　最後に、オスラー先生の医大の授業でのいたずらを一つ紹介しましょう。

　重度の糖尿病患者から採取した尿検体を使用して、学生の観察力をテストすると宣言した時のことです。オスラー先生は、自分の指を尿に浸すと指を舐めました。そして、尿を学生に巡回させよく観察するように言います。学生たちは嫌な顔をしながら、尿を舐めては次の生徒に回していきます。

　オスラー先生が学生たちに感想を聞くと、全員「尿が甘かった」と答えました。するとオスラー先生は、「君たちが本当に注意深くしていたなら、私が中指を尿に入れ、人差し指を口に入れたことに気づいたはずだ」と言ったそうです。

　偉大過ぎて神格化されがちなオスラー先生ですが、上辺だけの倫理とか人権を語ったのではなく、本当に人間臭かったのではないでしょうか？

●医学書院「医学新聞」 https://www.igaku-shoin.co.jp/paper/archive/old/old_article/n2001dir/
●English Wikipedia、Wikimedia Commons

キンタマが癌（がん）に…長生きできない仕事だった
煙突掃除人たちの職業病

中世のイギリスでは、煙突掃除人が罹る奇妙な病が存在した。極めて劣悪な労働環境が、発症の理由であった。現場の労働者が声を上げ、病が根絶されるまでの歴史を見ていこう。

現代では使われることはありませんが、昔は陰嚢、つまりキンタマが癌（がん）になると、「煙突掃除人の癌（Chimney sweeps' carcinoma）」という病名を付けていました。これは、煙突の掃除人が多く発症したことが発端になっており、世界最初の職業にまつわる癌（がん）といわれています。

命名したのは、1775年にイギリスで外科医をしていたパーシヴァル・ポット先生。煙突掃除人のキンタマが癌（がん）になるのを見て、世界で初めて発がん物質の存在に気づきました。どんな原理で煙突掃除人のキンタマに発がん物質が集中したのかというと、全身煤まみれの状態で汗をかくと、汗の流れが股間に集まったからです。キンタマの表面で煤が濃縮され、発がん物質がベッタリ塗られた状態で固定されるからでした。

なお、この病気はイギリスで主に見つかっており、ドイツやフランスではあまり見かけません。その理由は、煙突掃除ギルドの存在にあります。ドイツやフランスでは、煙突掃除人に全身を覆う防護服を着せてギルドが職業病を予防する役目を果たしていましたが、イギリスにそのギルドはありませんでした。そのため、貧困層の少年労働者は、裸同然の状態で煙突に入って掃除していたのです。

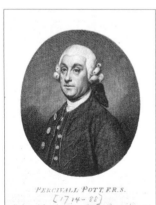

パーシヴァル・ポット
（1714〜1788年）
ロンドンの聖バーソロミュー病院で外科医となり、後に外科医師組合の会長を務めた。煙突掃除人にキンタマの癌（がん）が多いことに着目し、煤（化学物質）によって引き起こされると推論。法整備など煙突掃除人を守るべく尽力した

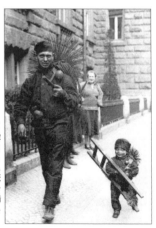

煙突掃除人の子供といえばこんなイメージだが、この画像は映画の1シーンでフィクションだ※。実際の煙突掃除人は、もう少し大きかったらしい。最後に煙突掃除人の子供が死亡したのは1875年2月。ケンブリッジにあるフルボーン精神病院の煙突掃除中に死亡した、12歳の少年だったという

Memo: ※この映画はドイツで撮影された『The Three-Year Old!』。1933年公開。

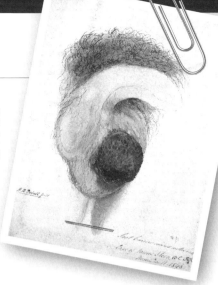

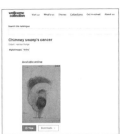

Chimney sweep's cancer
32歳の煙突掃除人の癌（がん）の症例を描いた水彩画。聖バーソロミュー病院医学校の、学生だった医師が描かいたものだという。キンタマのイボが黒いかさぶたで覆われているのが分かる

wellcome collection
https://wellcomecollection.org/

 煙突掃除人から改革者が現る

　当時のイギリスでは、煙突掃除人は幼い子供が非常に多く、早ければ5歳ぐらいから働かされていました。彼らの大半は、孤児院や救貧院からもらわれてきた孤児。当時の孤児院は次々と新しい子供が入ってくるので、小学生ぐらいになると労働力として売っていたのです。

「煙突掃除人の癌（がん）」という診断名が使用されなくなった最大の理由は、大英帝国が労働者の健康を守る対策をせず、貧しい孤児を使い捨ての道具にしていた英国暗黒面を象徴する病気だからです。キンタマだけに、大英帝国の恥部…というわけですね。

　この大英帝国の恥部を見つけてしまったパーシヴァル・ポット先生は、議会に働きかけて、1788年にいわゆる「煙突掃除人法」を制定するべく動きます。8歳未満の子供を働かせるのを禁止して、日曜日は教会の日曜学校に通わせるように法整備しようとしました。当時は義務教育制度がなく、庶民の子供の学校は教会の日曜学校だけ。それでも、賛成する人は皆無という状況だったのです。

　そんな時代に、パーシヴァル・ポット先生の味方をした人が現れました。後に国王よりマスターの称号を授かり、ロンドン煙突掃除人ギルドの初代ギルド・マスターになった伝説の煙突掃除人、デヴィッド・ポーターさんです。彼は19歳の時に、父親を煙突掃除人の癌（がん）で亡くしています。父親はまだ38歳でした。貧しい煙突掃除人の子供に生まれ、自身も幼い頃から煙突掃除人を続けながら独学で読み書きを学んで社会を変えたいと願っていたところ、新聞で煙突掃除人法が議会に提出されたのを読んで、議会に意見書を提出したのです。この意見書は議会で煙突掃除人の代表意見として扱われ、法制度の強力な後押しとなりました。

　庶民の識字率が低かった当時、読み書きができるどころか法律を理解して議会で通用するような意見書を書ける煙突掃除人は、他に誰もいません。ポーターさんは、とんでもない知能チートといえるでしょう。

　ちなみに、イギリスで花嫁が結婚式の日に煙突掃除人を見るのが幸運のシンボルと呼ばれるようになったのは彼が始まりで、彼に見送られた花嫁は幸せになれたことから逆説的に発生したジンクスです。

参考資料・画像出典など
●Googleブックス https://books.google.co.jp/
●THE GUILD OF MASTER CHIMNEY SWEEPS https://www.guildofmasterchimneysweeps.co.uk/

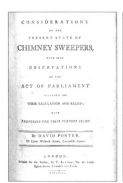

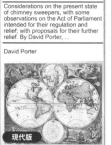

煙突掃除人の現状に関する考察
デヴィッド・ポーター
（1792年刊）

煙突掃除人で社会改革者であったデヴィッド・ポーター（1746〜1819年）による著書。巡回煙突掃除人の子で学校に通ったことはなかったが、独学で読み書きを学ぶ。煙突掃除人の現状や、議会法に関する見解を届けたことで、労働環境の改善につながった。後に煙突掃除人ギルドの初代マスターになった

現代に伝わる煙突掃除人のテンプレート的な服装も、彼が由来になっています。

　ただし、残念なことに大半のイギリス人は見事に法律を守らず、幼い子供を"人間ブラシ"として使い続けました。狭い煙突の中に体の小さな子供を入れて掃除しなくても、長い煙突ブラシを使えばいいと広めようとしたのですが、煙突掃除人は道具を使うのを嫌がりました。その理由は、シンプルに道具代を工面するのが難しかったからです。現代人の感覚だと、掃除のブラシ代までケチるのか…と思うかもしれませんが、当時は鉄でもなんでも現代より高額で、ブラシ1セットは低所得者である煙突掃除人の月収3か月分以上はしていました。

　そこで、ポーターさんは、自分がロンドンで最も裕福な煙突掃除人になることで、長い煙突ブラシを使った方が楽をして儲かるということを実証して見せようとしたのです。それを目の当たりにしたロンドン中の煙突掃除人たちは、彼の元に集まり組織化。国王より煙突掃除人ギルドの許可を授かり、劣悪な労働環境や過酷な児童労働は大きく改善されていきました。法律よりも、ギルド憲章の方が実行支配力を持っていたのですね。

　ポーターさんは1819年5月31日に73歳で亡くなりましたが、その意思は受け継がれます。「1834年の煙突掃除人法」「1840年の煙突掃除人及び煙突規制法」と何度も法整備を繰り返し、半世紀以上かかって「煙突掃除人の癌（がん）」は根絶されました。煙突掃除人なんてみんな50歳前にキンタマが癌（がん）になって死んじまう…と言われていたのを彼が変えたのです。今でも煙突掃除人の社会改革者として、小さくではありますが、イギリスの歴史にデヴィッド・ポーターの名を刻んでいます。

　パーシヴァル・ポット先生がキンタマ癌（がん）の原因を突き止めたおかげで、他にも紡績工場の機械に使われる鉱物オイルが発がん物質であることも判明。多くの医師に"発がん物質"の存在を意識せるようになったことも先生の功績で、その後もそういった癌（がん）を誘発するような化学物質が発見されるようになり、現在の規制へとつながっていったのです。

　英国の煙突掃除人ギルドは役目を終えて解散したのですが、近年になって無関係の組織として復活しています。組織名が「Guild of Master Chimney Sweeps」なのは、ポーターさんが国王より授かっ

Memo: 文中では「煙突掃除人ギルド」としたが、当時のイギリスはギルド制度を廃止しており、リヴァリ・カンパニー制度へ移行していた。実質的に他の国のギルド制度と同じものだったため、分かりやすくするため「ギルド」とした。ちなみに、現代で会社がカンパニー（Company）なのは、この制度が由来である。

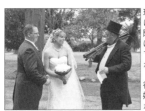

現在のイギリスでは、花嫁が煙突掃除人を見ると幸せになれるといわれている。そのきっかけはデヴィッド・ポーターで、彼に見送られた花嫁が幸せになったからだという

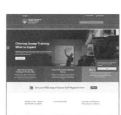

Guild of Master Chimney Sweeps
https://www.guildofmaster
chimneysweeps.co.uk/
現代に蘇った煙突掃除人ギルド。掃除人を派遣したり、掃除人にテクニックをレクチャーするなどしている。デヴィッド・ポーターとは無関係だ

た称号にあやかっているというか、無断使用っぽいです。また、「国際煙突掃除人ギルド（National Chimney Sweep Guild）」や「欧州煙突掃除人連盟（European Federation of Chimney Sweeps)」といった、複数の煙突掃除人ギルドが存在していますが、すべて近代になってできたポーターさんとは無関係の組織となります。

✓ ノーベル賞落選の理由は納得…

　以上のことから1780年代には、コールタールを始めとする発がん物質の存在は医学界で認知されていました。ここで癌（がん）の研究について、ノーベル賞にまつわる誤解と実態を解説しましょう。

　日本の人工がんの研究者であった山極勝三郎先生は、4回にわたりノーベル生理学・医学賞にノミネートされたものの、結局受賞はできませんでした。その研究というのは、コールタールをウサギに塗り続けて、人工的に癌（がん）を作り出すというもので、1916年に「人工的癌腫ノ発生ニ就テ」として論文を発表しています。ここで初めて化学物質により人工がんが発生することを発見したかのような誤解が一部でありますが、上述したように医学界では既に知られていたことでした。

　一方で、デンマークの病理学者であったヨハネス・フィビゲル先生は、寄生虫が癌（がん）の原因であることを発見し1926年にノーベル生理学・医学賞を受賞しています。ただ、後にフィビゲル先生の観察した病変は癌（がん）ではなかったと分かり、間違った発見でノーベル賞を受賞したと主張する人がいますが、これは日本人による難クセです。IARC発がん性リスク一覧の「グループ1：ヒトに対して発癌性である」の中に、「タイ肝吸虫の慢性感染」や「ビルハルツ住血吸虫への感染」が入っているように、寄生虫が癌（がん）の原因であることは事実です。寄生虫で癌（がん）になるのは間違いであるかのような誤った情報を広めてしまうのは、日本人による逆恨みとしか言いようがありません。

　ノーベル賞の審査内容は、受賞の50年後に公表されます。山極勝三郎先生がノーベル賞にノミネートされながらダメだった理由は、コールタールを塗ると癌（がん）になることが、当時でも既に周知の医学的事実だったからです。単純作業の繰り返しで知られていた事実を確認した実験結果よりも、寄生虫が癌（がん）の原因である新事実を発見したフィビゲル先生の方が、ノーベル賞に相応しいとの結論でした。中には「ノーベル賞の審査員だったフォルケ・ヘンシェンと友達だったからだろう」という誹謗中傷まであったそうで、もはや見るに耐えません。いい加減に止めた方がいいと思います。

●English Wikipedia、Wikimedia Commons

ドイツの偽書から始まった狂った民間療法

「飲尿療法」ヒストリー

体内の老廃物などを体外に排出したものが尿であり、体のデトックス機能であることは常識なハズだが…。自分の尿を飲むというトンデモ民間療法が、ブームになった歴史をたどってみよう。

　最近はやや下火になりましたが、日本でも飲尿療法が流行ったことがありました。今でも勧めている芸能人やインフルエンサー的な人たちがいるものの、医学的には完全に否定された無意味な行為です。

　飲尿療法が日本で登場したのは意外にも近代で、1990年にマキノ出版から刊行された『奇跡が起きる尿療法』という本から始まります。尿を飲めばリウマチから癌（がん）にまで効いたとかテレビで取り上げられ、一部ではカルト的に流行りました。そんな飲尿療法は海外では古くからあり、大きなブームが何度か起きています。

 ドイツの飲尿療法：自作の本を出典に…

　現在、確認できる記録を遡ると、最初の飲尿ブームと思われるのは、1696年頃のドイツです。ドイツのクリスチャン・フランツ・パウリーニが1696年に出版した『Heilsame Dreck-Apotheke』が、尿やウンコを薬にする最初の医学書といえる本になります。ネット上の閲覧サービス（Internet Archive）で原本が読めますが、昔のドイツ語なので難読です。

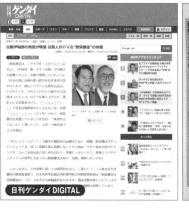

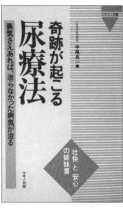

2020年に放送されたテレビ番組で、有名フリーアナウンサーが「飲尿療法」について熱弁し、SNS上では物議を醸した。日本でのブームのきっかけになったのは、1990年にマキノ出版から発売された『奇跡が起きる尿療法』。実践していた有名人はそれなりにいるようだ…

奇跡が起きる尿療法
中尾良一／マキノ出版
（1990年）

Memo: 参考文献・画像出典など　●日刊ゲンダイ「古館伊知郎の発言が物議 芸能人がハマる "飲尿療法" の効能」https://www.nikkan-gendai.com/articles/view/geino/281176/2　●Internet Archive「Heilsame Dreck-Apotheke: wie nemlich mit Koth und Urin die meisten Krankheiten und Schaden glucklich geheilet worden」https://archive.org/details/bub_gb_9CIWAAAAYAAJ

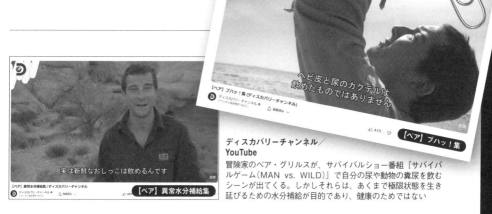

実は新鮮なおしっこは飲めるんです

【ベア】異常水分補給集

ヘビ皮と尿のカクテルは
飲めたものではありません

【ベア】ブハッ！集

ディスカバリーチャンネル／
YouTube

冒険家のベア・グリルスが、サバイバルショー番組『サバイバルゲーム（MAN vs. WILD）』で自分の尿や動物の糞尿を飲むシーンが出てくる。しかしそれらは、あくまで極限状態を生き延びるための水分補給が目的であり、健康のためではない

　パウリーニは医師だけでなく、作家・歴史家・哲学者・民族学者としても活躍した多彩な人物で、著書は68冊にも及びますが、ドイツの歴史研究の間では偽書を作って歴史研究を混乱させた極悪人でもあります。死後130年あまりたってから、11冊が偽書であることが発覚して大問題になりました。自分の本に登場する珍説の出典として、その出典元の本を自分で自作していたのです。そんな偽書を出典とした論文で、博士号を取っていました。

　これ以前の飲尿ブームとして伝えられているローマ帝国の皇帝が飲尿療法をやっていた、中世時代に自分の尿に薬草を溶かして飲むとペストに効く治療法があったなんて話はすべてパウリーニが作った偽書に出てくる話です。パウリーニが広めた飲尿療法はドイツで長く流行することになり、近代まで「Dreckapotheke」と呼ばれる一大分野として続いていました。「Dreck」はドイツ語の汚物とか糞みたいな意味で、日本語に訳すなら“汚物の薬”みたいな意味です。

　現代日本でいえば、EM菌を作った学者みたいなトンデモさんでした。

イギリスの飲尿療法：旧約聖書を曲解

　近代になって医学が発達してくると、ドイツの飲尿療法には何の効果も無いことが判明して下火になりましたが、戦前にJ.W.アームストロングという民間療法者が再度流行らせます。彼は、当時不治の病とされていた結核に罹ったものの、45日間、自分自身の尿と水しか口にしない「尿断食」を行って完治させた…と主張したイギリスのトンデモさんです。

　医師でも学者でもありませんが、1944年に『The Water Of Life: A Treatise on Urine Therapy』という飲尿療法の本を出版しました。いまだに飲尿療法支持者がいるせいなのか21世紀になって再版され、日本でも1994年に『生命の水：奇跡の尿療法』という邦題で日本語版が出ています。

　アームストロング先生は、旧約聖書の1つである箴言の第5章の15「汝己の水溜より水を飲み　己の

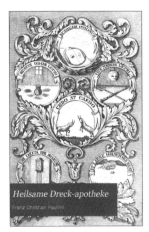

Heilsame Dreck-Apotheke
Franz Christian Paulini

Heilsame Dreck-Apotheke
クリスチャン・フランツ・パウリーニ

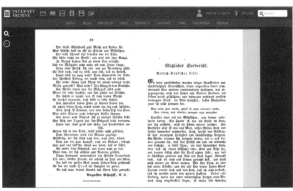

Heilsame Dreck-Apotheke : wie nemlich mit Koth und Urin die meisten Krankheiten und Schaden glucklich geheilet worden

1696年に出版。ほとんどの病気や傷は、ウンコや尿で治る…といったことを説明している医学書（？）で、飲尿療法の原典といえる。パウリーニは自分で書いた本を論文の出典元にするなど、"汚い"手口のプロフェッショナルといえる…

泉より流るる水を飲め」を自分の尿だと曲解し、神の奇跡のように言い張って、神の力から科学までごちゃ混ぜにした人です。まさにトンデモ医学の典型でしょう…。

 インドの飲尿療法：首相が実践者

近代の飲尿界隈の有名人には、1977～1979年までインドの首相を勤めたモラルジー・デーサーイーさんです。99歳まで健康に長生きしました。飲尿健康法の愛好家で、政界から引退直後の1980年に飲尿の本を書いています。そのため、飲尿健康法界隈では健康で長生きして偉くなった実例としてよく取り上げられる人物です。当時の本は絶版ですが、2004年に再販されており現在でも購入可能です（『Miracles of Urine Therapy』英語）。

 再びドイツでブーム：エリートジャーナリストが牽引

1988年7月21日、再びドイツで飲尿ブームが始まりました。日付が明確なのは、この日にドイツで有名な女性ジャーナリストのカルメン・トーマスがラジオの公共放送（WDR：西部ドイツ放送）で尿に関する特別番組を流したからです。その番組は現在でもWDR（西部ドイツ放送）の公式サイトでアーカイブを聴取できます。それからラジオ放送の内容を元に本が出版され、120万部を超えるベストセラーになりました。日本でも楽天ブックスで電子書籍が買えます（ドイツ語版）。

カルメン・トーマスさんはドイツ人ですが、英語が堪能でイギリスのBBC（英国放送協会）や、ドイ

Memo:

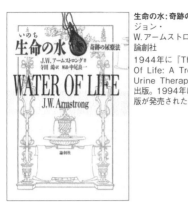

生命の水：奇跡の尿療法
ジョン・
W.アームストロング／
論創社
1944年に『The Water
Of Life: A Treatise on
Urine Therapy』として
出版。1994年に日本語訳
版が発売された

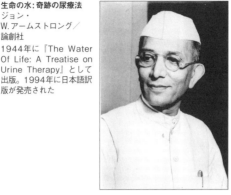

**モラルジー・
デーサーイー**
（1896〜1995年）
飲尿健康法の愛好家
として知られた、イン
ドの元首相。1980年
に『Miracles of
Urine Therapy』を
出版。日本語訳すれ
ば尿療法の奇跡…

ツの公共放送（ZDF：第2ドイツテレビ）で働いたりしたエリートです。1970年代のドイツは男性上位社会だった中、1973年にドイツのテレビで初めて女性ながらスポーツ番組の司会者を務めました。失言で叩かれたり炎上したりと大変な苦労をしたようですが、1990年には経済誌の『Forbes』で、ドイツで最も影響力のある女性100人の91位に選ばれるなど、かなりの有名人です。

　そんな彼女が尿についての番組放送したからこそ、大きく盛り上がったわけです。そして一時の気の迷いなどではなく、尿万能論に傾倒していき、2013年には、「尿が原料及びエネルギー源であることを発見した」などと意味不明な主張をして、尿で発電すれば原子力はいらないみたいな珍説を唱え始めます。尿を飲む健康法に続く、尿発電ブームの幕開けです。日本語で「尿で発電」とかでググると世界各国の研究が出てきますが、最初に言い出したのはカルメン・トーマスさんみたいです。なお、1946年生まれの77歳で、まだ存命でいらっしゃいます。

　最近のドイツ人はかなり狂ってきたようで、自分の尿を皮下注射するトンデモ医療まで登場している始末。無菌処理するとか、ホメオパシーの処理をするとかそれっぽい説明されていますが、1mL程度の皮下注射なら滅菌すればタダの水と大差ありません。何の害も効果も無いことをしてプラセボ効果を狙う、典型的な詐欺医療に突入している…といえるのではないでしょうか。

ラクダの飲尿療法：高値で売買される

　飲尿健康法は基本的に自分の尿を自分で飲むのですが、中東では昔からラクダの尿が薬になる、癌（がん）に効く…といわれ、広く利用されてきました。しかし、21世紀になると自家消費から売買が活発になります。現在、サウジアラビアの病院ではがん患者の多くがラクダの尿を飲んでいるそうです。アラビア語のラクダの尿「بول الجمل」でググってみると、ペットボトルや缶に詰めて売られているラクダの尿が割りとフツーにヒットします。

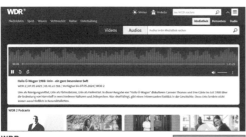

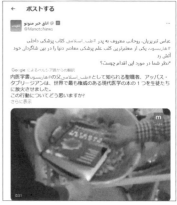

WDR

Hallo U-Wagen 1988: Urin - ein ganz besonderer Saft

1988年7月21日に放送されたラジオ番組により、ドイツでは飲尿ブームが再燃。そして、この放送内容をまとめた本『Ein ganz besonderer Saft』もベストセラーになった。書名は「尿 体の薬箱」といった意味

Ein ganz besonderer Saft
カルメン・トーマス

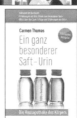

ペルシアでは聖職者が、臨床内科学の標準的テキスト『ハリソン内科学』を燃やすパフォーマンスを実行。その動画が、新型コロナが蔓延し始めた2020年1月にSNSに投稿された　（Twitter参照）

　イギリスのアームストロング先生は、旧約聖書を引用して神の奇跡みたいに宣伝に利用しましたが、中東ではイスラム教の経典であるハディースの言葉を引用しているそうです。サヒ・アル・ブハーリの76章の9が、該当の箇所だと主張されていました。

　これは近代になって提唱された新しい学説です。正則アラビア語の原文を読んでみたところ、医療や医薬品になるとは書いてありません。英語版の解説に付け足しがあり、翻訳した人の解釈による補足です。正則アラビア語の原文を素直に読み解くと、これって飲むんじゃなくてメディナ（都市）の灼熱の気候で瀕死になっている信徒にラクダの乳と尿から作った日焼け止め＆保湿クリームを塗るように教えたんじゃないか…って気がしています。ラクダは水分を無駄にしないために尿が他の動物よりも濃くて、尿素クリームみたいになるので実際にラクダの尿素クリームが売られているほどです。

　新型コロナウイルス感染症が流行すると、ペルシアでは医療の逼迫から西洋医学の否定が始まりました。臨床内科学の標準的教科書である『ハリソン内科学』を、ペルシア人が焚書している動画がTwitter（X）に投稿され拡散。その一方で、ラクダの尿を輸入するオカルト医療に走った人もいました。最近の価格は1Lあたり3,000〜5,000円ぐらいのようです。随分高いですね…。

　なお、サウジアラビア王国保健省は、ラクダの尿を飲むと人間とラクダの人獣共通感染症である中東呼吸器症候群（MERS-CoV）に感染する可能性があるので、飲まないように警告しています。今のところ、ラクダの飲尿が中東呼吸器症候群の感染源である証拠は見つかっていません。可能性があるので予防のために飲まないように…と注意しているだけですが、新型コロナウイルス感染症（COVID-19）に効かない民間療法で、中東呼吸器症候群に感染するのは救いようがありません。ラクダの尿を飲む健康法は、一段と業が深い気がしています。

Memo:　●WDR「Hallo U-Wagen 1988: Urin - ein ganz besonderer Saft」
https://www1.wdr.de/mediathek/audio/wdr2/audio-hallo-ue-wagen--urin---ein-ganz-besonderer-saft-100.html
●The Hadith of the Prophet Muhammad at your fingertips　https://sunnah.com/bukhari/76/9

スウェーデン王室で子作りの授業が開講!?

国王の性の家庭教師

キリスト教の教えが厳しかった18世紀のスウェーデン。性の知識が制限されたことで、国王夫妻は子供の作り方が分からなかった…なんて話がある。そこで、とある男を招聘したという。

　キリスト教社会では性的なことが厳しく規制され、近代まであらゆるエロがタブーとされていた話は有名です。中でも、18世紀のスウェーデンは厳しく、出版物はおろか話題にすることすら禁止。一般人は裏の民間伝承によって性教育を伝えてそれなりに楽しんでいたようなのですが、教会の強い影響下で純粋培養されていた王室は、そうした世俗からかけ離れていました。

　多くの改革をなしとげ、人道的政策を実施した賢君と名高きスウェーデンの国王グスタフ3世には、子供の作り方が分からなかったという都市伝説があります。結婚してから最初の子供ができるまで10年以上もかかっていたので、その間はずっと同性愛者かEDといわれ続けました。しかし実際は、当時の教会の厳しい性的なモノへの弾圧の影響で、国王と王妃は子供の作り方を知らなかったのでないかとする説があります。国王と王妃が、「どうやったらいいのかよく分からない」などと言ったとか言わないとか…。当時の伝聞をまとめると、こんな感じだったらしいです。

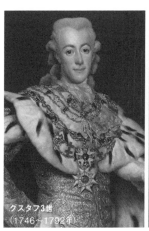
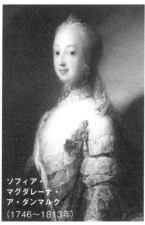
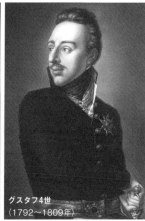

グスタフ3世
（1746～1792年）

ソフィア・
マグダレーナ・
ア・ダンマルク
（1746～1813年）

グスタフ4世
（1792～1809年）

スウェーデン王グスタフ3世と、王妃ソフィア・マグダレーナは1766年に結婚。グスタフ4世となる第1子が誕生したのは1778年という記録があり、10年以上子供が生まれなかったことになる

北欧最強のヤリチン男が参上

　もうすぐ結婚9年目になるのに、王妃は子供ができないと困っていました。王妃はキスをしたら子供ができちゃうとか、コウノトリが運んできてくれる…といった類の話を本気で信じていたらしく、国王と王妃はセックスをしないと子供ができないことを知らなかったようです。どうして子供ができないのか困り果てて、王妃の専属メイドであるアンナ・ソフィア・ラムストロームに相談。そこで「セックスとは何か？」という話になります。

　メイドはずっと独身でしたが、子供がいました。メイドは貴族の愛人の1人だったので、性経験豊富だったのです。王妃にいろいろと性の話をしたのでしょう。そこで、国王夫妻はメイドの恋人を宮殿に呼びました。彼こそ北欧最強のヤリチン男、アドルフ・フレドリック・マンク伯爵です。

　宮殿に呼ばれたマンク伯爵は、国王の勅命によりセックスの家庭教師に就任。国王夫妻の寝室に呼ばれ、具体的なアレコレを指導したのでしょう、無事に息子が生まれました。その生まれた子供こそが、次の国王になったグスタフ4世です。

　マンク伯爵は国王夫妻のセックス教師という特殊な仕事から、後々までイロイロと言われることになりました。マンク伯爵は王妃のメイドと恋人同士だったので、国王夫妻の目の前でセックスを実演してみせた説から始まり、グスタフ4世の実の父親だったのではないかという説。また、国王夫妻とマンク伯爵の3人で3Pしていた説まであります。

　そして、国王夫妻の寝室でアレコレ指導していた風刺画が描かれました。描いたのは、芸術家で海軍軍人だったカール・アウグスト・エーレンスヴァード伯爵。この絵はなぜか、今もストックホルムにあるスウェーデン国立美術館に展示されています。スウェーデン国立美術館はグスタフ3世の死後、王家の収集品をもとに作られた由緒正しい美術館です。エーレンスヴァード伯爵は、この件について特に処罰などはされていません。

　とにかくこんな噂話が乱立していたぐらいなので、スウェーデン国内でグスタフ4世の実の父がどちらなのか騒ぎになります。マンク伯爵とメイドは、周りから国王夫妻の秘密について公的に私的にとあらゆる人たちから問い詰められることになりました。そして国内に大きな混乱を巻き起こし、最終的にグスタフ3世は暗殺され、息子のグスタフ4世もクーデターを起こされて王位を剥奪。王妃は隠棲、メイドは食中毒で病死し、マンク伯爵は国外追放されました。

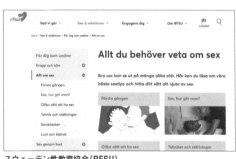

スウェーデン性教育協会（RFSU）
https://www.rfsu.se/
1933年に創設されたNGO団体。中絶や避妊の権利、男女平等、同性愛についてなど、スウェーデンの先進的な性教育を支えている

Memo: 参考資料・画像出典など
　●English Wikipedia、Wikimedia Commons

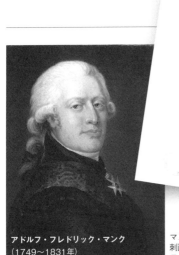

アドルフ・フレドリック・マンク
（1749〜1831年）

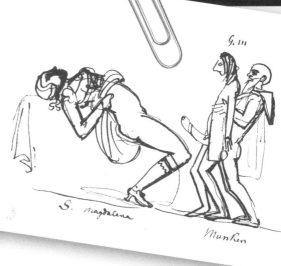

マンク伯爵が、国王と王妃の子作りを助ける様子を描いたとされる当時の風刺画。右側の人物がマンク伯爵で、頭の上にG.Ⅲと書かれているのが国王グスタフ3世。手取り足取りレクチャーしている様子がうかがえる

　マンク伯爵は晩年、イタリア・マッサでメディチ家の妾の子だったエリザベッタ・デル・メディコと暮らしたそうです。最後はイタリアで貧しい亡命貴族として粗末な墓に埋葬されました。82年の生涯で関係した女性の数と、作った子供の数は正確には不明です。本妻との間に10人の子供がいたほかに、王妃の専属メイドとの間にも3人の子供がいただけでなく、ロイヤルバレエ団のスターだったジョヴァンナ・バッシとも関係があったともいわれています。ジョヴァンナの娘はグスタフ4世と似ていたそうで、異母姉弟ではないかとの噂もありました。

　なお、グスタフ3世は、1778年にグスタフ4世が生まれたのと同時期に「乳児殺害防止布告（Barna mordsplakatet）」を出しています。これは未婚の母親が匿名で子供を出産できるようにして、未婚の母と非嫡子を保護する法制度です。それ以前は、出産した女性は必ず父親の名前を明らかにする義務があり、未婚で父親不明の子供を産むことは犯罪とされていました。それゆえ、スウェーデンで子供が殺される殺人事件の第1位は、未婚の母が自分の子供を殺す事件だったのです。なお、この話は154ページからの「自殺合法化への道筋」につながります。

　王妃のメイドだったアンナとバレリーナだったジョヴァンナは、未婚でマンク伯爵の子供を産んでいます。キリスト教会に反してグスタフ3世の改革により未婚の母が保護されるようになり、子供が殺される殺人事件の動機・原因が根絶される結果となったのですが、これは何人もの女性を孕ませたマンク伯爵への報酬だったのかもしれません。

　マンク伯爵の話は性的な情報を禁止し過ぎると、二極化が起きて両極端な方向に振り切るかもしれないという歴史の教訓ではないでしょうか？　その反動なのか、現在のスウェーデンは性的におおらかな国になり、先進的に性教育が行われるようになりました。

153

天国に逝くためのライフハック

自殺合法化への道筋

かつてキリスト教下では自殺は自分を殺す殺人、つまり犯罪だった。そこで、合法的に自殺する方法が編み出される。自分の子供を殺して死刑になるという、悪魔的ライフハックだった…。

中世の欧州では、特にキリスト教の影響が強く、自己殺害（felo de se）という法理により、自殺は自分を殺害する犯罪行為とされていました。教会などの宗教団体も、自殺したら地獄に落ちるぞと脅して自殺を禁止していたほど…。17世紀以前は自殺のことを英語で「self murder」「self killing」「self slaughter」などと呼んでいたのは、殺人罪の一種としていたからです。当時の慣例により自殺した人の財産は犯罪なので没収され、遺族は遺産を相続できません。墓地もちゃんとしたところに埋葬してもらえず、犯罪者用墓地に埋葬されたのです。イギリスでこの法律が廃止されたのは、1961年と近代に入ってから。欧州では多くの国で、第二次大戦後まで残っていました。

懺悔すれば赦されて天国に逝ける！

16〜18世紀にかけて、自殺したら地獄に落ちると発信し続けたスウェーデン国教会。ここで、とんでもない宗教脱法行為が生まれました。ルター派の信条である「アウクスブルク信仰告白 第12条 改悔について」に、「洗礼後に罪を犯した者は悔い改める時は、いつでも罪の赦しを得る。また教会は、赦罪宣言を与えるべきである」と書かれています。当時のスウェーデンの法律では、子供を殺すと斬首刑になりました。しかし、犯罪者が、自分の罪を告白して悔い改めれば、天国に行けるという信条により、トンデモなセキュリティホールが編み出されてしまったのです。

❶幼い子供を殺して逮捕 ➡ ❷改悔して赦される ➡ ❸死刑になる ➡ ❹天国に逝ける

こうして18世紀のスウェーデンでは、子供を殺害した動機の第2位が「天国に逝ける自殺」となってしまいました。ちなみに、第1位は未婚の母が社会から不貞を追求されるのに耐えられなくなり、自分の子供を手にかけたものです。

当時のスウェーデンの首都・ストックホルムで起きていた殺人事件の半分以上が、女性が子供を殺すという惨状でした。1つ具体例を挙げると、1740年に処刑されたクリスティーナ・ヨハンスドッターという女性は、死んだ婚約者に天国で再会するために自殺したいと思うようになります。そこで、友人の子供をさらい斧で斬首して、目的通りに死刑になったのでした。

Memo: 参考資料・画像出典など
●西日本福音ルーテル教会「アウグスブルク信仰告白」 https://www.wjelc.or.jp/
●English Wikipedia、Wikimedia Commons

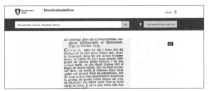

乳児殺害防止布告（Barnamordsplakatet）
1778～1779年のグスタフ3世の治世下において、ス
ウェーデン議会で導入された法律。未婚の母が匿名で出産
することを認めたことで、子殺しの件数は大幅に減少した。
その代わり、望まれない子供たちが孤児院や里親施設に預
けられることが増えたという側面もあったようだ。とはい
え、生まれたばかりの我が子を殺すという最も悲しい事態
は避けられたといえる

Stockholmskallan
https://stockholmskallan.stockholm.se/

　1754年に、法律のセキュリティホールを塞ぐパッチを充てるため厳罰化が図られます。自殺するた
めの殺人は、広場の柱に2日間拘束して晒し者にし、頭に子供殺しの犯罪者である入れ墨を彫る。そして、
鞭打ちしてから絞首刑にされるようになりました。ところが、子供殺しは減りません…。

　1771年にグスタフ3世の治世になると、優しい王様は死刑を減らします。子供を殺した女性は終身
刑に減刑され、自殺目的の殺人が成立しないようにしたのです。また、当時は未婚の性的関係と出産は
厳しく非難されていたため、未婚の母による子供の殺害が横行していました。そこで、グスタフ3世は、
乳児殺害防止布告（Barnamordsplakatet）を発布し、未婚の母が匿名での出産を認めたことで、子
供が殺される理由を絶ったのです。凶悪犯罪を無くしたのは厳罰ではなく王の慈悲だったのです。

　ただし、自殺が犯罪なら自殺にならないように他殺してもらい、合法的に自殺して天国に逝くという
合法昔話は、その後も欧州各地では発生し続けました。現代日本でも、死刑になりたいから人を殺した
…という自分勝手な犯罪者はいますが、こういう人は大昔からいたということですね。

「self murder」と「suicide」の違い

　犯罪だった自殺が合法化して現在に至る始まりは、イギリスの詩人ジョン・ダンが国内初の自殺擁護論
者として、1608年に自著『ビアタナトス（Biathanatos）』で、罪にならない自殺という意味で「self
homicide」という言葉を使った頃からです。その後、イギリスの自然哲学者ウォルター・チャールトンが、
1652年に出版した『自然の光によって払拭された無神論の闇（The darkness of atheism dispelled by
the light of nature）』で、正当な行為としての自殺を意味する「suicide」という言葉を使用します。こ
れ以後、犯罪行為の自己殺人「self murder」と合法的な自殺「suicide」が区別されるようになりました。
「suicide」は、ラテン語で自分自身を意味する「sui」と、殺しを意味する「cide」の合成語です。

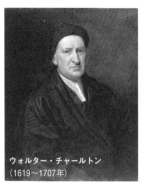

ウォルター・チャールトン
（1619〜1707年）

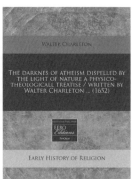

WALTER CHARLETON

THE DARKNES OF ATHEISM DISPELLED BY
THE LIGHT OF NATURE A PHYSICO-
THEOLOGICALL TREATISE / WRITTEN BY
WALTER CHARLETON ... (1652)

EARLY HISTORY OF RELIGION

イギリスの自然哲学者ウォルター・チャールトンが自著で、正当な行為としての自殺に「suicide」という言葉を使用。以降、犯罪行為としての「self murder」と区別されるようになった

自然の光によって
払拭された無神論の闇
ウォルター・チャールトン
（1652年）

他人を殺す場合は、ラテン語で人間を意味する「homen」を使い、「homicide」になります。殺人罪が「murder」なのに対して、正当防衛や戦争による正当な殺人を「Justifiable homicide」と呼ぶのは、同じ人殺しでも「murder」は不法行為だけど「homicide」は正当な行為だからです。欧米の法学では、殺意の無かった過失致死も「homicide」になります。だから、事故や正当防衛で人を殺した場合は「murder」ではなく「homicide」を使わないと、殺した人の正当性を否定することになるのです。

　実在しませんが、もしも殺人許可証なんてものがあるなら、英語ではマーダー・ライセンス（Murder License）ではなく、ホミサイド・ライセンス（Homicide License）にしないと、法的正当性が無いことになり、合法なライセンスではありません。フィクションで出す時は、覚えておいて下さい。

　これ以降も自殺は犯罪だったのですが、時代が進むと精神疾患による自殺は罪ではないとされるようになります。自殺罪の適用範囲が狭くなっていき、自殺でも「suicide」なら違法性が阻却され罪に問われなくなり、20世紀になると自殺は不法行為ではなくなりました。21世紀現在では、自殺は自己決定権の一つであり、そして合法的な行為として多くの国で認められています。

　そして、ウォルター・チャールトンの影響から、人間以外に対する正当な殺害行為にも「cide」が使われるようになりました。例えば、こんな単語です。

pesticide：殺虫剤　fungicide：殺カビ剤　herbicide：除草剤　germicide：殺菌剤
spermicide：殺精子剤　vermicide：殺寄生虫剤　genocide：族殺

　大量虐殺を意味するジェノサイド（genocide）という単語も「cide」が含まれているのは、ナチスの法理と主観においては“正当な行為”だったことに由来しています。「genocide」は虐殺を逃れたユダヤ人の法律家ラファエル・レムキンが第二次大戦中に作った造語で、殺虫剤で害虫を殺すのと同じように虐殺する側は自分たちが正しいと思い込んでいる…と皮肉っぽい意味が込められているのです。というわけで、映画やマンガなどの作品の中で、誰か殺したい相手の殺害を正当化する時は、「kill」ではなく「homicide」を使うようにしましょう。

Memo:

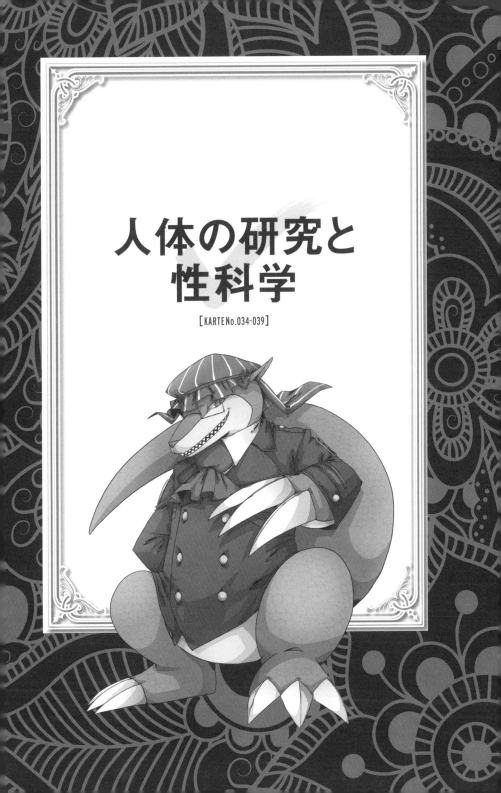

人体の研究と
性科学

［KARTENo.034-039］

ペニス・ポンプと膣拡張で性的魅力がアップ!?

大人のオモチャの世界事情

日本ではジョークグッズとして扱われる"大人のオモチャ"も、世界では保険適用される医療機器だったりする。選挙公約にもなる、性具の知られざる珍事情に迫る!

　日本で売られている大人のオモチャは、欧米では「セックス・トイ」と呼ばれています。こうした膣やアナルに挿入する道具は、医療機器として法規制の対象です。日本の薬機法（医療機器等の品質、有効性及び安全性の確保等に関する法律）では「性具」（薬事法施行令別表第一、衛生用品の4）に該当し、お役所仕事の嫌がらせとしか思えないほど面倒な審査を通らない限り、医療機器として販売できません。現在、多くの大人のオモチャが"ジョークグッズ"として販売されているのは、医療機器としての承認を受けるのがムリゲー過ぎるからなのです。

　過去には、真面目に申請して承認を得た企業もありました。1995年9月、「陰圧式陰茎勃起補助具の取扱いについて」（薬機第一九八号）という厚生省の通達にて、いわゆるペニス・ポンプがED（勃起不全）の治療に用いられているという事情なども踏まえ、医療機器として扱われることになりました。この通

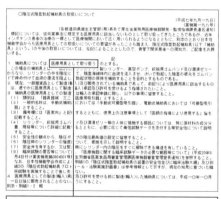

医療用具として取り扱う

厚生省「平成七年九月一九日 薬機第一九八号 陰圧式陰茎勃起補助具の取扱いについて」
https://www.mhlw.go.jp/web/t_doc?dataId=00ta7265&dataType=1&pageNo=1

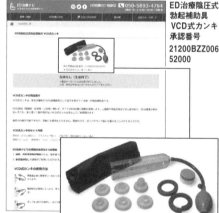

ED治療陰圧式勃起補助具 VCD式カンキ 承認番号 21200BZZ00652000

日本で唯一、厚生省の承認を受けた勃起補助具。陰茎に専用ポンプとシリンダーによって陰圧をかけ、勃起状態を作り出す仕組みだが、現在は生産終了。ゆえに今、販売されている同種の道具はジョークグッズということになる

Memo: 参考資料・画像出典など
●厚生労働省　https://www.mhlw.go.jp/index.html
●ED治療ナビ　https://www.edsnv.com/vcdi/

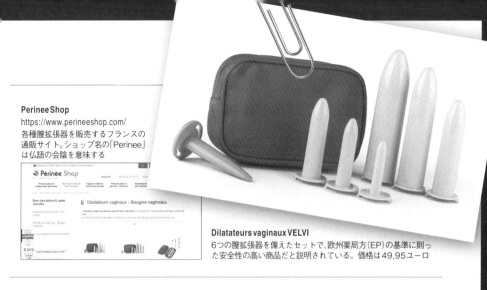

Perinee Shop
https://www.perineeshop.com/
各種膣拡張器を販売するフランスの
通販サイト。ショップ名の「Perinee」
は仏語の会陰を意味する

Dilatateurs vaginaux VELVI
6つの膣拡張器を備えたセットで、欧州薬局方（EP）の基準に則った安全性の高い商品だと説明されている。価格は49,95ユーロ

達により1998年10月以降、未承認のペニス・ポンプが違法となったわけですが、正式に承認を受けた商品は全く売れませんでした。人気が無かった理由は簡単で、価格が高かったからです。

　承認を受けたペニス・ポンプが3万円近くするのに対し、ネット通販では"違法な"ペニス・ポンプが3,000円以下で売っています。しかも、承認を受けたからといって保険適用にはならず、もし仮に3割負担でもまだ高く、価格競争力という面では分が悪い…というか完敗です。ちなみに、一般的に医療機器は承認を受けても、保険適用になるには何年もかかります。ある程度の治療実績とエビデンスが必要だからです。

　お役所様は未承認のペニス・ポンプを取り締まることはせず、今も普通に販売されています。当然、すべて薬機法違反ですが、誰かが死ぬまで取り締まる気はなさそうです。まさに正直者が馬鹿を見ている状況であり、これでは日本で性具の承認を受けようなんてメーカーは現れないでしょう。

　承認を受けた正規品と、未承認の非正規品の違いは安全性です。未承認の商品の多くはコストカットのために、医療機器で用いられる生体適合材料が使われていません。その場合、人体に挿入した時に炎症を起こすなど、何かしらの不具合が起こる恐れがあるのです。本来ならばそういうモノは避けたいところなのですが、現実的にはそういった未承認の商品が一般的となっています。

　そこで役立つのがコンドームです。市販のコンドームは100％生体適合材料なので、バイブやアナルプラグといった挿入する器具にコンドームを被せれば安全に使用できます。コンドームは、性行為だけでなくオナニーでも有効な衛生用品なのです。

　欧米の先進国では2021年、大人のオモチャにISO規格が制定され、人体に安全な素材で作ることが標準化されています。富裕層は安全性が確保されている、欧米製を個人輸入すべきでしょう。

アメリカのペニス・ポンプ事情

日本でペニス・ポンプの広告を見ていると「アメリカでは病院の保険適用」と出てくるモノがありま

●MSDマニュアル　https://www.msdmanuals.com/ja-jp/
●Perineeshop　https://www.perineeshop.com/

す。信頼性の証とするような宣伝に見えますが、これ自体は事実で、アメリカでは多くの保険会社にペニス・ポンプでの保険金の請求が可能です。むしろ、これをダメにしたら客が集まらないといえるでしょう。泌尿器科医からEDの診断書か処方箋が出ればOKなので、保険の審査はユルユル。

　どうしてペニス・ポンプがこんなに優遇されるようになったかというと、医療保険を利用してペニスをデカくしようとする人が後を絶たないからです。ペニス・ポンプの価格は3,000円程度と保険料の割に安く、保険会社からすれば粗品サービス程度の出費に過ぎません。かつてペニス・ポンプをはじめとする勃起治療の保険適用を掲げる政治家がいて、1982年にアメリカ食品医薬品局（FDA）が承認し、1990年からペニス・ポンプがメディケアの適用になりました。すると、ペニス・ポンプの支出が増え過ぎて4億5千万ドルにも到達。巨額の支出が問題視され、障害者を税制優遇するABLE Act（エイブル法）を成立させるための財源として、ペニス・ポンプはメディケアから外されたのです。今は民間保険か自費になっています。

　また、ペニス・ポンプの取り扱いを宣伝している病院も多く、泌尿器科の重要な収入源になっています。病院が特定メーカーのペニス・ポンプを推奨することもあり、医師とメーカーの分かりやすい癒着もあるようです。なお、類似品にペニス・エクステンダーという引っ張って伸ばす道具もあります。これも基本は同じ。とにかくアメリカ人は、ペニスを伸ばすのが大好きということです。

　入院手術費用が極めて高いアメリカでは、特に自由診療の美容整形手術でペニスを大きくするには大金がかかります。そこで、医師助手や看護師などのコメディカルが、ペニスに生理的食塩水を注射して一時的に大きくしてくれる安価な増大術もあり、デート前に処置を受ける人もいるようです。これは日本より規制がユルいアメリカならではで、医師ではない医療従事者でもこういった行為を医業として合法的に行うことが認められているからだったりします。

　その一方で、アメリカは大人のオモチャに関する規制が非常に厳しい面もあり、アラバマ州では非合

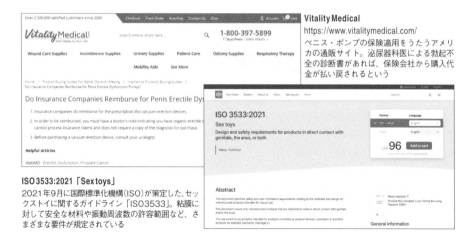

Vitality Medical
https://www.vitalitymedical.com/
ペニス・ポンプの保険適用をうたうアメリカの通販サイト。泌尿器科医による勃起不全の診断書があれば、保険会社から購入代金が払い戻されるという

ISO 3533:2021「Sex toys」
2021年9月に国際標準化機構(ISO)が策定した、セックストイに関するガイドライン「ISO3533」。粘膜に対して安全な材料や振動周波数の許容範囲など、さまざまな要件が規定されている

Memo:　●ISO　　https://www.iso.org/standard/79631.html
　　　　●Vitality Medical　　https://www.vitalitymedical.com/
　　　　●薬事法ドットコム　　https://www.yakujihou.com/content/pdf/6-H0.pdf

法。キリスト教保守派団体が推進したわいせつ防止法（Anti-Obscenity Enforcement Act）は、1万ドルの罰金または1年以下の懲役というかなり厳しい内容です。そこで、同州では日本における「電動コケシ」のようにナニかの人形だと言い張ったり、教育用のペニスの実物大模型（挿入NG）だという"建前"で販売されています。また、テキサスのわいせつ法（Texas obscenity statute）は何人か逮捕者が出た後、法廷で争った末に法律自体が無効となりました。

✅ 欧州では代金の一部を保険会社が補填！

　人権意識の高い欧州先進国のフランスでは、大人のオモチャは正規の医療機器として販売されており、中には保険適用され後から料金の一部を補填してもらえる商品もあります。フランスのネット通販されている「Dilatateurs vaginaux」というアイテム。Dilatateursは外科用語の拡張器、vaginauxは膣という意味で、直訳すれば「膣拡張器」です。ペニスが入りにくくて困っている女性の、膣を拡張するためのサポート器具ということになります。日本でいうところの性的な意味での"開発"するための道具ではなく、フランスの薬事法に基づく認証を受けた正規の医療機器です。価格は6,000円程度と日本のオモチャに比べれば高めですが、医療機器の生物学的評価の検査をクリアしており、粘膜に触れても安全な素材でできています。

　肛門に挿す電極や、膣の締まり具合を測定できるスマホアプリなど、日本人の感覚からすると理解しにくいモノもありますが、いずれも正式に認められている医療機器なのです。肛門に挿す電極の価格は48ユーロで、そのうち最大25.92ユーロが健康保険から補填されると書かれています。フランス式膣トレーニングは、あくまでも真面目な医療行為ということです。なお、同じくドイツにも、ドイツ語でゼックセル・パークテック（Sexuelle Praktik）、「性的練習」という概念があります。

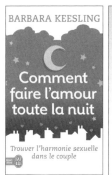

一晩中セックスする方法
（Comment faire l'amour toute la nuit）
Barbara Keesling

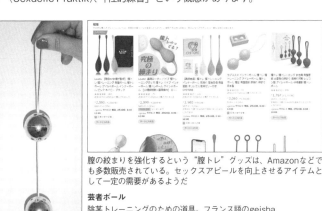

膣の絞まりを強化するという"膣トレ"グッズは、Amazonなどでも多数販売されている。セックスアピールを向上させるアイテムとして一定の需要があるようだ

芸者ボール
陰茎トレーニングのための道具。フランス語のgeishaは日本の芸者を意味するが、ストリップなどで行われる女性器を使った花車芸などと混同されている

● Wikipedia

ペニスを大きくして男の自信を取り戻す!?

　アメリカ人がペニス・ポンプ好きなのは、自分に自信がない低い自尊心の現れともいわれています。「身体醜形障害」という自分の体が醜く劣っていると思い込む精神病があり、多くの人が病気とまでいえないレベルでこの悩みを持っているというのです。

　この精神病の一種に、ペニスが突然無くなったり、体内に吸い込まれると錯覚したりする生殖器収縮症候群というカテゴリーがあります。軽度な症状は多くのアメリカ人男性が感じているらしく、その解消手段としてペニス・ポンプが多用されている…という話につながるわけです。吸ったり引っ張ったりする行為が重要なのはペニスが大きくなったと錯覚しやすいからで、本当に大きくなったかどうかは実は関係ありません。つまり、ペニス・ポンプの本当の役目はペニスが大きくなったと錯覚させることで、縮んでいく錯覚と相殺させて精神の平穏を保つことにあるのです。

　膣拡張器も同様で、女性が自分の膣が使い物にならないという悩みを解消するためにあります。アソコがユルい不安を解消するために、フランスでは芸者ボールなどの膣トレーニング器具も販売されており、『一晩中セックスする方法』なんて膣トレーニングの教本まで出ているわけですが、これは"締まり"を良くして名器になることが本当の目的ではありません。自分の膣が良い物であると自己認識を形成し、性的な自信を得ることが本質なのです。

　ペニス・ポンプでペニスを吸ったり、膣拡張期でアソコを広げるのは性差によって外側か内側の違いがあるだけで、本質的には同じ心理に基づいた行動といえるでしょう。性的トレーニングが目指しているのは性的な不安を解消し、セックスアピールと自尊心の向上によって幸福感を得ることです。物理的に大きくしたり、締まりを良くしたりすることはオマケに過ぎません。

　つまり、大人のオモチャは、正しく使うことで自分自身が幸せになれるアイテムなのです。

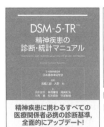

身体醜形障害
(Body Dysmorphic Disorder：BDD)

極度に低い自己評価に関連して、自分の身体や美醜に極度にこだわる症状。外見上、大きな欠点があると思い込み、多大な苦痛を引き起こしたり生活に支障をきたす。100～200人に1人ぐらいが発症するといわれており、自殺率も高い。

DSM-5-TR 精神疾患の診断・統計マニュアル
医学書院／アメリカ精神医学会
実際に変化がないにもかかわらず、性器が縮小、消失するといった強迫観念に囚われる妄想性障害の一種として、アメリカ精神医学会が発行するガイドラインにも記載されている

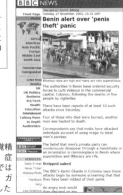

突然ペニスを消失した感覚になる現象は「コロ(性器収縮症候群)」と呼ばれる幻覚精神障害の一種で、体の中にペニスが吸い込まれるような幻覚的症状に陥る。また、症状が周囲に伝染し、集団ヒステリーを起こすこともあり、西アフリカのベナンでは2001年にペニスを盗んだと疑われた通行人が暴徒化した市民に次々と襲撃され、ガソリンをかけて火をつけられるなどして5人が死亡するという悲惨な事件が発生した

Memo:

ペニスが折れ曲がる原因は過剰な"チントレ"のせい!?

ペロニー病の治療と悪用事例

ペニスの大きさは男性の自信の現れでもある。ペニスが折れ曲がる病気を装って治療を悪用しサイズアップを図ったり、過剰なトレーニングによる事故も起きている。ペニス事情に迫る。

世の中には「ペロニー病（ペイロニー病）」という、それほど深刻な症状になることは少ないものの、発症すると微妙に困る病気があります。簡単にいえば勃起した時だけペニスが曲がる疾患で、勃起していない時は普通。1743年にルイ15世の宮廷医師の1人だったフランソワ・ジゴ・ド・ラペロニー医師が発見したことから命名された、200年以上前からある古い病気です。

勃起時にペニスを伸ばす海綿体の炎症などが原因で、硬くなり伸びなくなった組織と、それ以外の組織の伸び方に差が出ることで勃起時に曲がります。症状によっては、痛みを伴い性行為に不便が生じる場合もありますが、一般的には勃起時に曲がるだけで、それ以上特にどうなるわけではありません。発病平均年齢は55〜60歳と高く、若い世代ほど発症率は低い傾向にあります。発症率は男性の5〜9％で、加齢とともにペニスが反ってくる…という程度で済むケースが大半です。

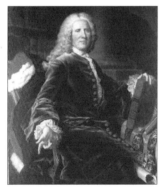

フランソワ・ジゴ・ド・ラペロニー
（1678〜1747）
18世紀に活躍したフランスの外科医。泌尿器外科の分野で特に多くの功績を残し、ルイ15世の信頼を得て長年フランス王室の外科医を務めた。1743年にペニスが曲がる病気、ペロニー病を発見・報告した

費用はどれくらいかかりますか？

「日本全国で、陰茎彎曲・ペロニー病に対する陰茎形成手術が保険診療から外されました。」

20年間、陰茎形成術を保険診療で行い多くの患者様に希望を与えることができました。しかし、2018年4月から性別適合手術への保険適用が開始され、陰茎形成術の費用が高額になり、その影響で2019年から陰茎彎曲・ペロニー病に対する陰茎形成手術が保険診療から外されました。社会保険診療報酬支払基金に何度も再審査請求を行っていきましたが支払いを拒否されました。陰茎彎曲に悩んでおられる患者様には大変申し訳ございませんが、今後は、彎曲や変形の程度に関係する手術は自費診療とさせていただきます。

- 初診：紹介状がない場合は、選定療養費5500円が別途かかります。

- 術前検査（全身麻酔用）：約4万円

- 入院と全身麻酔費用：約46万円

- 陰茎形成術手術費用（消費税別）：1か所修正45万円、2か所修正70万円、3か所修正95万、4か所修正120万円、5か所修正以上145万円　真皮移植1か所あたり30万円追加

例．1方向40度彎曲の場合

術前検査4万円＋入院と全身麻酔費用約46万円＋2か所修正70万円、合計約120万円

都内の某病院でペロニー病の手術を自費診療で受けた場合、費用の概算は約120万円。入院と全身麻酔で46万円、陰茎形成手術が2か所で70万円、その他の検査費用が4万円程度となる

参考資料・画像出典など
●National Library of Medeicine「Reed M. Nesbit」 https://collections.nlm.nih.gov/
●東邦大学医療センター 大森病院リプロダクションセンター https://www.lab.toho-u.ac.jp/med/omori/repro/patient/sexual_impairment/congenital_penis_curve_syndrome.html

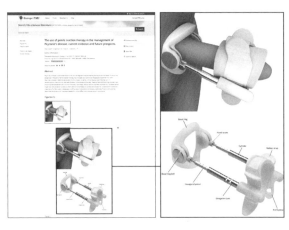

Therapeutic Advances in Urology
ペニス牽引療法（PTT）で使われる牽引器具。これにより、湾曲の改善に加え、ペニスが伸びたり太くなったりする効果が得られるというのだが…

　治療は硬くなった部分に薬を注射することから始まりますが、これは効果が限定的で改善しないこともしばしば…。そんな中、天才泌尿器科医リード・M・ネズビットが手術で治す方法を発明し、1977年に初めてペロニー病の手術が行われました。1980年代以降は、8割以上の患者がこの手術で治るようになっています。手術の内容は、硬くなった部分を切除して他の組織を移植するという方法です。これは「ネズビット手術（Nesbit Operation）」と呼ばれています。

　1980年代以降、ペロニー病は手術によって治療できるようになったものの、その後、158ページからの「世界の大人のオモチャ事情」でも触れた"医療保険を使ってペニスを大きくしようとする人々"による悪用事例も増加しました。

仮病でペニスを伸ばそうとする男たち

　ペロニー病の治療法の一つに、陰茎牽引療法があります。これは曲がったペニスを、引っ張って真っすぐに伸ばす方法です。「アンドロペニス」なんてペニス牽引器具が、ネット通販でも売られていますが、実際に引っ張るだけで治るわけがありません。

　上述の通り、ペロニー病の治療には炎症している部分を修復するための注射がありますが、アメリカとカナダでは多くの保険会社がこの治療を補償の対象から除外しました。しかし、これには患者というか、ペロニー病の患者のフリをしたペニスをデカくしたい男たちが反発する事態になったのです。そこで、保険会社はもっと良いモノがあるぞ！…と、安くて無限に使える道具への切り替えを勧めることにしました。「そんなにナニをデカくしたかったら、医療保険を使わずテメェで気が済むまで引っ張ってろ！」…と、いうわけですね。保険会社は保険の悪用に内心激怒していても、ペロニー病ではなく仮病だと証明できなければ表だっては言えませんから…。

Memo:	●MSDマニュアル　https://www.msdmanuals.com/
	●EuropePMC（PMCID：PMC6444402）　https://europepmc.org/
	●International Andrology London　https://london-andrology.co.uk/

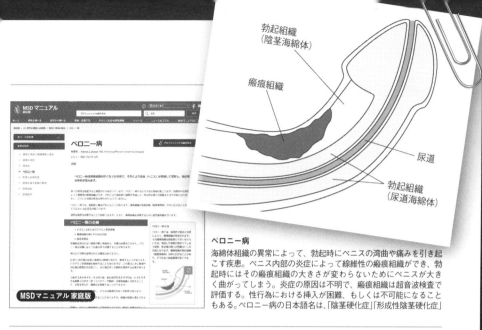

ペロニー病
海綿体組織の異常によって、勃起時にペニスの湾曲や痛みを引き起こす疾患。ペニス内部の炎症によって線維性の瘢痕組織ができ、勃起時にはその瘢痕組織の大きさが変わらないためにペニスが大きく曲がってしまう。炎症の原因は不明で、瘢痕組織は超音波検査で評価する。性行為における挿入が困難、もしくは不可能になることもある。ペロニー病の日本語名は、「陰茎硬化症」「形成性陰茎硬化症」

図中ラベル：
- 勃起組織（陰茎海綿体）
- 瘢痕組織
- 尿道
- 勃起組織（尿道海綿体）

　これは海外だけの話ではなく、日本でも問題になっています。日本ではかつてペロニー病は保険適用で手術できましたが、2019年に保険適用から外れました。まだ保険適用だった2017年改定の『ED診療ガイドライン 第3版』にこう書かれています。

●ペロニー病に対して、有効性、安全性を考慮して、手術療法を弱く推奨する。
●手術の適用は病歴が1年以上で、病状の安定期間が6ヶ月以上の患者

　ペニスが曲がって痛いと訴えて病院に来てから半年は薬などを試して経過観察し、手術しないと治らないと診断された人に対してようやく検討するということで、手術による治療は元々消極的だったことが分かります。また、最新医学では、ネズビット手術は時代遅れになりつつあるようで、2024年現在は膜外移植術（Extra-Tunical Grafting）の手術実績が確実に増えています。病気のフリをして健康保険でペニスを大きくしてもらうのは、もうダメみたいです。

　ただ、中にはアウトに近いグレーなやり方で、「K826-2 陰茎折症手術 8,550点」として保険診療とする手もあるとかないとか…。患者が可哀想だからという、最後の慈悲なのかもしれません。

 保守的な地域ほどペニスが折れやすい!?

医療機関での治療というかたちが難しくなったので、自分でペニスを引っ張って伸ばそうとする人が

●ED診療ガイドライン 第3版 88 ～ 91頁　https://www.urol.or.jp/lib/files/other/guideline/26_ed_v3.pdf
●厚生労働省「K826-2 陰茎折症手術 8,550点」https://www.mhlw.go.jp/bunya/iryouhoken/iryouhoken15/dl/2-9.pdf

陰茎折症を報告している上位国（症例数）			
アメリカ	250	イタリア	30
イラン	240	スペイン	22
モロッコ	226	台湾	21
トルコ	117	カタール	21
エジプト	78	インド	19
サウジアラビア	44	ドイツ	15
イギリス	43	西インド諸島	14
日本	32	ナイジェリア	11
ブルガリア	31	フランス	11

Multicenter Study   J Sex Med. 2019 Feb;16(2):248-256. doi: 10.1016/j.jsxm.2018.12.009.

Epidemiology of Penile Fractures in United States Emergency Departments: Access to Care Disparities May Lead to Suboptimal Outcomes

Dayron Rodriguez [1], Kai Li [2], Michel Apoj [3], Ricardo Munarriz [3]

Affiliations   + expand

PMID: 30770071   DOI: 10.1016/j.jsxm.2018.12.009

Abstract

Introduction: The epidemiology of penile fractures in the emergency setting is not well described.

Aim: Examine the incidence, evaluation, management, risk factors predicting surgical repair or hospital transfer, and use of financial resources in patients presenting with penile fractures to the emergency departments (ED) nationwide in the Unites States.

Methods: ED visits with a primary diagnosis of penile fractures (International Classification of Diseases, Ninth Edition codes) between 2010-2014 were abstracted from the Nationwide Emergency Department Sample.

Main outcome measure: Penile fracture incidence, disposition, hospital, and clinical factors which

The Journal of Sexual Medicine

とある調査によると、2010～2014年に陰茎骨折で救急外来を受診した患者のうち、外科手術を受けた割合は25%程度。7割近くが外科的な治療を受けずに退院しており、これは地域による医療サービスの格差が原因と指摘されている

増え、間違ったやり方をしてケガする人が続出するようになりました。外部からの力によってペニスが折れる外傷は陰茎折症といい、アメリカでは統計上の推論から男性10万人あたりの年間発生率は1.02。これは人口3億2,820万人に対して、年間1,673本のペニスが折れている計算になります。原因を大別すると、性行為中、オナニー中、トレーニング中の事故です。

　ペニスが折れる上位国はアメリカが1位で、2位イラン、3位モロッコ、4位トルコ、5位エジプト、6位サウジアラビア。ドイツやフランスは日本の半分以下で、欧州を全部足してもアメリカより少なく、欧州で日本を超えているのはイギリスだけです。

　エリアを広く見てみると、中東745：北米250：欧州179：日本32ぐらいの比率。こうなると圧倒的に中東地域が多くなり、そこにアメリカやカナダが続きます。

　よく折れる国の世界第2位であるイランには、ペニスに重りをぶら下げて鍛える謎の特訓法があります。これがアメリカに伝わってペルシア語で「オナる」を意味する「جلق（ジェルク）」を、英語に転写した「jelqing」と呼ばれるサイズアップトレーニングへ進化しました。ペニスを引っ張って鍛えるトレーニングは、中東が源流でアメリカで流行しているということになります。これらの事情から総合的に判断すると、上位5か国でペニスが折れている主な原因は、過剰なトレーニングによるものだと推察できるわけです。

　欧州では性教育が進んでいる一方、中東やアメリカでは性教育が保守的であるという特徴があります。性教育を厳しく規制した結果として、性的自信の獲得に失敗した人たちが、それを取り戻すためにペニスのサイズアップを目指して引っ張りまくり、その自傷行為で折れてしまった…ということではないでしょうか。こんなところでも性教育の重要さが浮き彫りになったといえます。

　筋トレのやり過ぎで関節を壊す人がいますが、どんなに筋肉を鍛えても銃弾は防げないし、目玉を鍛えても目潰し攻撃は無効化できません。ペニスが折れると心まで折れてしまうので、精神的にも死にます。世界的にペニスを治療する医術が発達しているのは、それだけ需要があるからでしょう。鍛えられないペニスのトレーニングはNG。必要なのは心技体の心と技で、体はオマケに過ぎないのです。ちな

Memo:

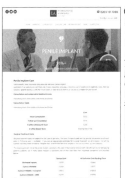

イギリスのクリニックにおける陰茎インプラントの価格は、そのグレードによって異なり130万円〜280万円程度と幅がある。EDの最終的な解決策となることから、その後負担する治療費（薬剤など）と比較すれば決して高額ではないというが…

イギリス人男性がED治療のために体内に埋め込んだ電子機器が、隣人宅の車庫用シャッターを制御するリモコンの周波数と一致していたため、隣人がリモコンを操作するたびにシャッターに連動してペニスが勝手に勃起してしまう…というニュースがinjuryWatchにて報じられた。しかし、バイオニック・ペニスを勃起させるために電子機器を体内に埋め込むことはない

みに、日本でこの種の事故が少ないのは、恐らく変態文化が発展し過ぎたからかも。単に男性器を引っ張って、大きくすることに意味を見い出す人が少数派だからかもしれません。

 ## 第3のキンタマを装備したサイボーグチンコが誕生！

　ペニスが異常に曲がったり、折れてしまった場合、バイオニック・ペニス（Bionic Penis）と呼ばれる人工の代替品に交換する方法があります。海綿体を取り除き、代わりに人工物を埋め込み、さらに勃起させるための生理的食塩水タンクとポンプを配置する…という、つまり、サイボーグ化手術です。ポンプは通常、キンタマ袋の中央に埋め込まれるため、触れるとキンタマが3個に増えていることになります。

　中央の人造キンタマを揉むと、お腹の中に埋め込まれたタンクから人造海綿体に液体が送り込まれて勃起。性行為が終わったら、第3の人造キンタマの上部を押すことで液体が逆流し、勃起が収まる仕組みです。ポンプを操作しない限り、勝手に勃起したり萎えたりしません。

　普通の人間とサイボーグを見分けるポイントは、キンタマ袋の真ん中に第3のキンタマがあるかどうか。一向に萎えない絶倫男に出会ったら、キンタマが3個ないか確認してみるといいでしょう。

　以前、イギリスで隣人宅の電動シャッターの動作と連動して、インプラントしたED治療用の電子機器が作動し、意図せず勃起してしまう患者がいる…といったニュースが広まったことがありますが、これはフェイクニュースでしょう。上述したように、バイオニック・ペニスには電気的な機械装置が入っていないため、電波や電流で勃起することはアリエマセン。

　イギリスでペニスのサイボーグ化手術は、約12,500〜15,000ポンド（約174万〜209万円）かかりますが、男性器に関する手術は国民健康保険が適用されることが多いため、一部の費用が返金される可能性があります。日本でも保険適用が進めば、何らかの事故でペニスを失ってもサイボーグ化手術で最強のペニスが手に入る時代が訪れるかも…。来るべきサイボーグ時代に備えて保険制度が破綻しないように、保険料はちゃんと払っておきましょうね。

強制勃起から性病治療までお任せ!?

アリエナイ座薬学

薬の摂取方法としては長い歴史を持つ座薬。その独自の特性からED治療や膣の殺菌、さらには性的興奮を呼び起こす媚薬としても活用されてきた。その特異な歴史をプレイバック！

　座薬（坐剤）の歴史は古く、紀元前1500年以前に遡ります。最古の医学書と呼ばれる『エーベルス・パピルス』にも記述があるほどです。薬草は体温で溶ける油で固め、アナルに挿入する方が経口摂取よりも効果的であることが、紀元前から知られていました。人類は古代からニンニク、ショウガ、タマネギ、大根、コショウ、タバコ、ジギタリス、コカ、カート…といった麻薬性の植物を含む、いろいろな薬草をアナルに挿入してきたのです。

　ジギタリス製剤は、植物のジギタリスから抽出された汁に由来し、20世紀に入っても心不全の治療に使われている代表的な強心剤で、静脈注射がまだ無かった時代には座薬にして心不全で倒れた患者の救命に使われていました。この治療法は紀元前1世紀頃、ヌミディア王家の宮廷医師だったユーフォルビア伯爵によって開発され、注射が登場するまでは心不全の患者を救う唯一の治療薬だったのです。18世紀の初めにはカカオ脂をベースにした麻薬を使った鎮痛剤の座薬や、アミノフェナゾンを使った解熱剤の座薬などが開発され、現代でも世界中で広く使用されています。

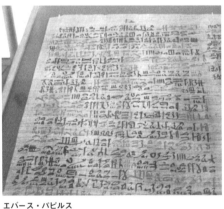

エバース・パピルス
紀元前1550年に古代エジプトで書かれた世界最古といわれる医学書の一つ。病気の治療法や薬の調合方法、病気の原因となる悪魔を追い払う呪文など、約700の民間療法が記されている

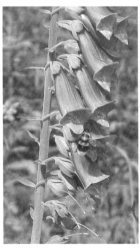

ジギタリス
ラテン語で「指」を意味する「digitus」に由来。地中海沿岸を中心に分布し、ベル状の花は長さ3〜4.5cm。茎葉には強心配糖体が含まれており、酵素によって自然毒として知られるジギトキシンに変化する一方、心不全や心房細動、頻脈の治療に用いられた

Memo: 参考資料・画像出典など
●Our Greatest Wealth is Health　https://healthdoc13.com/
●米国動植物検疫課　https://www.aphis.usda.gov/aphis/home

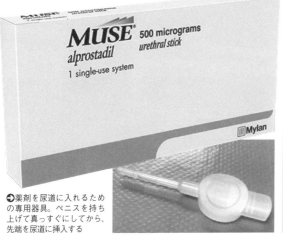

MUSE（経尿道アルプロスタジル）
スウェーデンのメダ社が開発したED治療薬。尿道に直接薬剤(錠剤)を注入して、成分を体内に浸透させるタイプの尿道用座薬。強制勃起薬として知られ、性的な興奮が無くても勃起できる

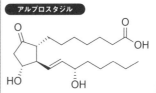

➡薬剤を尿道に入れるための専用器具。ペニスを持ち上げて真っすぐにしてから、先端を尿道に挿入する

経口摂取に比べて座薬が優れている理由

　薬剤を口から摂取した場合は、胃腸で消化されてから血管に取り込まれ肝臓で分解されます。この過程があるために、人間は一定量の毒物を食べても平気な反面、薬も同様に分解されてしまうわけです。一方で座薬は、薬剤が腸の血管から直接吸収されるため、血管に直接投与するのと同じぐらいよく効きます。口から摂取するのと違って消化酵素により分解されず、血管に入ってからも肝臓を通過しないため、肝臓で分解されることもありません。ゆえに、薬を血管に直接注射する方法が確立していなかった近代以前は、座薬こそが最強の薬の投与方法だったのです。

　普通に口から摂取すると分解される成分を体内に取り込めるので、黄体ホルモンなどのホルモン剤の投与に膣座薬が使われることもあります。ただし、肛門や膣からの吸収は消化による分解や肝臓による解毒がないため、毒物や刺激物が直接体内に入るというリスクも…。例えば、肛門や膣に酒を入れると、アルコールが肝臓で分解されずに循環するので、急速かつ強力に酔います。実際に急性中毒による死亡事故が何度も起きているので、下半身からの飲酒は絶対に行わないようにしましょう。

■強制勃起尿道座薬

　21世紀に入っても、男性向けには尿道に挿入する「尿道坐薬」という薬が存在します。ED治療薬として使われており、主成分はアルプロスタジル。特にバイアグラ（シルデナフィル）が効かない場合に使用され、「MUSE（経尿道アルプロスタジル）」という商品名で売られています。薬は小さな錠剤（ペレット）で、尿道に挿入するための専用の道具とセットで販売。また、ゼリー状の薬を小さな浣腸器のような器具で尿道に注入するタイプもあります。

　これらは性交する数分前に尿道に入れて使うので、薬が十分に吸収されるまでの数分間は前戯などで時間を稼ぐのが正しい使い方。なので、ショタなどを強制勃起させるために尿道に座薬を入れたり、尿

●dawasante　https://www.dawasante.net/
●English Wikipedia

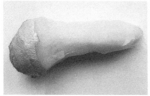

⬆馬に対するGingeringは、馬の肛門に生のショウガを挿入し、一時的な興奮状態を促すために行われた。老いた馬や病気の馬を高く売るための詐術の一種だった

Horse Protection Act
傷付いた馬がショーや展示会、オークションなどに参加することを禁止する連邦法。馬の見栄えを良くするために、身体的な苦痛を引き起こす作用のある化学物質や機械の使用、練習などを禁止している

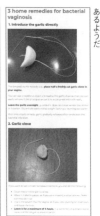

ニンニクを膣に入れる手法は、現在でも副作用が少ない有効な民間療法として紹介されている。カットしたニンニクを使う方法以外に、2〜3片を潰してガーゼに包む方法もあるようだ

道浣腸するエロマンガのシーンは医学的に根拠があるわけです。エロマンガ家の皆さんは、ぜひご活用下さい。陰茎部に灼熱感が生じる副作用もあるため、「おちんちんが熱いよぉ」と言わせながら勃起させるシーンによりリアリティを持たせられるでしょう。

　なお、MUSEなどの製品は、日本国内で特に規制されていないため、個人輸入して使用することは違法ではありません。

■ショウガ座薬

　古代からアナルに皮をむいたショウガを挿入する行為が存在し、ラテン語で「フィギング(Figging)」と呼ばれています。英語圏では「ジンジャーリング（Gingering)」と呼ばれることもあり、これには馬に対するものと人間に対するものがあります。アナルに皮をむいたショウガを挿入すると、ショウガの成分がアナルから吸収され、何とも言えない灼熱感のような感覚が生まれ、一時的な興奮が得られます。

　馬に対して行うのは一時的に元気に見せることで、高値で売るための短期的なドーピング術でした。アメリカでは馬のアナルへのショウガ挿入は、1970年の「Horse Protection Act」に違反する違法行為として禁止になっています。違法ではない国でも禁止するルールが存在し、ロデオなどの馬術競技大会ではNG行為と定められているのです。

　一方、人間に対する場合は主に懲罰行為として用いられていました。アナルにショウガを挿入されると尻に力が入らなくなり、特に鞭打ちの刑では苦痛が増すといわれています。古代ローマでは厳しい刑罰を与える場合、「フィギング」が追加され、"アナルにショウガを挿入した鞭打ち"という刑が実在しました。

　現在ではSMプレイの一種として、ショウガのアナルプラグを使うプレイがあります。「Figging」で画像検索するとたくさん出てきますが、ご利用は自己責任で。

Memo:

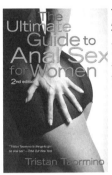

The Ultimate Guide to Anal Sex for Women Tristan Taormino
女性のアナルセックスについて解説しているガイド本。具体的なテクニックに加え、安全性や準備、衛生管理などについてもフォローしている

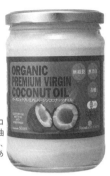

➲自家製座薬を固めるココナッツオイル。潤滑油としての役割に加えて、粘膜を保護する効果もあるので最適な基材だ

■ニンニク膣座薬

　現代ではすっかりスピリチュアルなニセ医学になってしまいましたが、皮をむいたニンニクを膣に挿入する性病の治療法は、古代ローマ帝国時代から存在しました。皮をむいたニンニクに針で糸を通し、引っ張り出せるようにして膣に挿入すると、カンジダ菌などを殺菌して性病を治すというもの。現代では抗菌薬などを使う方法が一般的ですが、近代以前は性病の有効な治療法の一つでした。

　膣にニンニクを挿入するとそこから染み出す成分によってじんわりとした感覚が生まれ、あたかも効いているようが気がするとか。現代でも「Garlic Suppository」でググると、ニンニク膣坐薬の画像が大量に見つかるほど、広く知られた民間療法なのです。

　ただし、ニンニクの成分は強力ですり下ろしたものを直接粘膜に触れさせると、炎症を起こすなどのリスクも…。塊のニンニクの表面から少量ずつ染み出す成分を粘膜に触れさせる方が安全ですが、この方法だと1時間弱で薬効成分が出なくなるので頻繁に交換が必要です。そこで、すりおろしたニンニク汁をパームオイルで練って固めて座薬にする、もう少し医学っぽいバージョンもあります。この方法であれば体温で少しずつ溶け出していくので、濃度を調整すれば効果が高くなるわけです。素材も生のニンニクをすりおろした汁とパームオイルなので、100％天然由来で化学物質も無添加です。

　このようにローマ帝国時代には、ニンニクやショウガなどの汁を人間の体温で溶ける油で固めた座薬が、実際に使われていました。恐らく前述の膣ニンニクは、この古代医術の延長なのでしょう。

■オリジナルのエロ座薬

　さて、ある意味、ここからが本番。

　薬でも毒でもなく、適度に刺激のあるモノをココナツオイルなどで固めてアナルや膣に挿入すると独特な快感が得られることを発見した変態たちがいました。

　エロマンガには膣やアナルに座薬を入れるとアソコが熱くなって悶える媚薬が出てきますが、まさにそれ。薬事法とか医師法違反ギリギリのグレーゾーンながら、作り方は簡単で一般家庭の台所でも再現

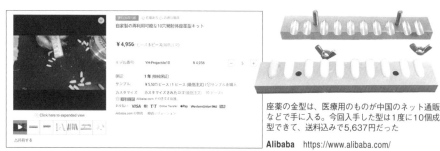

座薬の金型は、医療用のものが中国のネット通販などで手に入る。今回入手した型は1度に10個成型できて、送料込みで5,637円だった

Alibaba https://www.alibaba.com/

金型を使って座薬を成型する過程を紹介する動画。直径10mmほどの座薬が簡単に出来上がった(商品解説動画参照)

できます。亜留間家のような逸般の誤家庭じゃなくても可能です。具体的な製作手順は、173ページにまとめたのでご覧下さい。

応用例としてコショウや唐辛子などのスパイス類を粉末にして、ココナツオイルで固めた物をアナルに挿入すると、強めの眠気覚ましになります。マイルドな刺激がお好みならハーブがオススメ。漢方薬やカフェインなどの摂取にも応用できます。ただし、やり過ぎるとアナルが大変なことになるので、濃度の調整は慎重に行うことが重要です。

Alibabaなどの中国のネット通販では医療用の型が5,000円程度から誰でも買えるので、安全性を重視するなら入手してから試すのがベターでしょう。適当に樹脂を削っても作ってもOK。食品として、最低限の消毒と衛生環境を守れば大丈夫です。

この方法で作ったモノは材料も成分も100%食品なので、加工法も含めて薬機法はスルーできます。普通に上の口から食べられるモノを下の口から食べているだけなので、何の規制にも引っかかりません。安心して下さい、合法です。

基剤になっているココナツオイルは直腸や膣の粘膜保護効果もあるので、刺激物を直接挿入するよりもはるかに安全。ただし、材料はすべて食品なので腐敗しやすく、夏場は溶けるので冷蔵での保存が必須です。使用期限は、普通に家庭の台所で料理された食品の賞味期限と同じと考えて下さい。

現代の医薬品は滅菌した上で密封した缶詰のような状態で流通していますが、防腐剤が無く冷蔵庫が一般的ではなかった時代は、医薬品は使う直前に作る物でした。なので、昔の医者や薬剤師は座薬固め器を持っていて、使う直前に油と薬を混ぜて作っていました。ワシはそれを再現しただけです。

実際に検証した感想は自重しますが、エロマンガみたいなことになった…とだけ記しておきましょう。

Memo:

自家製座薬の作り方

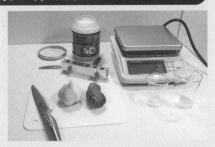

使用する道具	すりおろし器	フィルター
	鍋などの加熱する道具	
	温度計	座薬の型

座薬の型は、Alibabaなどで1万円以下で買える。大きさが数種類あるので好みで選べばOK

材料	**ショウガ、ニンニク**（お好みで大根、ハーブ、コショウ、カレー粉、唐辛子なども）

ココナツオイル
25℃弱で固化して、35℃程度で溶けるのが理想。常温の室内では、瓶の中身が白い塊になっている物がオススメ

作り方

1 2 ショウガやニンニクなどを、ミキサーですり下ろす

3 すり下ろしたものをフィルターで絞り、汁だけを濾過する

4 ココナツオイルを50℃程度に温めてから、抽出した絞り汁と混ぜ合わせる

5 6 座薬の型に流したら冷蔵庫で冷やす。白い塊になれば完成

応用例

ショウガの成分は加熱すると辛味成分であるジンゲロールが失われる反面、ショウガオールやジンゲロンといった成分が増し、辛さの性質が変化する。ココナツオイルとショウガを加熱してから座薬にすると、また違った感覚が味わえる。

また、巨大座薬を作って異物挿入に挑戦するといった応用も可能だ。大きくても体内で溶けるので、抜けなくなって病院のお世話になる心配がない。オイルだけを固めれば当然薬理作用は無いので、純粋に異物挿入だけを楽しめる。

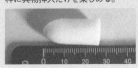

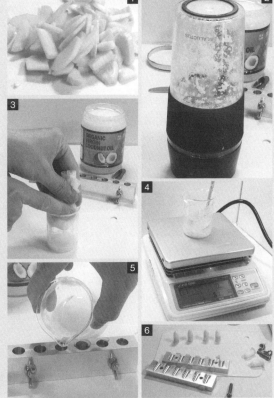

快楽を得るためにリスクを冒す人たちへ…

尿道オナニーの基礎知識

尿道に異物を入れる自慰行為、いわゆる「尿道オナニー」。興味本位に行うとアナルセックス以上のリスクが伴うことも…。何事も正しい知識が必要なのだ。

　アナルに異物を入れるオナニーは有名ですが、「尿道異物」におけるトラブルも多く、日本では1897年（明治30年）に最初の症例が報告されています。とある調査では、1982年までに約1,200件の症例報告があり、男女比は男性60.9％に対して女性39.1％。肛門異物の男女比が171：9で女性が5.2％なのに比べると、尿道異物は男女差が小さいといえます。オナニーによる挿入が58.8％を占め、続いて性行為中が15％、残り26.2％は泌尿器科や産婦人科の手術によって入ってしまった糸やガーゼなどで、病気によってできた皮様嚢腫という症例も。また、ごくまれに入院患者に使われた導尿カテーテルの一部が、尿道や膀胱の中に残ってしまうという例もあるようです。

　年齢分布は男女共に20代が中心で、男性で多いのは11～30歳。40歳を過ぎると減っていきます。異物の種類としては、男性は鉛筆やボールペン、針など細く鋭利なモノが多く、女性は比較的滑らかなモノを好む傾向があるようです。女性が尿道オナニーで好む異物に体温計があり、これに限定した52

尿道異物の年齢別分布

年齢	男性	女性	合計	％
0～10	12	11	23	1.8％
11～20	212	60	272	21.4％
21～30	230	137	367	28.9％
31～40	107	121	228	17.9％
41～50	64	82	146	11.5％
51～60	55	47	102	8.0％
61～70	51	14	65	5.1％
71～80	19	1	20	1.6％
81以上	5	0	5	0.4％
不明	20	24	44	3.5％
合計	775 60.9％	497 39.1％	1272	100.0％
医療行為が原因の異物			303	23.8％
病気が原因の異物			30	2.4％

異物の種類

種類	症例数	％
糸類	209	16.4％
鉛筆・ボールペンの芯	136	10.7％
針・ヘアピン類	122	9.6％
ゴム製品	120	9.4％
蝋燭	106	8.3％
草・葉・茎類	95	7.5％
金属製品	88	6.9％
ビニール製品	83	6.5％
体温計	52	4.1％
ガーゼ	49	3.9％
皮様嚢腫の内容	30	2.4％
鉛筆等のキャップ類	19	1.5％
糸状ブジー	15	1.2％
弾丸	13	1.0％
骨片	13	1.0％
その他	122	9.6％
合計	1272	100.0％

著者が症例報告を元に作成。年齢では男性が10～20代、女性は20～30代が多い。異物の種類は、ヘアピンや針、ペンなど先端の尖ったものに加え、ガーゼや糸類など医療行為が原因の異物も少なくない

Memo: 参考資料・画像出典など
●仲谷達也他「膀胱および尿道異物の統計的観察」／京都大学
「泌尿紀要」29巻10号 1983年10月　https://core.ac.uk/download/pdf/39250421.pdf

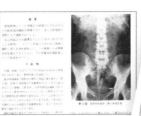

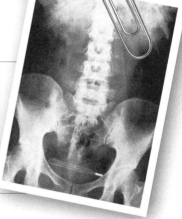

女性の症例が多いという体温計の尿道異物。滑らかな作りでつい挿入したくなるのかもしれないが、破損の恐れがあるため摘出は難しい。通常は膀胱高位切開による摘出となるが、水中で直立する水銀体温計の性質を利用し、膀胱内に400mLの液を注入。長さ11.3cmの体温計を、尿道から摘出できたという症例が報告されている(「膀胱内体温計の非観血的摘除術」参照)

例では男性12例（23％）：女性39例（62％）、不明1例と女性が多数派です。

　数字だけ見ると女性は20代から増え始め、31〜50歳の間は男女が逆転していますが、医療行為が原因の異物は出産に関連する産婦人科手術に起因するものが多いので、中年女性が尿道オナニーにハマりやすいわけではありません。それでも尿道オナニーの3割近くが女性なので、繰り返しになりますが、アナルに比べると男女格差が小さいです。

　常識的に考えて分かる通り、医療行為を除けば性的な快楽目的以外で尿道に異物を入れる人は少数派。そして、肛門異物のようにうっかり、偶然入ってしまった…という言い訳は難しくなります。

　ロウソクの症例は、誕生日ケーキに付属する細長いロウソクを入れたようで、ゴムのチューブや植物の茎なども見つかりました。さらにググってみたら、尿道にBB弾を打ち込む「弾ナニー」なるものも出てきましたが、2011年頃にBB弾を入れた人物の症例報告を探してみたものの見つからなかったので、これはネットの都市伝説なのでしょう。ただ、尿道に弾丸が入っていた症例自体は13件あり、入っていたのは本物の銃弾だったという記録を発見しました。1981年の17歳高校生の症例では、戦後に米軍が訓練に使っていた茨城県ひたちなか市の国営ひたち海浜公園（旧水戸対地射爆撃場）で拾った銃弾を使って尿道オナニーしていたところ取れなくなったというもの。弾ナニーはBB弾ではなくピストルの実弾…、現実は都市伝説を超えていたのです。

 尿道の異物が取れなくなった時の対処法

　尿道に入れたモノが取れなくなったら病院に行くのは肛門異物の場合と同じですが、診療科は泌尿器科になるので、肛門とは医師の専門が異なります。

　自然に取れなくなった尿道異物を取る方法は2つあり、簡単なのは内視鏡で異物を確認し、「尿道異物鉗子」と呼ばれる先端に小さなペンチのような器具が付いた細長い棒を使って取る方法。体温計のようなガラス製品の場合、細い鉗子の先端にゴムを付け、異物を傷付けないように取り出します。もう1つは、外科手術で尿道や膀胱を切り開いて取り出す方法です。この場合は確実に入院することになり、しばらくはかなりの苦痛を味わいます。

● 大矢正巳「脱内体温計の非観血的摘除術」『臨床泌尿器科』31巻5号 (1977年5月号)437 〜 439頁
● 「膀胱尿道異物に対する泌尿器科的治療例」https://www.jstage.jst.go.jp/article/jjrm1952/38/4/38_4_924/_pdf
● 「膀胱異物の三例」https://hospital.city.sendai.jp/pdf/p033-037%203.pdf

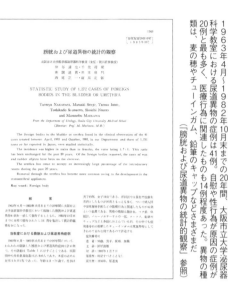

1963年4月～1982年10月末までの20年間、大阪市立大学泌尿器科教室における尿道異物の症例は41例。自慰や性行為が原因の症例が20例と最も多く、医療行為に関連したものも14例程度ありました。異物の種類は、麦の穂やチューインガム、鉛筆のキャップなどさまざまだ（『膀胱および尿道異物の統計的観察』参照）

　どちらにしても肛門異物に比べると、苦痛とダメージが大きい方法でしょう。「肛門は出口で入口じゃない」とよくいわれますが、尿道は肛門よりもはるかに入口に向きません。

　特に厄介なのは、崩れやすくつかみにくいロウソク。道具を使って引っ張り出すのが難しいため、ベンジンなどの有機溶媒を使ってロウを溶かす溶解除去で取り除くことになります。尿道の粘膜が有機溶剤で荒れて大変なことになるので、"ペニスキャンドル"はジョークグッズだけにしておきましょう。

　そして、無事に取れたとしても、尿道のどこかに穴があいてしまった場合は穴が自然に塞がるまで、導尿カテーテルを入れたまま過ごすことになります。尿道に穴があいた状態では、尿が体の中に漏れ出してしまうためです。入院しない場合でも、紙オムツをして尿を漏らし続ける恥ずかしい状況は避けられません。自然に塞がらない穴なら、手術もやむを得ないでしょう。

　膀胱そのものがダメになるほどの致命的な状況になってしまった場合、肛門異物のやり過ぎで人工肛門になった人と同じように人工膀胱となり、2度と尿道オナニーのできない体になってしまいます。一線を越えた者はすべてを失うわけです。

☑ 我慢できない人のための尿道オナニー指南

　尿道オナニーはリスクが高い危険な遊びです。正気の人間なら、絶対にやるべきではありません。しかし、変態行為にハマってしまった人は止めろと言われても止められないケースが非常に多く、無理に禁止すると何としても尿道に異物挿入しようとします。依存症レベルになると、その欲求により日常生

　● 「農村部青年, 子女の自慰目的膀胱異物10例」

　　『日本農村医学会雑誌』 44巻 (1995-1996) 2号　https://www.jstage.jst.go.jp/article/jjrm1952/44/2/44_2_74/_pdf

　● 尿道にライフル弾を入れた症例　https://casereports.bmj.com/content/2017/bcr-2017-219377

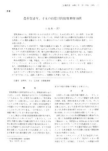

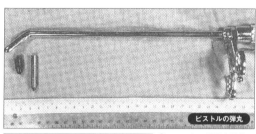

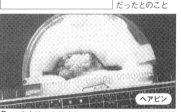

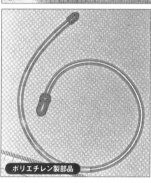

⬆1995年発行の『日本農村医学会雑誌』の報告によると、自慰行為目的の尿道異物は20代に多く、さらに農村部生活者に多いという。1978年から16年間で自慰行為による20代の症例が14例あり、うち都市部居住者が4例、農村部生活者が10例だったとのこと

ピストルの弾丸

⬆1981年に男子高校生から摘出された弾丸。茨城県ひたちなか市の米軍施設で拾ったものを、自ら磨いて挿入したそうだ

ヘアピン

⬆24歳女性から摘出されたヘアピン。結石が付着しており、大きさは直径3.8cm。ジェル状の局部麻酔薬を使って引き出した

ポリエチレン製部品

⬅25歳男性から摘出されたもの。農機具の一部で、膀胱に滅菌水250ccとオリーブオイル50ccを注入したところ、排尿の際に自然と排出されたという

活が普通に送れなくなるほどです。こうなると完全に禁じるのは悪手となり、適度に共存する必要が出てきます。そのためには、尿道に関する正しい知識を身に付け、挿入する異物を厳選して事故を予防し、さらに尿道の健康にも気を付けなければなりません。まず、リスクファクターのある異物を排除しましょう。尿道オナニーで挿入するモノについて注意すべきことは、大きく4つあります。

1.きちんと抜けること

挿入するモノの根本が太くなって、尿道の長さ以上は入らないようになっている。

2.挿入中に破損しない

ガラス・ゴム・ロウなど、挿入中に欠けたり折れたりする素材や形状のモノは使わない。

医療用のステンレス素材が最も安全なので、尿道に入れるための医療器具が理想だ。

3.尿道や膀胱を傷付けない

尖った部分がなく、丸くツルツルした形状のモノを使う。先端が膀胱を突き破らないよう、

自分の尿道よりも短いモノを選ぶこと。尿道が短い女性の場合は、特に長さに注意する。

4.感染症の原因にならない

動植物を素材としたモノは雑菌が繁殖しやすいので避ける。ステンレスなどサビない金属製や、医療用のシリコンゴムといった消毒できる素材を選び、使用の前後に必ず消毒する。

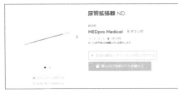

🔼 外科用の尿路拡張器。通常、尿道の検査や治療に用いられる医療器具だが、一般向けに販売されているものもある

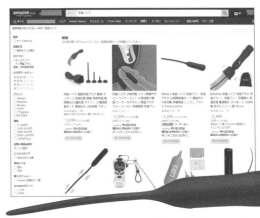

🔼「尿道用バイブ」は、Amazonなどで検索すれば大量にヒットする。価格は2,000〜3,000円程度と手頃だが、あくまでジョークグッズなので相応のリスクを覚悟すべきだろう

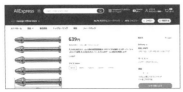

🔼 AliExpressでも「大人のおもちゃ」としてステンレス製の尿道拡張器が販売されている。価格は395円で、サイズも選べる

　理想的なのは尿管拡張器のような、医療用の器具です。本来は尿道に内視鏡を入れる前の準備に使うツールですが、なぜか個人向けにも販売しているネット通販業者がいるので、個人向けの用途はお察しなのかもしれません。「尿管拡張器」で調べてみて下さい。

　金属製の外科用尿路拡張器は、男性用と女性用では長さや形状が異なります。刺激が足りなくなってくると、尿道用バイブに手を出すことになると思いますが、アダルトグッズは医療器具ほどちゃんと作られていないので、自己責任になることを覚えておいて下さい。医療現場ではキシロカインなどの表面麻酔をしますが、快楽目的の場合はローションよりも低刺激性のオイルが最適。オリーブオイルやココナツオイルなど、体質に合った油を選ぶようにして下さい。

　しつこいようですが、尿道オナニーは、愚行権を行使する危険行為であることを再度お伝えします。それでも…という場合、リスクを十分理解した上で、自己責任になることを忘れないで下さい。

尿道オナニー愛好家はセルフチェックが必須

　安全に尿道オナニーを楽しみ続けたいなら、セルフ尿検査を定期的に行い、自分で健康管理をしましょう。チェックすべきポイントは、潜血と細菌です。尿道オナニーは泌尿器を傷付けるリスクが高いので血が出ていないか、尿路感染症になっていないかを定期的に検査すべきでしょう。

　検査に使う道具は、海外通販で入手可能。尿道オナニーの頻度が高いほど、頻繁に検査が必要です。排尿時の痛みや異常がない場合、基本的に尿道オナニーした翌日と2〜3日後に検査するのがベター。検査キットは100回分1,000円程度で買えるので、頻度が高い人はまとめ買いしておきましょう。

Memo:

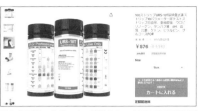

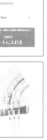

100 ストリップ URS-10T 尿検査メス トリップ 7 項 / リューマーチ 尿テストメ ストリップ 白血球、 亜硝酸塩、 ウロビ リノーゲン、 タンパク質 pH、 血、 比重、 尿ケトン、 ビリルビン、 グルコース/FOR

¥876 ¥-------

Size:

100m ▽

カートに入れる

定額配送無料

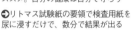

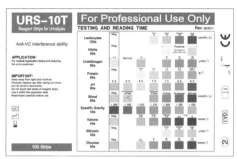

⬆検査用紙の色が変わったら、色見本を元にチェックしていく。検査キットは、尿潜血(Blood)と亜硝酸塩(Nitrite)の2項目が含まれているものを選ぶこと

　検査キットは、「尿潜血」と「亜硝酸塩」の2項目があるタイプを選んで下さい。英語表記で「Blood」と「Nitrite」と書かれています。これは、病院で一般的に使われている10項目検査と同じ器具です。使い方は簡単で、尿をコップにとって検査用紙を1分間浸してから色の変化を見ればOK。上の画像のような色見本が付いているので、分かりやすいと思います。

　「尿潜血」は、尿道オナニーした直後に尿道が傷付いていないかチェックするためのもの。オナニー直後に陽性なら尿道か膀胱のどこかが出血しているので、しばらく控えましょう。

　「亜硝酸塩」は、尿道オナニーした直後は陽性にならないので、日数を空ける必要があります。尿は正常なら無菌なので陰性ですが、膀胱の中や尿道で細菌が湧いていると、細菌が尿素を分解して亜硝酸塩が発生。これが検出されれば尿が無菌ではないため、感染症と診断されるわけです。

　尿道オナニー後に数日経ってから「尿潜血」と「亜硝酸塩」の両方が陽性ならかなりまずいので、迷わず泌尿器科を受診してください。普通なら抗生物質を処方されるので、速やかに薬を飲んで尿道オナニーはしばらく控えることです。

　なお、アメリカでは膀胱内視鏡検査を受けた後に患者が行うと良いこととして、以下の3つの行動を挙げています。

1.水を飲んで膀胱を洗い流す

　最初の2時間は、1時間に500mLペットボトル1本分の水を飲むようにする。

2.尿道をタオルで温める

　尿道の入口に温かく湿ったタオルを置いて痛みを和らげ、必要に応じて繰り返す。

3.風呂に入って体を温める

　ただし長時間の入浴は血液の循環が良くなり、出血する場合がある。

　原理は同じなので、尿道オナニー後のセルフケアにもお勧めです。楽しみたい人は楽しみ続けるために正しい知識で、自分の健康を守りましょう。

首絞めセックスと窒息オナニーにハマる人々

変態プレイで逝くリスク

低酸素状態による幻覚を利用して性的興奮を得ようとするプレイには、さまざまなリスクが伴う。実際に"事故"も起きている。また、これらの行為にハマる人は、精神疾患の疑いもある。

アメリカ精神医学会による診断のガイドラインである「DSM-5 精神疾患の診断・統計マニュアル」では、首絞めセックスや窒息オナニーは医学的に精神病で、パラフィリア障害群の一種であるハイポクシフィリア（Hypoxyphilia）に分類されています。自己の生命、身体に危害を及ぼす恐れのあるものなので、措置入院の対象という扱いです。

統計では首絞めセックスや窒息オナニーといった、「自己愛性災害（Autoerotic fatality）」による死者は年間100万人あたり約0.5人。つまり、日本人1億2千万人に対して毎年約60人は、こうしたプレイが原因で死んでいる計算になります。男女比は男性に偏っていて、女性の死者は1％以下です。

「窒息ゲーム」と呼ばれる危険な遊びをご存じでしょうか。アメリカ疾病対策予防センター（Centers for Disease Control and Prevention：CDC）の調べでは、この"遊び"による死者の平均年齢は13.3歳で、11～16歳までの間に集中していることが分かりました。これは思春期に入ると始め、終わると止めるためで、あくまで多感な時期の子供が興味本位で危険な快楽に手を出しただけに過ぎず、精神疾患とはいえません。

なお、窒息オナニーは精神疾患ですが、医師の元に来る人の99％は既に死体です。自身の異常を自覚したり、家族が気づいて受診させることは極めて珍しく、大半がオナニーやセックス中に事故死し、死体となって病院に運ばれてきます。ゆえに、精神科ではなく自殺か事故死かを司法解剖などで判定す

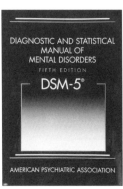

**DSM-5
Diagnostic And
Statistical Manual
Of Mental Disorders**

アメリカ精神医学会（APA）による「精神疾患の診断・統計マニュアル」では、ハイポクシフィリア（Hypoxyphilia）はパラフィリアに分類され、性的倒錯の一種とされている。日本版では「パラフィリア障害群」という用語を採用した

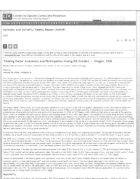

**Unintentional
Strangulation Deaths
from the "Choking
Game" Among Youths
Aged 6--19 Years ---
United States, 1995--
2007**

1995～2007年に、6～19歳の青少年の間で窒息ゲームによる死亡の可能性が高い82件を分析した、CDCによる報告書。死者のうち86.6％が男性だった

Memo: 参考資料・画像出典など
●National Library of Medicine「Current reports on autoerotic deaths--five persistent myths」「Age, transvestism, bondage, and concurrent paraphilic activities in 117 fatal cases of autoerotic asphyxia」「Lethal asphyxiation due to sadomasochistic sex training - How some sex partners avoid criminal

National Library of Medicine

窒息オナニーで死亡した10〜56歳の117名についての調査では、多くが窒息とともに身体的な拘束や女装などの性的倒錯を伴っていたという

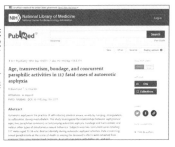

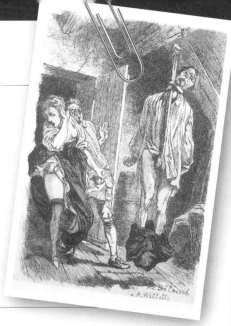

自己愛性災害

窒息による自己愛性災害は17世紀初頭から確認されており、当初は勃起不全の治療として行われていたという説もある。右は、1905年にマルティン・ファン・メーレによって描かれたイラスト

る法医学者が扱うことが大半です。

　もし首を絞められながらじゃないとイケない人と付き合うことになったら、リストカット以上に精神を病んでいる可能性があるので速やかかか穏便に別れた方が賢明でしょう。「恋人が首を絞めてくれと頼むから、絞めていたら死んじゃった…」で、事故死を証明するのは極めて困難です。危険なのは、相手よりも自分。ヘタをすると殺人犯にされてしまいますよ…。

首絞めセックスで死亡した著名人たち

　明確な記録が残っている最も古い首絞めセックスの死亡例は、イギリスの劇作家で『ドン・キホーテ』の翻訳家でもあり、初期のジャーナリストでもあったピエール・アントワーヌ・モットーです。彼は1718年2月18日、54歳の時に売春宿で売春婦に首を絞められながら性行為をする、窒息プレイ中に死にました。この事件は当時のロンドンで話題になり、首を絞めた売春婦は逮捕されたのですが、売春婦を弁護したのは意外にもモットーの妻でした。

　妻のプリシラは結婚当初から夫に首を絞めることを要求されており、その変態ぶりに困り果てていたのです。裁判官も警察も頭を抱え、司法は大混乱。結果、売春婦は殺人罪ではなく過失致死罪に減刑されました。首絞めセックスで死んだのは事故死だと、法廷で認められた世界初の事件でもあります。

　1791年9月2日には、チェコの音楽家フランティセック・コッツワーラが、売春婦と首絞めセックス中に死んだ際、売春婦のスザンナ・ヒルは逮捕され殺人罪で起訴されたのですが、変態行為中の事故死として無罪になりました。彼は2シリング、当時だと銀貨1枚のオプション料金を払って、自分のキンタマを蹴り潰してくれと頼んだものの断られてしまい、仕方なくドアに紐を吊るして自分の首を締め

responsibility even though their actions lead to someone's death」など
https://pubmed.ncbi.nlm.nih.gov/
●Centers for Disease Control and Prevention　https://www.cdc.gov/mmwr/

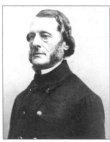

アレクサンドル・ジャック・フランソワ・ブリエール・ド・ボワモン
（1797～1881年）
フランスの精神科医。養護施設で医師として働き、その後開業。多くの著書を残し、中でも幻覚や自殺についての研究で知られる

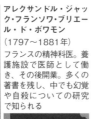

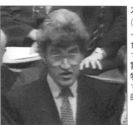

スティーブン・ミリガン
（1948～1994年）
イギリスの保守党議員。1994年2月、秘書が自宅で死亡しているのを発見。警察による捜査の結果、薬物やアルコールは検出されず、窒息オナニー中の偶発的な事故とされた

統計、医学、哲学との関係で考慮された自殺と自殺狂気について
1856年に出版した著書に、自殺についての記述がある。ここで、首絞めセックスや窒息オナニーを精神疾患と定義している

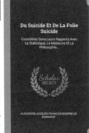

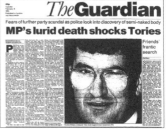

ミリガン氏の不審死を報じる英ガーディアン紙。自宅キッチンの床で女性用ストッキングを装着し、それ以外は全裸だったという

ながらバックで挿入。果てた後に売春婦が振り向いたところ、死んでいたそうです。なお、売春婦の詳細な証言や、捜査と裁判の記録はチェコでは廃棄されましたが、コピーがボストンの図書館に残っていたため、1984年になってアメリカで法医学の研究の題材にされたりしています。死後200年以上経った今もネタにされるとは、ちょっと可哀想な気がしますが…。

その後、1856年にフランスの精神科医、アレクサンドル・ジャック・フランソワ・ブリエール・ド・ボワモンが出版した医学書『統計、医学、哲学との関係で考慮された自殺と自殺狂気について（Du suicide et de la folie suicide, consideres dans leurs rapports avec la statistique, la medecine et la philosophie,）』に、精神病として記載されました。そして、現代まで精神疾患として扱われるようになったのです。

✓ 窒息オナニーが国政を揺るがす大事件に発展…？

近代で最も有名な窒息オナニー死といえば、イギリスの保守党議員だったスティーブン・ミリガンでしょう。1994年2月7日、ロンドンの自宅で下半身は黒いガーターストッキングを装着し、頭には黒いゴミ袋を被り、首にコードを巻いて、口にオレンジを咥えた状態で死んでいるのが発見され、その見事なまでの変態死ぶりにイギリス全土で大きな話題になりました。想像の斜め上を行く保守党議員の奇行は党の沽券に関わる大惨事となり、補欠選挙ではリベラル政党に敗北。当時の保守党が掲げていた、「良き昔に戻ろう政策（Back to Basics）」の失敗にまでつながったのです。

Memo: ●Newspapers.com　https://www.newspapers.com
●Wikipedia

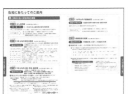

生命保険会社はうつ病患者について、「完治から5年以上経過していること」など保険加入に一定の条件を設定

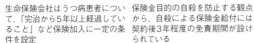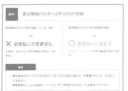

保険金目的の自殺を防止する観点から、自殺による保険金給付には契約後3年程度の免責期間が設けられている

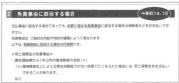

一般的に免責期間中であっても「精神疾患による自殺の場合は死亡保険金が支払われる」とされているものの、うつ病などの疾患であることに加え、その影響下で意思決定能力を喪失した結果の自殺であることを立証する必要があるため、ハードルが高い

　あまりにショッキングな出来事に、ロシアの工作員に殺害された説や、サダム・フセインへの武器密輸出を告発しようとして殺されたと主張する陰謀論も巻き起こったものの、警察の公式発表は窒息オナニー中の事故死でした。ということは、絞殺死体を裸にして女性の下着を着せたり、体中にドMな言葉を書いたりすれば、変態オナニー中の事故死…と警察を誤認させることも可能なのかもしれず、ミステリー作品のトリックに使えるかもしれません。

 ## 変態死に生命保険は給付されるのか？

　生命保険の中には、契約後3年以内の自殺に免責条項を設けているところも多く、精神疾患による自殺であっても保険金を払わないよう努力しています。

　うつ病などの精神疾患による自殺は保険金の支払いを巡って訴訟沙汰になりやすい事例ですが、精神疾患であっても窒息オナニーは自殺ではなく、変態プレイ中の事故死なので免責条項の対象外。当人は性的にイキたかっただけで、逝きたかったわけじゃありません。窒息オナニーで死んだ場合、自殺ではなく事故死になるため、生命保険が支払われることになります。

　しかし、窒息オナニーで死んだ人の大半は、精神科や心療内科の受診歴が無いため、精神疾患による事故死を証明するのが非常に困難です。多額の生命保険を受け取れる親族がいる人は、残された遺族のために、下半身丸出しで一目で変態と分かる姿のプレイを録画しておきましょう。死ぬ直前に首を締めながらオナニーしている動画があれば、立証が極めて容易になるからです。保険会社と裁判で争うことになった場合、その動画を遺族の弁護士や裁判官に最初から最後まで見てもらうことになり、痴態をさらすことになりますが、むしろそれは死後のご褒美…？

　夫が首絞めプレイを要求してくる場合、奥さんは自衛のために小型カメラなどで録画録音しておくことが肝要です。殺人になると夫の遺産を相続できなくなる上、遺族年金も生命保険も受け取れませんが、事故死なら問題ありません。ただし、遺族の尊厳とか世間体が引き換えになることはお忘れなく。議員や社長など社会的地位のある人は、政策や会社経営に悪影響を与えかねないことも考慮して、"不慮の事故"には十分に注意して下さい。

●第一生命保険　https://www.dai-ichi-life.co.jp/
●ライフネット生命　https://www.lifenet-seimei.co.jp/

1000年前から日本人のお尻を守ってきた!?

和製ラブローション秘話

性行為を安全に楽しむために活用されているラブローション。日本では平安時代に高性能な潤滑剤が開発され、平安貴族も用いていたという。伝統期なアダルトグッズの闇に光を当てる。

アナルオナニーやアナルセックス、あるいは普通の性行為でアナルを刺激して楽しみたい場合、重要なのが潤滑剤です。アナルは排泄専用の穴なので、そもそも挿入できるようにはできていません。膣のように潤滑液を分泌する機能を備えていないので、アナルプレイにはいわゆるラブローションが必須になります。しかし、あれは医薬品ではないため人体への使用、特に膣や直腸など粘膜・内臓に塗り込んで安全とは言い切れないアイテムなのです。特に大瓶は、雑菌の繁殖に気を付けなければなりません。粘膜に雑菌が湧いたものを塗れば病気の原因になり、膣炎やアナルの場合は痔の原因になる恐れも…。なので、ラブローションを使うのであれば、1回ごとの使い切りパックがベターでしょう。

また、ラブローションは乾燥しやすいためプレイ時間が長くなる場合、途中で継ぎ足す必要があります。それを嫌って、乾燥しないサラダ油やオリーブ油といった食用油を使う人もいますが、落ちにくく後処理が不便なのでオススメしません。

日本の伝統的なローションの裏歴史

日本では平安時代にアナル用ローションとして「通和散」という、現代のラブローションよりも高性能なぬめり薬が開発され、昭和まで使用されていました。「衆道」、いわゆる男性同性愛者同士のアナルセックス用の秘薬として用いられてきた、1000年以上の歴史がある変態大国・日本の英知です。日本で衆道が発展した背景には、受けと攻めの両方が気持ち良くなれて、安全なぬめり薬である通和散の生

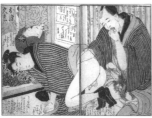
美人画で知られる浮世絵師・喜多川歌麿の春画に描かれる「通和散」。「伊勢七」のような薬屋や「四つ目屋」などのアダルトショップで製造・販売され、男色を楽しむ人たちの間でも重宝されていた…らしい

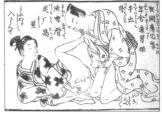
江戸時代中期の浮世絵の1つである「男色秘戯画帖」(鈴木春信)。ここにも、通和散を口に入れて唾液で戻すシーンが登場している

Memo: 参考資料・画像出典など
●F. M. Bertholet Collection
●住友精化　https://www.sumitomoseika.co.jp/productarticles/seq10/

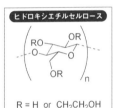

ヒドロキシエチルセルロース

$R = H$ or CH_2CH_2OH

トロロアオイ
（Abelmoschus manihot）
アオイ科トロロアオイ属の植物で中国
原産。根から採取される粘液を「ネリ」
と呼び、和紙の製造のほか、練り物の
つなぎや漢方薬の成形などに使われて
いた。現代の医療用潤滑剤の主成分で
もあるヒドロキシエチルセルロースを
含んでおり、平安時代から通和散の原
料としても用いられてきたという

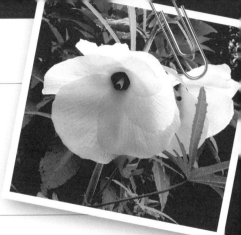

産と流通が大きく影響していたのかもしれません。

　通和散の原料はトロロアオイの根。これを粉砕して乾燥させて粉末にしたものを、使用する前に口に
含み唾液で戻し、吐き出してアナルに塗る…という使い方です。水ではなく唾液で戻すのは、人間の体
液で戻すことがいろいろと最適だからでしょう。本来の用途は、和紙を製造する際の添加剤であり、製
紙業者が副産品という扱いで薬屋に漢方薬として売っていました。

　トロロアオイは元来日本には存在していなかった植物ですが、奈良時代に紙の製造に必要な添加剤の
原料として中国から輸入され、国内で栽培が始まりました。紙を作る過程で添加されるトロロアオイの汁
は粘性があり、ヌルヌルしているため、誰かがラブローションとして使えることを発見したのでしょう。

　日本で和紙が全国規模で生産されるようになると、トロロアオイの栽培も全国に拡大。効果の主成分
は、現代でも紙の製造に製紙用薬品として使用されているヒドロキシエチルセルロースです。そして、
現代の医薬品である潤滑剤も、ヒドロキシエチルセルロースを成分に使っています。紙が滑らかになる
薬とアナルが滑らかになる薬が全く同じ化合物なのは、偶然としては出来過ぎな気もしますが、科学的
には合っています。

　通和散は1000年以上前に開発された薬であるにもかかわらず、現代のラブローションよりも乾燥し
にくく、医療用潤滑剤と有効成分が同じと優秀なのです。化学薬品が嫌な自然派の人は、トロロアオイ
を栽培して自作してみるとよいでしょう。普通に園芸用として販売されており、栽培も容易です。

　しかし現在、製紙工場では化学合成された薬品が使用されています。そのため、天然物は使われなく
なり、伝統的な手漉き和紙の製造だけが、唯一の需要となりました。最近はトロロアオイの生産農家が
後継者不足で廃業の危機に陥っているそうなので、高級ラブローションの材料とすれば新しい市場開拓
になるかもしれません。ちなみに、手漉き和紙業者の中にはトロロアオイが手に入らなくなると製造で
きなくなると主張している人もいますが、実際には製紙用薬品を使えば解決します。やはり天然物を使っ
た伝統的な製法にこだわりたいのでしょうか？

　現代医療の世界では検査や内視鏡手術などで、アナルに指や機器などを挿入しなければならないこと
があります。その時に用いられるのが、医療用の潤滑剤です。患者に苦痛を与えることなく、薬剤の副
作用や人体に害がない、かつ直腸を傷付けず検査の邪魔にならない、さらに挿入される医療機器を傷め

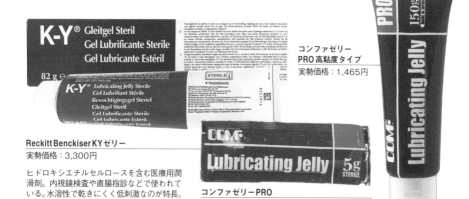

Reckitt Benckiser KYゼリー
実勢価格：3,300円

ヒドロキシエチルセルロースを含む医療用潤
滑剤。内視鏡検査や直腸指診などで使われて
いる。水溶性で乾きにくく低刺激なのが特長。
なお、これらはコンドームと併用できる

コンファゼリー
PRO 高粘度タイプ
実勢価格：1,465円

コンファゼリーPRO
実勢価格：6,255円（100包）

ず、乾燥しにくい潤滑剤でありながら、終わった後は簡単に水で洗い流せる…。医療用の潤滑剤は、そ
んな完璧な役目を果たしてくれます。

　一般的なアダルトグッズのラブローションと医療用潤滑剤の決定的な違いは、清潔さと安全性です。
医療用は必ず滅菌または減菌処理が施されており、保存状態でも菌が入り込んだり増殖したりしないよ
うになっています。医療用は普通のラブローションより高価とはいえ、150gで2,000〜3,000円程度
で市販されており、それほど入手難易度が高いわけではありません。そして、挿入される医療機器を傷
めないということは、バイブやローターなどのアダルトグッズを腐食させたり、変質させないことを意
味しています。

　医療用潤滑剤の成分は精製水、グリセリン、プロピレングリコール、ヒドロキシエチルセルロース、
ポリアクリル酸ナトリウム、メチルパラベン。グリセリンを主成分とし、ヒドロキシエチルセルロース
を独自の製法により混合することで、優れた潤滑性と適度な粘度を備えています。保湿性が高く、途中
で乾燥するなどして潤滑剤としての効果が失われにくいので、長時間プレイにも有効。高粘度のため垂
れ落ちにくく、プレイ環境を汚しにくいので、うっかり床にこぼれた潤滑剤で滑って転ぶ事故のリスク
も減るでしょう。

　ヒドロキシエチルセルロースという物質がなぜここまで便利なのかというと、簡単にいうと「水に溶
ける木」だからです。普通のラブローションはコラーゲン、いわゆるゼラチンで水に粘性を与えた物で
あり、コラーゲンは普通に生物の体を構成している物質なので水に溶けます。一方、木の主成分である
セルロースは水に溶けません。しかし、例外としてヒドロキシエチルセルロースは水に溶けるという特
徴があります。紙は植物のセルロースを粉砕して再構成したものですが、その際、水に溶ける木＝ヒド
ロキシエチルセルロースを入れることで、滑らかに再結合され、上質な紙ができるわけです。水に粘性
を与える時にコラーゲンよりも滑らかで乾燥しにくいヒドロキシエチルセルロースは、コラーゲンの上
位互換物質といえます。その特性を活かし、現代では化粧品などにも使われていますが、コラーゲンに

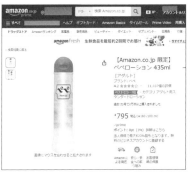

いわゆる"大人のオモチャ"として販売されてるラブローション。435mLで800円程度と医療用に比べると安価で手頃だ。ただし、滅菌処理などはされていないため、膣や直腸といった粘膜・内臓に使用するには一定のリスクがある

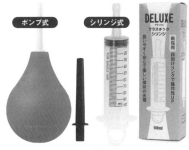

ポンプ式　シリンジ式

アナルセックスの前は、浣腸器などを使って便をキレイに除去しておくことが必要。ポンプ式やシリンジ式などさまざまなタイプが販売されている

比べて知名度が低いのは、名前が分かりにくいからでしょうか…。

　ということで化粧品メーカーの方、ヒドロキシエチルセルロースを含む潤滑剤を、日本の伝統的な「トロロアオイローション」として商品化しませんか？　原料のヒドロキシエチルセルロースは工業ロットで購入すれば、コラーゲンに比べて極端に高くはないはず。化粧品・医薬部外品として認められているので、法規制や流通も従来のローションと同じですよ。

 ## アナルプレイを安全に楽しむための知識

　肛門を使ったアナルセックスは、日本のみならず世界各国で昔から行われてきました。海外では、男性の成人の儀式として実施されている地域もあるといいます。つまり、"文化"として存在しているわけです。そこで、ここからは安全に執り行う方法と手順を医学的な見地から解説しましょう。

　プレイする日の朝はちゃんと排便し、直腸に便を溜めないようにしておくことが衛生上重要ですが、このあたりは相手の目の前で浣腸や排便を行うかどうかによっても事情が異なります。プレイ計画を十分に検討した上で、前夜から体調を整えておくことがとりあえず重要でしょう。

　アナルセックスで問題になるのが便です。アナルに異物挿入すれば、多少なりとも便が付着します。これは経験談ですが妻に対し、十分な浣腸を行った上でアナルビーズを奥まで挿入してみたところ、先端部には便が付着していました。これについての是非は当事者間の性癖の問題なので置いておきますが、浣腸して大腸洗浄しても腸内の便を完全に除去できないということは知っておくべきです。アナルセックスは避妊不要だからと生で挿入すると、大腸菌による尿道炎のリスクがあります。感染症予防のために、コンドームが必要という話です。安全のためにきちんと装着するようにしましょう。

　さて、ここからは余談（妄言）です。

　この話を娘にしたところ、EAファーマの「モビプレップ」を飲んで、完全に腸管洗浄してから待ち

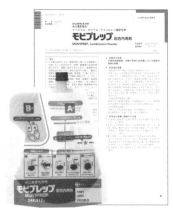

モビプレップ

下剤は、腸が水分を吸収できないようにして便を軟化させる浸透圧調整型や、腸を刺激して無理やり運動させて排便させる刺激型などがあるが、これらは副作用として脱水症状が起きる。一方、モビプレップは吸収されずに腸内を流れていくパイプクリーナーのようなもので、下剤のような副作用もない。下剤ではなく洗浄剤の一種というべきもので、腸壁から完全に便を除去することによって内視鏡で腸の組織を直接観察したり、採取できるようになる。変態性欲のために使うものではない…

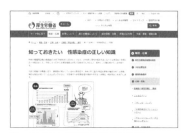

知っておきたい 性感染症の正しい知識

アナルセックスは膣や口腔に比べて直腸が傷つきやすく、通常のセックスよりも性感染症のリスクは高いとされている。特に血液感染のHIV（エイズウイルス）やB型肝炎の感染率が高くなると、厚生労働省も注意喚起している。それゆえ、安全に行うには知識と準備が必要なのだ

合わせ直前にコンファゼリー（医療用潤滑剤）を塗り込みデートに行っていると、意外な回答を得られました。肛門からの浣腸ではなく、口からの経口腸管洗浄剤を使ってるとかナニそれ？…と驚いたので詳しく聞いてみたところ、前日の夜、20時前に夕食を済ませておき、翌朝は早起きして4時間かけて1.5Lの腸管洗浄剤と1Lの経口補水液を飲み、完全に排泄するとお腹の中から便を完全に排出でき、どんなにアナルを攻められても便が漏れなくなるそうです。

つまり、前日から入念な下準備をしているということです。2時間かけて薬を飲んで、2時間かけてすべて排泄するわけで、なんて手間のかかるデートの準備なんでしょう。デート中に食事をしても便になるまで4時間以上かかるので、プレイが終わるまで大丈夫なんだとか…。

娘に「ちょっと待て、経口腸管洗浄剤はどうやって手に入れたんだ？」と聞いたところ、「お母様（医師）にお願いして買ってもらってる」と言われました。一般人が入手不可能な医薬品を使うのは反則だと思うのですが、医師（母親）の指導と処方によるものなので、確かに違法ではありません。まあ、怪しげな腸洗浄とか自由診療でやってるクリニックが普通にあるので、ダメということはありませんが、微妙に健康不安があるのでちょっと心配です。

宿便は疑似科学であり医学的には存在しませんが、完全に腸の中をキレイにするためには薬を肛門から入れて肛門から出すのではなく、薬を口から入れて肛門から出すのが正しかった…ということでしょうか。「お前の母親と30年以上愛し合ってきたけど、その方法には気が付かなかった」と娘に平謝りです。母娘でアナルプレイが好き過ぎて、娘がその境地まで達していたとは予想外でした。

どこかのクリニックで「シン・腸内洗浄」として、自由診療を始めたらどうかと思うのですが、1回4時間かかる上に1人に1個専用トイレが必要なので、ものすごく手間と設備が必要になり儲からなそうです。なお、モビプレップは、下部内視鏡による大腸の検査や手術の前処置に使用するための検査用の腸管洗浄剤です。変態性欲者のための医薬品ではありません。製薬会社の皆様、本当に申し訳ありません。娘とその相手（飼い主）にはきちんと指導しておきます。

Memo: ●EMファーマ　https://www.eapharma.co.jp/

●厚生労働省「知っておきたい 性感染症の正しい知識」　https://www.mhlw.go.jp/stf/houdou_kouhou/kouhou_shuppan/magazine/202308_00001.html

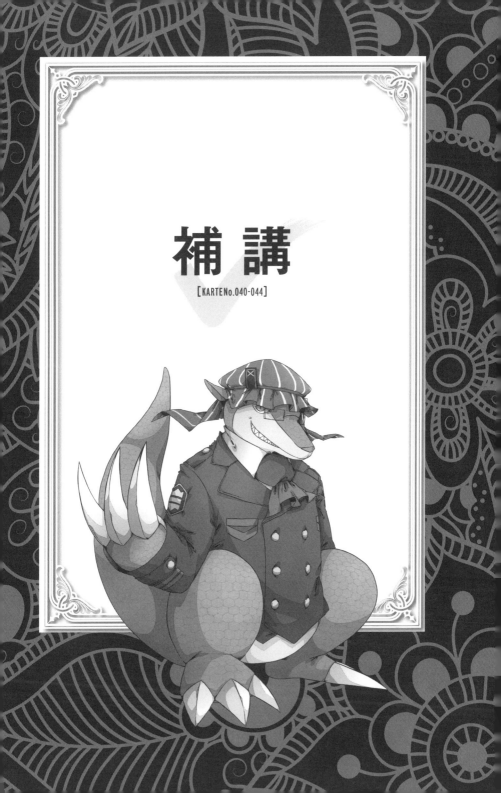

補 講

[KARTE No.040-044]

生き返った死刑囚のおかげで自殺者を救えるようになったけど…
タバコ浣腸で人命救助

死んだ人を蘇生させる方法として、手探りで誕生した「タバコ浣腸」。効果が無いことに気づかず、オカルトめいた方向へ進んでいったイギリスのヤラカシの歴史を見ていこう。

　1650年12月14日、イギリスのオックスフォード城で、アン・グリーンという女性に絞首刑が執行されました。処刑を経た彼女の死体は、解剖のためにオックスフォード大学に引き渡されます。当時としては当たり前だった、死刑囚の死体を医学研究に使うためです。

　医師が棺桶を開けてみると、彼女はまだ脈があり、辛うじて生きていたことが判明。4人の医師による必死の蘇生処置の結果、彼女は息を吹き返しました。そして、生き返ったのは神の御手による奇跡だとして、晴れて無罪になったのです。

　その後、彼女は田舎で結婚し、3人の子供を授かるなどして1659年まで生存。処刑から9年間も健在だったのです。生き返った死刑囚の話はイギリス国内で大きな話題になり、多くの作品や論文にも登場しています。また日本でも、1871年（明治5年）に絞首刑を執行されながらも生き返った死刑囚、田中藤作も同じように放免されました。既に法に従い、刑は執行された…と判断されたそうです。

　こうした死んだ人が生き返った事例は、これまで世界で何度も確認されおり、イエス・キリストの手によって死より甦った聖人ラザロにちなみ、「ラザロ症候群」という名前が付けられました。ただし、医学界では処刑後に生き返った事例ではなく、心肺停止していた人が蘇生失敗後に自動的に蘇生する現象で使われます。1982年以降、少なくとも38回以上の症例報告があります。

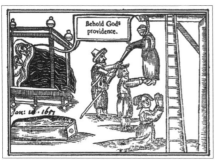

「Wonder of Wonders」の木版画（1651年）
アン・グリーンが絞首刑にされる模様を描いている

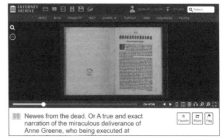

Newes from the dead
1651年に発行されたリチャード・ワトキンスの著作。書名は「死者からのニュース」といった意味になる。アン・グリーンの蘇生に使われた特定の手段について記されている

Memo: 参考資料・画像出典など
●Sage Journals Home「集中治療1650年：アン・グリーンの復活」https://journals.sagepub.com/doi/abs/10.1258/jmb.2007.007041?journalCode=jmba
●The BMJ「アングリーンの奇跡的な救出：17世紀のオックスフォードの蘇生事件」https://www.bmj.com/content/285/6357/1792

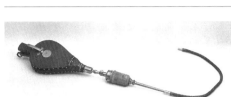
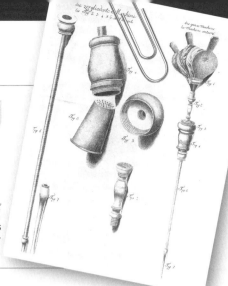

タバコ浣腸用の器具
王立人道協会が"標準治療"として採用していた蘇生法が、ノズルやフイゴなどを用いてタバコの煙を直腸管から注入するという方法。当時は一定の医療効果があると信じられ、シンプルで携帯性の高い形状へと進化していったが…。後年、効果が無いインチキ医療だと明らかになった

　世界で初めて生き返った死刑囚、アン・グリーンのおかげで、人間は死んだように見えてもまだ生き返る余地があることが広く知られるようになりました。つまり、「仮死」と「蘇生」という概念が医学界に広まったのです。

 王立浣腸協会の設立と偽医療問題

　イギリス・ロンドンの医師だったウィリアム・ホーズは、溺れた人の呼吸が止まっていても仮死状態から蘇生できるのではないかと考えました。そこでホーズ先生は、1773年にテムズ川で溺れて死んだ人を連れてきたら、金貨を支払うことを始めます。ホーズ先生は運び込まれた人にさまざまな蘇生法を試し、結果として何人かは息を吹き返して助かったそうです。

　ホーズ先生の活動に賛同した医師で哲学者のトーマス・コーガンは、15人の同志を集めて1774年に「王立人道協会（Royal Humane Society）」を設立。溺れて死んだ人を蘇生させることに成功した人に、4ギニー（金貨4枚）、現代の日本円で約2万円の報酬を支払う活動を始めました。

　当時のロンドン・テムズ川に、たくさんの溺死者が浮いていたのには理由があります。昔の欧州諸国では自殺は違法で、キリスト教会も自殺すると地獄に落ちると説いていたのですが、詩人ジョン・ダンと自然哲学者ウォルター・チャールトンが自殺擁護論を提唱し始めたことで風向きが変わります。これにより自殺が正当化され、当時のイギリスは世界屈指の自殺大国になってしまったのです。自殺は「イギリス病」と呼ばれるまでに増加し、テムズ川は代表的な飛び込みスポットと化しました。

　自殺の正当化による自殺多発に対し、自殺者を救助する組織が現れたのは歴史の必然だったといえるでしょう。ただし、医学的に正しい蘇生法が確立していなかったのが問題です。王立人道協会が標準治療として採用した蘇生法は、「タバコ浣腸」といえるような手法でした。具体的には、溺れて心肺停止した患者の尻の穴にチューブを挿し、タバコの煙を吹き込むというもの。現代からすれば珍妙な方法で

●INTERNET ARCHIVE『Newes from the dead』https://archive.org/details/b30342107/page/n11/mode/2up
●JRSM「ラザロ症候群」心肺蘇生に失敗した後で自動的に蘇生する現象。1982年以降、少なくとも38回の報告がある。
https://www.ncbi.nlm.nih.gov/pmc/articles/PMC2121643/

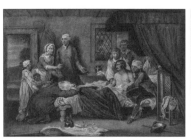
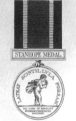

王立人道協会の受け入れ施設の様子（18世紀）
溺死の可能性が高い港や海岸沿いの町に受け入れ施設を設置し、人命救助と自殺防止のために尽力した。ただし、その手法は医学的に正しいものではなかった…。その後、同協会は間違いを認め、現在も慈善団体として存続。人命救助に貢献した人に、現金ではなくメダルを授与している

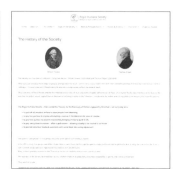

王立人道協会（Royal Humane Society）
https://royalhumanesociety.org.uk/

すが、昔の人工呼吸は上の口ではなく下の口から息を吹き込んでいたのです。この方法はお腹の中が空気でいっぱいなると、人工呼吸をする人の口の中にウンコが噴射されてしまうという、いかんともし難い問題がありました。そこで王立人道協会は、空気を送り込む装置であるフイゴを改良し、煙を吹き込むようにしたのです。

　この装置は現代のAEDのように扱われ、溺死者を救急救命する道具としてテムズ川沿いに大量配備。沿岸にあるカフェや教会などに協力してもらい、タバコ浣腸を使った蘇生法の講習会を開いたりして救助に協力してくれる人たちの養成も行いました。ここで致命的な問題だったのは、この蘇生法自体が間違っていたことに気づくのに、かなり時間がかかったことです。さらに、彼らは救命率を向上させようと、後の時代にニセ医療の代表例として挙げられる、ロバート・ジェームズが発明した「フィーバー・パウダー（fever powder）」を手足に擦り込む方法も導入しました。医療技術が進んでいた同年代のオランダでは、現代と同じような蘇生法が用いられていたのですが、イギリスでは財力も影響力もある名士たちが間違った方法に固執したため、軌道修正が難しく尾を引くことに…。

　皆さんは英語の「blowing smoke up your ass」というフレーズをご存じでしょうか？　直訳すれば「お前の尻に煙を吹き入れている」となるけど、「お前は馬鹿にされている」や「お前は騙されている」みたいな意味で使われる言い回しです。

　尻にタバコの煙を吹き込むタバコ浣腸には全く効果が無かったことから、人を馬鹿にしたり騙したりする行為の代表例になりました。王立人道協会のヤラカシが原因で、こんなことわざが現代まで残ることになったのです。

　その後、王立人道協会はインチキ医療組織と批判されることになり、ちゃんと人工呼吸もやっていたんですよ！みたいなことを言ってごまかしてから、間違いを言い出した人が既に死んでいたので、素直に反省して医学的に正しい手段を取り入れました。そして多くの自殺者と水難事故を救い続けて、21世紀現在まで存続しています。現代では4ギニーの代わりに勲章がもらえることになっています。

Memo: ●English Wikipedia

死してなお天を突き上げる男性のシンボル

デス・エレクチオンの仕組み

EDの患者数は日本で1,100万人以上。40歳以上の男性の3人に1人は該当するというデータ
がある。だからこそ、死んでもそそり立つ姿には、男としてリスペクトせざるを得ない…！

　絞首刑が公開処刑の見世物だった時代、吊るされて晒し者にされていた死体が勃起している姿が多数
目撃されていたようです。中には絞首刑になった瞬間に射精した…なんて都市伝説まで。こういった現
象は古くから知られており、「デス・エレクチオン（Death Erection：死後勃起）」などと呼ばれてい
ます。ほかに、こんな呼び方もあるようです。

Angel lust：天使の欲望　rigor erectus：勃起硬直　terminal erection：終末勃起

　死後に勃起すること自体は、都市伝説ではありません。古くから多数の目撃証言があり、心臓が止ま
っているのに勃起する作用機序も、医学的に判明しています。性的な欲求や興奮とは無関係に勃起し続
ける、「持続勃起症（priaipism）」と同じ状態になるのです。この現象が死後硬直などと説明されるこ
ともありますが、それは間違いです。
　勃起の基本的な仕組みはこんな流れになります。
　普段の萎えているペニスは、海綿体小柱の平滑筋が縮んで動脈から流れ込む血液量を制限して、海綿
体に適量の栄養と酸素を供給しています。勃起する時は脳から刺激が伝わり、海綿体小柱の平滑筋が緩
んで動脈から大量の血液が海綿体に流れ込むのです。海綿体が膨らむと、血液の出口である静脈は圧迫

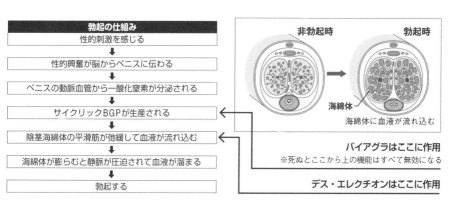

勃起の仕組み

性的刺激を感じる
↓
性的興奮が脳からペニスに伝わる
↓
ペニスの動脈血管から一酸化窒素が分泌される
↓
サイクリックBGPが生産される
↓
陰茎海綿体の平滑筋が弛緩して血液が流れ込む
↓
海綿体が膨らむと静脈が圧迫されて血液が溜まる
↓
勃起する

非勃起時　　　勃起時

海綿体
海綿体に血液が流れ込む

バイアグラはここに作用
※死ぬとここから上の機能はすべて無効になる

デス・エレクチオンはここに作用

参考資料・画像出典など
●English Wikipedia

されて流れが減り、血液で膨らんで勃起します。つまり、勃起する時はペニスの筋肉に力が入るのではなく、力が抜けると血液が流れ込んで勃起するのです。この筋肉から力が抜けるように働きかける薬が、バイアグラとして有名なシルデナフィルです。

　人間は死ぬと全身の筋肉から力が抜けて、海綿体小柱の平滑筋も当然のごとく力を失います。心臓が止まっているので普通なら血液は流れ込まないのですが、心臓が止まっていても頭が上で下半身が下の姿勢になっていると、重力によって血液が下半身に降りてきます。デス・エレクチオンが絞首刑にされた人に多く見られるのは、死んでも吊されて直立したままだからです。

　ちなみに、仰向けやうつ伏せで、下半身が少し低い程度の状況で死んでも勃起することがあります。あまり多くはありませんが「death erection」で画像検索すると、死体に掛けられたシーツの股間部分が盛り上がった画像がヒット…。つまり、ベッドで死んだ人でも起こり得るということです。

死んで伝説になったアメリカの犯罪王

　さて、世の中には死んでから勃起したことで有名になった人たちがいます。

　1人目は、銀行強盗を繰り返しFBIから「Public Enemy No.1」と呼ばれた、アメリカのギャングであるジョン・デリンジャーです。1934年、赤いドレスを着たガールフレンドと映画館を出たところで、FBI捜査官に囲まれて射殺されました。銀行強盗をしても客は襲わなかったため、一般大衆からもてはやされるようになり、公開された遺体は、推定1万5千人が見たといわれています。そして、遺体に掛けられた白いシーツの下半身部が盛り上がった写真が新聞に載ったことで、死んでも巨大なペニスが勃起していたという話になり、さらに"男"としての株を上げることになりました。実際にはデス・エレクチオンではなく、死後硬直で腕が上がっていただけらしいのですが…。

　なお、そのサイズについてはさまざまな噂が飛び交い、1フィート（約30cm）や、13～23インチ（約33～58cm）だともいわれました。遺体から切り取られてホルマリン漬けの標本となり、スミソニアン博物館の倉庫に保管されているなんて都市伝説もあります。真実はともかく、映画や小説に登場する犯罪王ジョン・デリンジャーは巨根の持ち主で、死んでも勃起していた人物として描かれています。

勃起状態のまま銅像になったジャーナリスト

　ジョン・デリンジャーのデス・エレクチオンは都市伝説の域を出ませんが、本物らしい人がフランスにいました。フランスのジャーナリスト、ヴィクトール・ノワールです。1870年1月11日にナポレオン3世の従兄弟に射殺されたのですが、この時、勃起していたとして知られています。どうしてそのことが周知されているのかというと、死んだ時の姿を元に作られた銅像が勃起しているからです。芸術家がなぜそんな銅像に仕上げたのかは謎ですが、死亡時のスケッチを元に忠実に再現したから…といわれています。この銅像はパリのペール・ラシェーズ墓地にあり、子宝祈願のスポットになっているようで

Memo:

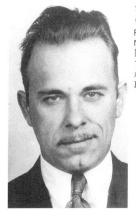

ジョン・デリンジャー
（1903〜1934年）
FBIから「Public Enemy
No.1」と呼ばれた犯罪王。
「John Dillinger Penis」
で画像検索すると、シーツ
が盛り上がっている遺体写
真が出てくる

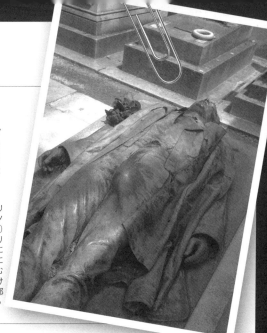

➡フランスのジャーナリ
スト、ヴィクトール・ノ
ワール（1848〜1870年）
の銅像。股間部分が盛り
上がった状態で銅像に
なっている。子宝祈願に
効くとされ、不妊に悩む
女性たちが股を擦り付け
ているそうな…。股間部
分のみ緑青が剥げている

す。日本でいう、子授け地蔵みたいな扱いなのでしょうか？　「Victor Noir」で画像検索してみると、
確かに、女性が銅像の上に乗って股間を擦り付けている写真が出てきます。銅像の股間部分がテカって
るのは、女性にイジられまくったからでしょう。ジャーナリストとしてよりも子宝祈願の銅像として有
名になり、テカテカになるまで女性に股間を擦り付けられているのは、幸か不幸か分かりません。

　近年になって撤去を訴える声や、触れられないように柵を作るべきだとする意見も一部から挙がって
いるみたいですが、女性からは現状維持の声が多く、今に至っています。ちなみに、この場所は本物の
墓地で、ヴィクトール・ノワールさんの遺体は銅像の下に埋まっています。これ、本当に墓碑なんです。

デス・エレクチオンで死姦することは可能か？

　男性が女性を死姦することは、人体の構造上、できなくはありません。一方、女性が男性を死姦する
には、死体に勃起してもらわないと無理なので、普通に考えれば不可能と思うでしょう。しかし、ここ
まで読んだらお分かりのように、死ぬ瞬間か死んだ直後に男性の死体を頭を上にして吊しておけば、理
論的には実現可能かもしれません。ただし、死後に勃起できる時間は短いみたいで、死ぬ瞬間から頭を
上にしておかないと難しく、新鮮な死体でないとダメです。

　死後硬直と呼ばれる現象は死後2〜3時間経ってから起こり、硬直が始まると重力の力ではペニスに
血液が流れずに勃起しなくなります。ゆえに、死後に勃起しても、持続時間は死後硬直が始まるまでの
2時間弱でしょう。そして、死んでいるので血圧がなく、ペニスに圧力をかけると、どんどん縮んでい
くことが予想されます。…やっぱり、男性の死姦は難しそうです。

円周率を求められれば無双できる!?

現代数学で異世界チート

異世界転生モノでは、医学知識を活かして無双する主人公がいるが、数学でも俺TUEEE！が可能だ。円周率、三角関数、正十七角形…もしもに備えて数学も勉強しておくことをお勧めする。

　日本で初めて円周率を数学的に求めたのは、江戸時代の和算家であった赤穂藩の村松茂清だといわれています。1663年に、小数点以下21ケタまで算出したそうです（実際に正しかったのは7ケタまで）。それから約20年後、「算聖」と呼ばれた関孝和は、1681年頃に小数第16位まで正確な値を計算していました。つまり、江戸時代までなら円周率を正確に30ケタ知っているだけでも、知識チートだったのです。当時は算額奉納といって、数学の難しい問題と答えを書いて寺社などの知識人の通る場所に張り出す風習がありました。紙と書く物さえあれば偉い人に見つけてもらえるので、異世界に転生しても大丈夫でしょう。最弱装備からスタートしても成り上がれます。

　ただし、どうやって計算したのか説明できないといけません。デタラメな数字を書いただけだと思われてフルボッコにされるので、ちゃんと円周率の計算方法も覚えておかないとダメです。

円周率は宇宙侵略にも対抗できる!?

　円周率は物理や工学の計算にも必要な数学定数の一つなので、どの宇宙文明にも共通して存在すると考えられます。つまり、小数点以下を何ケタまで正確に把握しているかが、その文明の発展度を知る重要なパラメーターになるということです。

　1ケタなら原始文明、2ケタ桁なら中世時代レベル、数千ケタなら初歩的なコンピューターが存在している、億ケタならかなり発展している…。ちなみに、我々地球人は50兆ケタです。

　宇宙人相手に円周率50兆ケタのメモリを見せれば、惑星間航行が可能なレベルの宇宙人でもビビって侵略を諦めるかもしれません。核ミサイルなどの強力な武

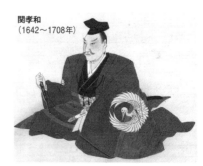

関孝和
（1642～1708年）

江戸時代前期の天才和算家。中国から伝わった代数学である天元術を研究し、和算を高等数学のレベルに押し上げた。天元術では解決できない問題を、『発微算法』（1674年）にて解答。また、正13万1072角形の辺の長さから円周率を小数以下11ケタまで算出した

Memo:　参考資料・画像出典など
●English Wikipedia、Wikimedia Commons

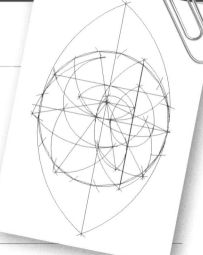

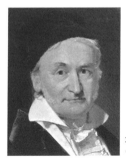

正十七角形
作図不可能といわれていたが、ドイツの数学者ガウスが、三角関数を用いて定規とコンパスで作図できる可能性を示した。数学界に残した功績は大きく、「ガウスの法則」「ガウス関数」「ガウス記号」など、ガウスの名を冠した法則や単位が多数残っている。なお、正十七角形の具体的な作図手順（64手）は、後に別の人物が考案したようだ

カール・フリードリヒ・ガウス
（1777〜1855年）

器ではなく、円周率こそが地球人類を宇宙人の侵略から守っているのかも…!?　いや、逆に円周率のケタ数が宇宙安全保障上の重要な問題ということで、どこの宇宙人もとんでもないケタ数まで求めていて、50兆ケタなんて笑われるくらいの低レベルだという可能性も…。地球外文明の円周率のケタ数が気になります。

　ちなみにNASAは、円周率を15ケタまでしか使っていないといわれています。宇宙船の軌道計算や原子の運動レベルでも、15ケタあれば誤差が問題にならない精度が出せるからです。

三角関数と正十七角形の描画でチート可能

　島津製作所の創業者である島津源蔵の祖先である井上惣兵衛尉茂一が、薩摩の島津義弘が豊臣秀吉から新たにもらった領地の検分を手伝いました。その褒美に、島津の苗字と丸に十の字の家紋を贈られたと伝えられています。その手伝いとは具体的に何かというと、測量のために三角関数を使った計算をしたらしいです。計算機がなかった近代以前は、三角関数の暗算は無双チート能力といえます。現代人でもムリゲーな能力ですが、具体的にどうやれば可能かというと、三角関数表の丸暗記です。中世なら0.5°刻みで十分なので、sin・cos・tanを0.5〜90°まで180×3＝540個の数表を暗記すればOK…なのですが、この話は島津源蔵の創作といわれ、子孫である島津侯爵家は知らんらしいです。

　正多角形の大半は西暦1ケタ時代に数学者の間で知られていましたが、正十七角形を描く方法が発見されたのは1796年になります。この図形だけは、かなり近代になるまで作図不可能というのが数学者の通説でした。作図の可能性を示したのは、天才数学者のカール・フリードリヒ・ガウス。19歳の時だったといわれています。つまり、17世紀以前の世界に異世界転生した場合、その時代の数学者は正十七角形が描けないので、描けたら天才扱いされるでしょう。必要なのは　紙とペンと定規とコンパスだけ。ということで、誰か数学を題材にした異世界転生チートモノを書いてみませんか？

人間関係を円滑にして危険を察知できる能力

空気を読むことの重要性

相手と適度な距離感を保ち、相手を気持ち良くさせる受け答えをする…。空気を読める人は無意識にやっているのだ。現代社会をサバイブするために必要な能力について解説しよう。

　2017年頃、「何で俺が怒っているか分かるか?」に対する回答を巡り、SNS上で大いに盛り上がりました。「どうして怒っているのかを、僕が分かってないからだと思います」との返しがバズったりしましたが、実際には「そうじゃないだろ!」と怒られたそうなので、どうやら不正解だったようです。この質問に対する模範的な回答は、「その時、その場の空気を読んで相手が答えてほしいコトを答える」なので、理論的に考えても絶対に正しい答えは出せません。つまり、理屈が通じない相手への対処問題に落ち着くのです。ただし、仮に質問者が真面目にあなたを教育しようとしているのであれば、空気を読む能力を身に付けさせようと捉えることもできます。

　人間はその場の雰囲気や空気によって、良くも悪くも意思決定しがちです。そのため、相手の求める答えを想像できないと不利になる可能性は少なくありません。上述のような上司や先輩社員は、新入社員対して会社やビジネス界のサバイブ方法を教えてくれようとした…ともいえ、そう考えると、一概に

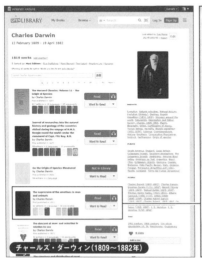

チャールズ・ダーウィン(1809〜1882年)

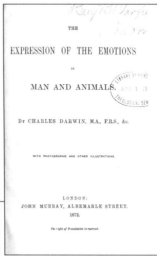

進化論で有名なダーウィンの3冊目の著作。人間が表す喜怒哀楽の動物的起源を探求。動物たちが縄張り維持などのために、言語以外で意思疎通する「ノンバーバル・コミュニケーション」を研究した

人及び動物の表情について
(The Expression of the Emotions in Man and Animals)

Memo: 参考資料・画像出典など
●Open Library「Charles Darwin」https://openlibrary.org/authors/OL35839A/Charles_Darwin

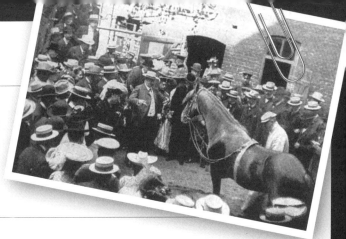

賢馬ハンス
19世紀末から20世紀初頭のドイツで、簡単な計算問題などに答えられると話題になった馬。地面を蹄で叩く数で回答していたが、心理学者などによる研究の結果、飼い主や観客が発する微妙な動きや雰囲気、つまり空気を読んで答えていたと発覚した。動物が人間の表情などを読み取り、望む行動をする現象は「クレバー・ハンス効果」と呼ばれるようになった

理不尽な質問とはいえないことが分かるでしょう。こういった質問にスムーズに対応できずいつまでも空気が読めないと、周囲とうまくなじめず、「適応障害」になってしまう恐れがあります。エスパーじゃないんだから相手の考えなんか読めるか！と思うかもしれませんが、人間を含めた動物は、意外なほど空気を読んで相手の欲しがる答えを提供しているのです。

　1872年にチャールズ・ダーウィンが出版した『人及び動物の表情について』の中に、ノンバーバル・コミュニケーション（non-verbal communication）という概念が登場します。言語を使わないコミュニケーションのことで、表情やしぐさ、身振りや手振りによって言語情報を補足するという考え方です。つまり、人間が空気を読んでいることを科学的に研究しているわけです。

空気が読めないと生きにくくなる

　一部の企業が入社試験で採用しているEQテスト。Emotional Intelligence Quotientの略で「心の知能指数」ともいわれていますが、端的に表すと空気を読む能力を測る試験です。企業がEQテストを行うようになったのは、採用した社員が適応障害やうつ病を発症し、すぐに辞めてしまうのを防ぐためです。EQテストの成績が悪い人間は、ストレスに弱いのではありません。人間関係で空気が読めない人は、読める人に比べて何十倍も大きなストレスを感じています。自身で大きなストレスを勝手に生成し、ダメージを増幅してしまう不便な人なのです。

　動物は人間の言葉を一切理解できません。訓練された動物が人間の命令通りに行動するのは、言葉を理解しているのではなく、ノンバーバル・コミュニケーションによって命令を受け取っているからです。中でも馬や犬は空気を読む能力に秀出ていて、ノンバーバル・コミュニケーションで人間と意思疎通をしています。計算ができる犬などは、実際に問題が理解できているわけではありません。出題者が選んでほしそうなものを察して、正解を選んでいるだけなのです。

　その代表例が、1900年代初頭に話題になったドイツの「賢馬ハンス」。どんな難しい質問でも、地面を叩く回数で答える天才馬として注目を集めました。しかし、詳細に調べてみると、飼い主や質問者が答えてほしい回数だけ地面を叩いていた事が判明。トリックやインチキがあったわけではありませんが、

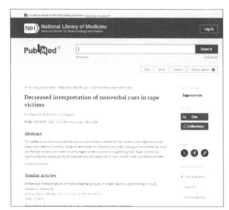

強姦犠牲者の非言語的合図の解釈の減少
レイプ被害に遭った12人の女性被害者に協力を仰ぎ、表情を読み取る能力をテストしたもの。結果、被害者たちは解釈能力が大幅に劣っていたとされる

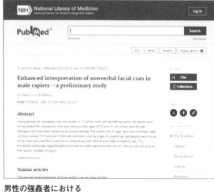

男性の強姦者における
非言語的な顔面手がかりの解釈の強化 - 予備的研究
こちらは12人のレイプ加害者で、表情を読み取る力をテスト。いずれも正解率が高く、この能力が病理学的表現に起因すると仮説された

本当に計算ができるのではなく、空気や雰囲気を読むことに長けた馬だったのです。動物が人間の表情などを読み取り人間の望む行動をする現象は、このハンスの名から「クレバー・ハンス効果」と呼ばれるようになりました。

 ## 犯罪の被害者を出さないためには…

　空気が読めないと、社会的にもあらゆる場面で不利益を被りやすくなります。その典型的な例が、性犯罪に遭いやすくなる…ということです。レイプ魔や痴漢野郎が100％悪いのは当然ですが、アメリカでとある研究結果が報告されています。

　アメリカの強姦加害者と被害者双方のEQを測定した研究によると、加害者側の点数が高く、被害者側の点数が低い傾向にありました。特に、別の男に2回も強姦された女性はいわゆるコミュ障であるとされ、この研究では強姦魔と被害者の関係が捕食者と獲物の関係のようだと報告しています。つまり、動物の世界と同じく、空気が読めないと捕食者を敏感に察知できず、標的として餌食にされてしまう可能性が高いということです。

　レイプまがいの性行為を繰り返しても捕まらないヤリチンは、日本社会にも生息しています。体育会系の部活やサークルでやらかして逮捕される連中は、無理やりしたつもりはないし同意もあった…と言い張ります。彼らは集団で、アルコールの力も使いながら飲み会の場で事前に、性的な関係がOKそうな空気を作ります。スポーツマンはアイコンタクトなど、言語や文字に頼らない意思疎通によるチームプレイが得意です。個人競技においても、対戦者の状況を察知する能力に長けている人間が有利になり

Memo:　●National Library of Medicine https://www.ncbi.nlm.nih.gov/

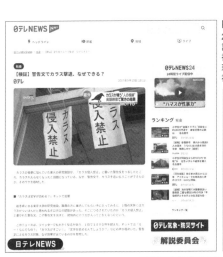

「カラス進入禁止」の警告文
2017年5月、カラスの被害に悩んだ岩手にある東大の研究施設が「カラス侵入禁止」と書いた紙を掲示したところ、実際に被害が減ったとして話題になった。カラスがその文字を読んで理解したわけではなく、その警告文を見て立ち止まった人間の視線をカラスが敏感に察知したから…と考えられている

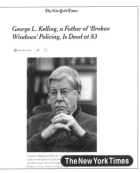

George L. Kelling, a Father of 'Broken Windows' Policing, Is Dead at 83

「割れ窓理論」を提唱した、アメリカの犯罪学者ジョージ・ケリング(1935〜2019年)

割れ窓理論 (Broken Windows Theory)	❶ 建物の割れた窓がある ❷ 注意が行き届いていない ❸ 罪悪感が減り周囲の窓も割られる ❹ 地域の環境が悪化 ❺ やがて大きな犯罪が起こる	従って、軽微な犯罪でも放置せず徹底的に対処し、取り締まりを強化していけば、凶悪犯罪を防げるようになるという理論。性犯罪の抑止にも期待できる。なお、元々は環境犯罪学の理論だが、職場環境の改善や教育など他の分野でも応用されている。

ます。そうすると空気が読めない人間を排除する淘汰圧が強く働いていくので、周りはいつしか空気が読める仲間ばかりになって、よりその場の雰囲気やノリで物事を進めるようになるわけです。そうした集団が性行為の相手を求めたら、説得ではなく雰囲気作りによって無言の同意を得る方向に進んでいくのは想像に難くないでしょう。そして被害者女性側は被害を訴えにくくなり、発覚もしにくくなります。

では、こうした性被害が起きないようにするにはどうしたらいいのでしょうか。それはカラスと一緒で、やっちゃダメな空気を作るのです。

東大の研究所に「カラス侵入禁止」の貼り紙をしたら、本当にカラスが寄り付かなくなったという話があります。これはカラスが文字を読んだのではなく、貼り紙を読んだ人間が立ち止まってカラスを強く意識するようになり、その視線を嫌がって近寄らなくなったのです。自分に注意を向けてくる人間が危険かもしれないと空気を読んで、カラスが逃げるようになったというわけです。

つまり、街中や飲み会で女性を襲うのはマズイという空気を作り出すと、強姦被害は理論的に減ることになります。これは1980年代に犯罪都市として有名だったニューヨークの治安を劇的に改善させた、「割れ窓理論(Broken Windows Theory)」と本質的に同じです。1994年に就任したニューヨーク市長が、落書きや違法駐車などの軽微な犯罪を徹底的に取り締まりました。その結果、殺人事件や強盗、婦女暴行といった凶悪犯罪の減少につながったのです。つまり人間の心理は、良くも悪くも"空気"によってコントロールできるということです。

●日テレNEWS「【検証】警告文でカラス撃退、なぜできる？」
https://news.ntv.co.jp/category/society/361959
●English Wikipedia、Wikimedia Commons

人間はおいしいエサなのか？

人食いライオン事件簿

猛獣として知られるライオンは、人類にとってどれほどの脅威なのだろうか。世界で最もライオンに食い殺されている国、タンザニアのさまざまなデータから"実態"を炙り出していこう。

　世界で最も人間が、ライオンに食われている国をご存じでしょうか？　それはアフリカのタンザニアで、ここ半世紀での累計死者数は3,000人を超えています。タンザニアには2021年の時点で約15,000頭のライオンがいると推定され、セレンゲティ国立公園だけでも約3,000頭が生息。他国のライオンを全部足しても8,000頭ぐらいなので、1国で他国の合計を上回っていることになるのです。アフリカに生息しているライオンの頭数は表1の通り。野生ライオンの半分以上がタンザニアにいることが分かるでしょう。

　そうなると、人間がライオンに襲われるリスクがどのくらいあるのか気になります。実際に統計学的な研究が行われていて、タンザニア野生生物研究所のデニス・イカンダ博士は、野生動物に殺された人間274人を調査した結果、その半分以上がライオンでした。

　ライオンに殺される人は、タンザニアの総人口5,800万人に対して年間60人ほどということです。その2倍の人口がいる日本では、年間3,000人弱が交通事故で亡くなっています。日本で1年間に交通事故で死ぬ人数と、タンザニアで過去半世紀の間にライオンに食われて死んだ人数が同じぐらいです。つまり、ライオンに殺される比率は、日本において交通事故で死ぬ比率の1/50程度に過ぎず、ライオンに殺される客観的なリスクは殺人事件や事故や病気よりもはるかに低いといえます。

表1　アフリカにおけるライオンの生息数	
国	**頭数**
タンザニア	15,000頭
南アフリカ	2,070頭
ケニア	1,825頭
ジンバブエ	1,709頭
モザンビーク	1,295頭
ザンビア	1,095頭

表2　野生動物による死亡事故の割合	
動物	**割合**
ライオン	55%
ワニ	13%
ヒョウ	12%
ハイエナ	7%
ゾウ	6%
カバ	5%
水牛	2%

Memo: 参考資料・画像出典など
●Nature https://www.nature.com/
●NATIONAL GEOGRAPHIC　https://www.nationalgeographic.com/

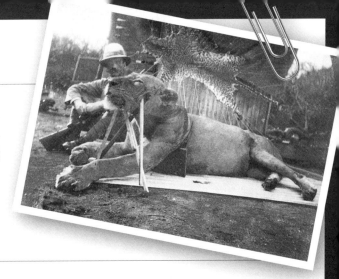

ツァボの人食いライオン
1898年頃、イギリス領東アフリカ(現ケニア)のツァボ川付近を2頭の人食いライオンが根城にしていた。架橋工事中の労働者を襲い、少なくとも28人以上が犠牲になったといわれる。2頭は、鉄道現場総監督のジョン・ヘンリー・パターソンによって射殺された。この写真は1頭目を仕留めたところ。これら2頭の剥製は、アメリカ・シカゴのフィールド自然史博物館に展示されている。ちなみに、たてがみが無いが2頭とも若いオス。人を襲うようになった理由は、歯が悪いなど健康障害があったわけではないことは分かっている

表3	タンザニア人が考える 死亡リスクTOP10		
順位	**脅威**	**順位**	**脅威**
1位	干ばつ	6位	ワニ
2位	飢饉	7位	ヒョウ
3位	マラリア	8位	毒ヘビ
4位	エイズ	9位	ゾウ
5位	ライオン	10位	カバ

タンザニアを含む東アフリカ地域は乾燥地帯であるため、干ばつの常襲地である。2009〜2011年に起きた干ばつは過去60年間で最悪の規模となり、深刻な食糧不足に陥った。人間だけでなく、動物にとっても深刻な影響があったと考えられる

国際協力　政府開発援助 ODAホームページ
リンク集　サイトマップ　English
・ODAとは？・国別地域別政策・情報・重点政策・分野別政策・広報・資料・参加希望・皆様のご意見・その他
東アジア地域　南アジア地域　中央アジア及びコーカサス地域　中東地域　アフリカ地域　中南米地域　大洋州地域　欧州地域

国別地域別政策・情報
国別約束（年度別交換公文(E/N)データ）

タンザニアの干ばつ被災民に対する食糧増産援助について

平成16年3月1日

1. わが国政府は、国際連合食糧農業機関(FAO)を通じ、タンザニア共和国の干ばつ被災民対策に対し、1億3,000万円の食糧増産援助を行うこととし、このための書簡の交換が、3月1日（月）、ローマにおいて、わが方松原亘子イタリア大使と先方デヴィッド・ハチャリックFAO事務局次長（Mr. David HARCHARICK, Graisse, Deputy Director-General）との間で行われた。

2. タンザニアは、長期間にわたる干ばつの影響により農業生産が減少し、様々な地域において、慢性的な飢餓や経済の沈滞、また、HIV/エイズの流行のため多数の国民（約190万人）の食糧事情の悪化が深刻な問題となっている。
このような状況下、FAOは、干ばつ被災地における小農向け灌漑用水を用いた穀稲栽培、実施隊係団体による灌漑施設の自主管理体制確立および、農民に対する技術研修を行う計画を策定し、両国の食糧自給と栄養状況改善のために必要な資金につき、わが国政府に対し無償資金協力を要請してきたものである。

3. この事業の実施により、干ばつ被災地における小農を対象に食糧事情の改善がはかられることが期待される。

外務省／ODAホームページ

　実際の死者数も、年間で人口100万人あたり1.03人程度で、他の野生動物をすべて足しても人口100万人あたり2人弱です。これは死亡原因の中でも、「その他」に分類されるようなごく少ない割合。客観的なリスク管理から見ると、無視できるほど小さい値といえるでしょう。現にタンザニアへの渡航情報で、外務省などはライオンに襲われる危険性について注意喚起していません。

　統計的に見て1人の人間が平均寿命まで生きたとして、一生の間にライオンに襲われる確率は1%未満。ただし、ライオンに襲われた時の死傷率は66%です。これはどういうことかというと、日本で交通事故に遭った人の死傷率が約0.64%なので、もしライオンに出会ったら死ぬ確率は交通事故の100倍以上になります。ほとんど会わないけど会ったら致命傷になるライオンは、まるで宝くじのようなもの。めったに当たらないのに当たれば大金持ちになるので、人間は確率が低くても当たった時の効果が大きなコトを過大評価します。これは旅客機が墜落して死ぬリスクが、交通事故よりも過大評価されるのと

● All Africa https://allafrica.com/
● Front. Ecol. Evol https://www.frontiersin.org/
● BBC http://news.bbc.co.uk/

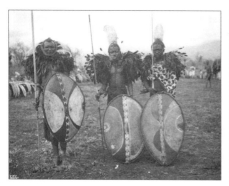

マサイ族
タンザニア北部からケニア南部に住む先住民族で、人口はおよそ20万～30万人。男性は生涯に必ず1度は戦士階級の「モラン」となり、独自の槍術でライオンやヒョウと渡り合う。写真は20世紀初頭に、当時のドイツ領東アフリカで撮影されたマサイ族のモラン。2m以上の槍と大きな盾を装備している

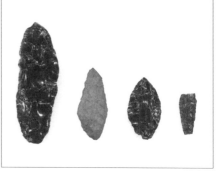

尖頭器
黒曜石などの先端を尖らせた、狩猟用の打製石器。古いものでは約50万年前の物が発掘されており、更新世末から完新世初頭にかけてマンモスなどの大型獣を狩るために活躍した。突き槍としてよりも、投げ槍の穂先として用いるのがポピュラーだったようだ

同じような心理現象です。

　タンザニアでもライオン被害が過大評価されており、国民の69％がライオンに襲われる心配をしているようで、53.2％の人がリスクが高いと認識しています。タンザニア人が死ぬ可能性が高いと考えている要因として、ライオンは5位にランクインするほどですが、現実には人間に殺されるリスクの方が、ライオンよりもはるかに高いです（表3）。客観的な統計学的死亡リスクよりも大幅に過大評価されているのは、捕食者に食われるというセンセーショナルな死に方ゆえ、一般的な認識として大勢が犠牲になっているような気がしているだけ…ということでしょう。ライオンに襲われる件数が世界一多いといっても、実際には他の原因で死ぬ人と比べたら非常に少ないというのが結論です。

ライオンを狩る戦闘民族・マサイ族

　タンザニアには、ライオンを殺すマサイ族がいます。男は全員戦士で、あまり働かない民族としても知られています。そんな文化がなぜ生まれたのかというと、ライオンがいる＝草食獣が大量に繁殖できるほど肥沃な土地だからです。こうした土地は人間にとっても豊かな土地なので、家畜を放牧して太らせて増やすことができます。要するに、少ない労働力で大勢を養うことが可能なのです。そこで、マンパワーをライオン殺しに投入し、ライオンから土地を奪うことを選びました。だからマサイ族の男は働かなくてもよくなりましたが、その代わり命懸けで戦わなければならなくなりました。時代が進んでライオンが減って戦う相手が減ると、今度は増え過ぎた人間同士でも戦うようになりましたけど…。

　人類発祥の地はアフリカといわれているので、人類の闘争の歴史は、最初はライオンが相手だったの

Memo:　●文化遺産オンライン https://bunka.nii.ac.jp/
　　　　●English Wikipedia、Wikimedia Commons

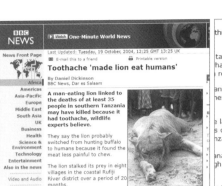

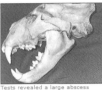

Tests revealed a large abscess behind one of the molar teeth

This lion is believed to be one of the biggest killers of humans

タンザニア南部の8つの村で、35人を食い殺したライオンのニュース。2004年4月にハンターによって仕留められ、解剖の結果、奥歯の下に大きな腫瘍が見つかっている。ドイツの野生動物評論家、ロルフ・バルドゥス氏によると、歯痛のため柔らかい人間を優先的に襲った可能性が高いという

かもしれません。もしもライオンがいなかったら、人類はここまで戦争や略奪をしなかったのかも…と考えてしまいます。

ライオンにとって人間は格好のエサなのか

　ライオンは肉食獣としては極めて巨大な肉体を持つため、ウサギのような小動物を狩っていたのではエネルギー収支が赤字になります。なので、基本的には大型の草食獣を狩るのです。だから「獅子は兎を狩るにも全力を尽くす」というのはウソで、現実には採算の悪い獲物は襲いません。ヤマアラシのジレンマなんかと同じで、ライオンを見たこともない古代中国の思想家が考えたといわれており、現実と合っていない故事成語です。具体的にライオン1頭は1日に5〜7kgの肉を必要とするため、1つの群れが十分な食事量を得るには、獲物1頭の体重が50kg以上は必要になります。

　なお、ライオンの心臓は小さく体重の0.5%ほどしかありません。馬などの草食獣が1％なので半分ほどしかなく、これは人間と同じぐらいの比率。大き過ぎる体に対して心肺能力が不足しており、高い戦闘力と引き換えにした持久力が極めて低い動物なのです。100mを6秒で走ることができますが、長時間追いかけなければならないシチュエーションになるとすんなりとあきらめます。アフリカで足の速い草食動物が生き延びているのは、ライオンから逃げ切ることが可能だからです。

　ライオン視点での人間は、数が多く遭遇しやすい、足が遅く狩りやすい、ブ厚い毛皮が無く柔らかくて食べやすい、腹を満たすのに適度な分量と大きさ…となり、エサとしては好都合な生物といえるでしょう。ちなみに、ライオンはバカ舌なので、肉の塊なら何でも食べます。人肉はまずいといわれていますが、彼らは全く気にしないでしょう。

　有名な「ツァボの人食いライオン」に食べられた人の数は、公式発表では28人ですが、最大で135人という説もありはっきりしていません。記録が確かな個体としては、タンザニアで20か月の間に35

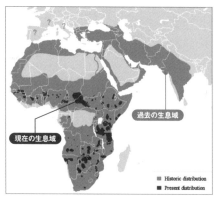

過去の生息域

現在の生息域

■ Historic distribution
■ Present distribution

⬅アフリカにおけるライオンの分布域。濃いグレーの部分が過去に生息していた場所、黒い部分が現在の生息域となる。人類が旧石器時代に突入して武器を手にしたことを契機に、急速に縮小していった

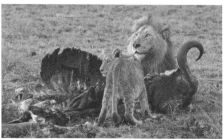

⬆ライオンは1日に5～7kgの肉を食べるため、大きな獲物を狙うことになる

人を食べて2004年4月に射殺されたライオンがいました。この死体を調べたところ、歯が悪いことが判明。水牛などの硬い肉を噛むのが苦痛だったため、捕まえやすくて食べやすい人間を襲うようになったと推測されています。ライオンにとって人間は、歯が悪くて体が弱っていても捕まえやすくて食べやすい、病人食や老人食のような扱いなのかもしれません…。

人間 vs ライオンの過去と未来

　本来、ライオンは世界中に広く分布していた生物だったのですが、12万年前から1万年前までの期間で急激に分布域が減少しました。この原因はマンモスが絶滅したのと同じで、人間によるライオン狩りだとも推測されています。人間側にはエサにされるというのっぴきならない理由があったため、人間は積極的にライオンを狩るようになり、生息域が競合したライオンは急激に絶滅へと向かいました。ライオンに対する狩猟圧が高くなった時期は、尖頭器と呼ばれる先端を鋭く尖らせた打製石器の槍が登場した、旧石器時代の頃。爪や牙の間合いよりも遠くから攻撃できるようになったため、この槍によってライオンやマンモスは急激に狩られていったと推測しています。また、ライオンは反撃に対して意外と臆病。石器が刺さると後退してしまう性質があるので、チームで襲い掛かって仕留めるようになりました。で、その子孫が戦闘民族のマサイ族というわけです。

　人間が野生動物保護に力を入れると、皮肉にも野生のライオンは増えていきます。当然、ライオンに食べられるリスクも上昇するのですが、悲しいことに環境保護活動家はアフリカ人の命よりもライオンの方が大切な様子。安全で快適な場所から、野生動物の保護を大声で叫んでいます。

　日本人がニホンオオカミを絶滅させたように、野生のライオンにも人間の安全のために頭数などを厳密にコントロールする必要があるのかも…。そして将来的には、動物園の檻の中だけで見られる存在になるのかもしれません。

Memo:

初出記事出典元の主なサイト

文／ラジオライフ編集部

前作に引き続き『アリエナイ医学事典Ⅱ』も、主な記事の初出は特殊系ニュースサイト「TOCANA」です。『アリエナイ医学事典』以降の記事をピックアップし、ジャンル別に整理して構成いたしました。

不定期に新規記事が投稿されるのですが、どうやら一部の記事は公開停止になるようで、すべてがいつまでも読めるわけではありません（尿道オナニーやジェット浣腸など）。そういう意味でも、書籍という形で記録しておくことは重要だと考えます。2024年3月上旬現在は、84本の記事が公開中です。ア理科関連サイトの記事と併せてチェックしておきましょう（公開停止になる前に…）。

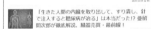

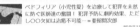

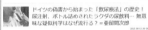

TOCANA

https://tocana.jp/

2011年開設の知的好奇心を刺激するニュースサイト。名前の由来は「ホントカナ？」の「トカナ」。2018年10月より亜留間次郎の連載が始まった。なお、TOCANA上では公開停止となった記事も本書には収録している（上述した2本など）

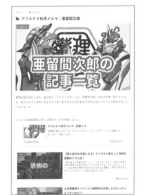

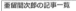

アリエナイ理科ポータル

https://www.cl20.jp/portal/

薬理凶室の公式サイト。メルマガ記事やイベント＆グッズ情報がまとめられている。亜留間次郎の記事も公開中だ

科学はすべてを解決する!!
ニコニコ秘密基地

https://ch.nicovideo.jp/kagaku-kaiketu

2023年3月にニコニコ動画内でスタートした有料チャンネル。薬理凶室の各怪人が、持ち回りでブロマガを担当している。亜留間次郎の記事は17本～

亜留間次郎／
YouTube

https://www.youtube.com/
@almazirou

薬理凶室の「科学はすべてを解決する！」とは別の、亜留間次郎の個人チャンネル。突発的に生放送が実施されるのも魅力だ

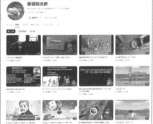

いつの時代も人が求めているものは安心です。
しかし、本当に必要なものは安全です。

安全は安心を得るための有効な手段ですが、
人は安全になるほど小さな不安に耐えられなくなり完璧な安全を求めるようになります。
人はいつか必ず死ぬように、完璧な安全はありません。

古代から現代まで科学的な安全は不完全でした。
だから最後は「人事を尽くして天命を待つ」という諺(ことわざ)のように、
人間の能力で可能な限りの努力をして天の意思に任せる方式で人類は生きてきたのです。

現実問題としてソレが実現できる強いメンタルの人間は、いつの時代も少数の強者でした。
大半の弱者は何の効力も無い宗教や、おまじないにすがってきたのです。
そして、メンタル弱者は常に食い物にされてきました。

目的が安心だけになると、途端にカルトに傾きます。
安心は心の気持ち良さなので、綺麗事を求めます。

そこに疑似科学が入り込みました。
そして、政治的には恐怖と不安は防疫に使われたのです。

中国では「大白(ダバイ)」と呼ばれる白い防護服を着た防疫スタッフが街中に消毒液を散布しました。
これは科学的な消毒でも安心を与えるのでもなく、恐怖による防疫を目的としています。
この地域は疫病が蔓延しているから行動制限して防疫活動をしろ…と、
国民に強制させるための恐怖を与えることが目的だったのです。

目的が科学的な安全ではないので、何の効果もない消毒液を地面に撒きました。
あれは疫病が蔓延していることをアピールするパフォーマンスなんです。

国民が言うことを聞かない国では、防疫は恐怖政治(テロル)によってなされています。
反ワクチン界隈に意外なほど医師や弁護士がいますが、
カルト宗教にも意外なほど高学歴な信者がいるように、
高学歴エリートがトンデモにハマることは珍しくありません。

専門分野のこと以外は正常に判断できない、
一般常識が欠如している…、そういう人は一定数います。
かといって、すべてに精通した万能超人になることは不可能です。

2代前の16代目亜留間次郎は、人を見る目が神がかっていて、人脈を築いて財を成しました。
16代目は相手の言っていることがよく分からない時は、内容ではなくその人を見て判断していました。
そこで得た学びは、他人を攻撃する人間の言うことを信じてはいけないということです。

反ワクチンは、ワクチンを勧める人たちに対して攻撃的です。
フェミニストは男尊女卑な男だけでなく、
女性の味方をしない男性的な価値観を持つ女性を「名誉男性」と呼んで敵と認定します。
暴力革命を訴えた赤軍派の人たちは、人民の敵(ブルジョワ)どころか身内とまで戦いました。
カルト宗教は、異教徒を悪魔だ、地獄に落ちるといって貶めます。
表現規制派の焚書は本を燃やしたいのではなく、
作者を火あぶりにできないから代償行為として本を燃やしているのです。

こうした連中に共通しているのは、他人に対して異常なまでに攻撃的であることです。
誰かに対して攻撃的なら、その思想は信じてはいけない…とワシは考えます。

「正論は人を傷つける」のは、正論だからではなくそれが攻撃になるからです。
攻撃しない正論を使わないとダメなんです。
理論の正しさを検証しても意味はありません。

正しい理論がアナタを幸せにしてくれるとは限りませんが、誰も攻撃しない、
傷つけない生き方はアナタを幸せにしてくれるでしょう。

というわけで、ワシみたいなキモくて変な下等生物が書いた本だからと、
有害図書指定みたいな攻撃は止めて下さい。

薬理凶室
亜留間次郎

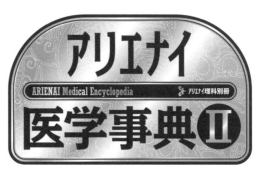

ARIENAI Medical Encyclopedia　アリエナイ理科別冊

2024年4月25日発行

文：亜留間次郎
監修：薬理凶室

発行人：塩見正孝

編集：ラジオライフ編集部

イラスト：ケイ

怪人キャラクターデザイン：くがほたる　くられ　夢路キリコ

デザイン：ヤマザキミヨコ(ソルト)
DTP：伊草亜希子(ソルト)

発行所：株式会社三才ブックス
　　　　〒101-0041
　　　　東京都千代田区神田須田町
　　　　2-6-5 OS'85ビル3階
　　　　TEL　03-3255-7995
　　　　FAX　03-5298-3520
　　　　MAIL　info@sansaibooks.co.jp
　　　　URL　http://www.sansaibooks.co.jp/
　　　　郵便振替口座　00130-2-58044

印刷・製本：図書印刷

ISBN978-4-86673-404-0
C0040

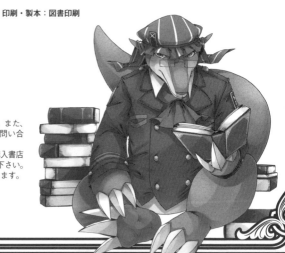